门诊手术与处置技术经验与技巧

Experience and skill of outpatient operation and disposal technology

名誉主编：陈孝平

主　　编：李荣祥　　张志伟

副 主 编：张万广　　田伯乐　　张肇达

人民卫生出版社

图书在版编目（CIP）数据

门诊手术与处置技术经验与技巧/李荣祥,张志伟主编.—北京：
人民卫生出版社,2018

ISBN 978-7-117-26148-7

Ⅰ.①门… Ⅱ.①李… ②张… Ⅲ.①外科手术 Ⅳ.①R61

中国版本图书馆 CIP 数据核字（2018）第 040342 号

人卫智网	www.ipmph.com	医学教育、学术、考试、健康，购书智慧智能综合服务平台
人卫官网	www.pmph.com	人卫官方资讯发布平台

门诊手术与处置技术经验与技巧

主　　编：李荣祥　　张志伟
出版发行：人民卫生出版社（中继线 010-59780011）
地　　址：北京市朝阳区潘家园南里 19 号
邮　　编：100021
E - mail：pmph @ pmph.com
购书热线：010-59787592　010-59787584　010-65264830
印　　刷：北京铭成印刷有限公司
经　　销：新华书店
开　　本：850×1168　1/32　印张：13.5　插页：4
字　　数：402 千字
版　　次：2018 年 9 月第 1 版　2018 年 9 月第 1 版第 1 次印刷
标准书号：ISBN 978-7-117-26148-7
定　　价：59.00 元

打击盗版举报电话：010-59787491　E-mail：WQ @ pmph.com
（凡属印装质量问题请与本社市场营销中心联系退换）

编 委（以姓氏笔画为序）

方　跃　四川大学华西医院
龙　新　华中科技大学同济医学院附属同济医院
田伯乐　四川大学华西医院
杨　沛　四川大学华西第二医院
杨　慧　四川大学华西医院
李　文　四川大学华西口腔医院
李荣祥　攀枝花学院附属医院
李福玉　四川大学华西医院
张万广　华中科技大学同济医学院附属同济医院
张志伟　华中科技大学同济医学院附属同济医院
陈　彦　华中科技大学同济医学院附属同济医院
陈孝平　华中科技大学同济医学院附属同济医院
张肇达　四川大学华西医院
董　力　四川大学华西医院

绘图：李荣祥

秘书：祁晓珺　蒋怡帆　何洁华

名誉主编简介

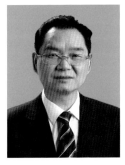

陈孝平 中国科学院院士,华中科技大学同济医学院外科学系主任,肝胆外科中心主任、肝胆胰外科研究所所长,从事外科临床、教学和研究工作40年,对普通外科疾病的诊断及治疗积累了丰富经验。其成果得到国内外同行认可,先后获国家科学与技术进步二等奖、教育部提名国家科技进步奖一等奖、中华医学科技奖一等奖和湖北省科技进步奖一等奖各1项;2007年获科学与技术进步奖;2008年获中国肝胆胰外科领域杰出成就金质奖章;2010年获教育部科学技术进步二等奖;2012年获中国抗癌协会科技奖一等奖;2013年获湖北省科技推广奖一等奖。

注重自身科学及医疗道德培养,被评为全国教师名师(2006),全国卫生单位先进个人(2007),卫生部(现国家卫生计生委)有突出贡献的中青年专家(2008),全国五一劳动奖章(2011);全国医德标兵(2013);获国家级教学成果奖二等奖1项。主编全国高等医药院校教材7年制《外科学》,8年制及7年制临床医学等专业用规划教材《外科学》第1~3版,五年制《外科学》第8版,配套教材、专著及参考书20余部。

陈孝平现任国际肝胆胰协会常务理事,亚太肝胆胰协会主席,国际肝胆胰协会中国分会主席,亚太肝癌协会常委,美国外科学会荣誉院士,美国外科学院院士,国际外科组织(ISG)成员,中华医学会外科学会常务委员兼肝脏学组组长,中国医师协会外科学分会副会长;国家973项目咨询专家委员会专家;4种国外杂志的副编委和编委、50多种国内杂志的主编和编委;先后主办6届大型国际性肝胆胰学术研讨会,对推动相关领域的国际交流做出了重要贡献。

主编简介

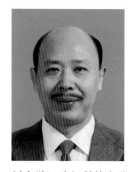

李荣祥 1953年生于四川盐边县。攀枝花学院附属医院外科主任医师、教授，硕士生导师，享受政府特殊津贴。国际肝胆胰协会中国分会会员，中国中西医结合学会四川分会肝病专委会副主任委员，攀枝花市医学会肝胆胰外科专业委员会主任委员，四川省高级职称评审专家及医疗纠纷鉴定专家，四川省首批中西医结合学术及技术带头人。先后就读于四川医学院（现四川大学）、澳门科技大学(MBA)。曾任攀枝花学院附属医院普外科、肝胆胰外科、大外科主任以及附属医院副院长、院长等职务。热衷于临床一线工作，并对青年外科医师和基层医师的培养有丰富的经验。率先在攀西地区成功地开展肝脏晚期巨大恶性肿瘤的肝右三叶切除，经腹腔镜肝段切除治疗肝血管瘤以及肝左外叶切除术治疗肝内胆管结石等高难度手术。先后获国家级、省市级科研奖项10余项。在省市级、国家级医学杂志上发表论文70余篇。主编《腹部外科手术技巧》《基层医院外科手术经验与技巧》及《肝胆胰脾手术暨中医药围术期应用》等5本专著。曾获"首批攀枝花市优秀创业人才"称号，并获证书。

主编简介

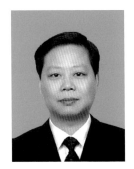

张志伟　1965年7月生，教授，主任医师，博士生导师。1986年毕业于原同济医科大学，同年分配到附属同济医院普外科工作至今。1999年受香港大学之邀在Queen Mary医院进行了为期两年的研修，参加了全亚洲首例受体均为人的劈离式肝移植手术。

现任华中科技大学同济医学院附属同济医院外科学系副主任、肝胆胰外科研究所副所长、肝脏外科中心副主任。国际肝胆胰协会会员、中华医学会外科学分会肝脏学组委员、中国抗癌协会胆道肿瘤专业委员会委员；《中华医学杂志英文版》《中华外科杂志》审稿专家及《腹部外科》《中国普通外科杂志》《肝胆外科杂志》《肝胆胰外科杂志》《中国普通外科进展》《中华解剖与临床杂志》的编委、通讯编辑，《腹部外科手术技巧》及《基层医院外科手术经验与技巧》主编、《肝胆外科学》副主编，参编专著10余部，发表论文70余篇。

作为主要成员的科研成果"有关肝外科手术的系列研究和技术改进"及"肝外科五个观念的更新及技术改进""肝胆胰外科几种手术技术的改进与创新"等获国家科技进步二等奖、中华医学科技奖一等奖和高等学校研究优秀成果奖（科学技术）科技进步二等奖等奖项。

序　言

　　门诊手术是在各大医院常见开展的小手术，随着科学技术的发展和医疗技术的进步，手术的范围在不断扩大，手术技术和技巧也有了很多改进和创新。自我国大力推行新型的农村合作医疗制度以来，广大乡镇卫生院和城市社区医疗机构都得到了很好的发展，医疗条件也得到了极大的改善，医护人员的医疗技术也得到了充实和提升。普通的常见病、多发病都能在基层医院，特别是乡镇卫生院得到救治，这也是给老百姓解决看病"贵"，看病"难"的一个基本的重要措施。介于此，李荣祥教授组织了国内10多名有临床经验的专家、学者共同执笔，编撰了《门诊手术与处置技术经验与技巧》。该书分六个部分共36章，绘有800多幅详尽的手术示意图，全面介绍了门诊手术室的基本设施，基本技能和麻醉方式，眼、耳鼻喉、口腔、颈胸、普通外科、肛肠、泌尿、骨伤、妇科及计划生育的全科性的常见小手术以及急救手术。

　　《门诊手术与处置技术经验与技巧》的问世，进一步充实了各大医院门诊及基层医院、乡镇卫生院及有条件的城市社区医院的手术内容，是一本有价值的、实用性强的参考书，也是每位年轻外科医师必备的临床外科基础参考书。我热忱地向广大年轻外科医师推荐这本好书。

华中科技大学同济医学院同济附属医院

陈孝平　院士

2017年9月

前　言

外科手术是治疗疾病的一种主要手段，随着科学技术的发展和医疗技术的进步，手术治疗疾病的范围在不断扩大，手术的操作技术和技巧有很多改进与创新，出现了许多新的手术方式，同时器械及操作技术都改变了传统的方法。本书分为六个部分共 36 章；从手术室的基础设施，基本技能和麻醉方式，眼、耳鼻喉、口腔、颈胸、普通外科、肛肠、泌尿、骨伤及妇科到计划生育的全科性的常见小手术及急救手术。

当今，由于国家对基层医院的重视，特别是乡镇卫生院和社区医院及新型农村医疗站的医疗条件逐渐改进与完善，有很多常见病及小手术都能在医院门诊完成，这也是为患者解决看病"贵"、看病"难"、治病"更难"的基本措施。因此，我们查阅了有关文献资料，目前尚无全科性的门诊手术参考书。因此，在有关专家及同道们的建议下，我们组织了10 多位知名的外科医师、教授及有关学者，他们结合自己丰富的临床实践经验，并参阅了国内外近年以来有关文献，描述了手术的方式和手术的要点及术后的处理，绘有 800 多幅手术示意图。成稿后经审修，达到了理论与实践相结合，图文并茂的《门诊手术与处置技术经验与技巧》一书。本书不仅适用于各大医院门诊手术医师参考，更适用于基层医院的外科医师及社区全科医师参阅。由于我们的认识及实践的水平有限，书中有不当或错误之处在所难免，敬请阅读者给予批评指正！

本书在编写过程中，始终得到了中国科学院院士、华中科技大学同济医学院附属同济医院外科学系主任陈孝平教授及有关专家的指导与支持，得到了同道们和亲朋好友们的关心和帮助，得到了人民卫生出版社有关老师和专家们的支持。在此，我表示诚挚的敬意和由衷的感谢！

李荣祥

2017 年 9 月

目　录

第五部分　骨　伤　部　分

第六部分　妇 科 部 分

目　录

网络增值服务

人卫临床助手

中国临床决策辅助系统

Chinese Clinical Decision Assistant System

扫描二维码，
免费下载

第一部分　基础部分

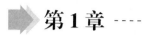

第1章

门诊手术的基本要求

外科手术不论大小或复杂程度如何,都离不开手术基本操作。常用的外科手术基本操作技术主要有切开、止血、解剖、结扎、缝合、引流等。因此,对每一项技术操作均要求施术者做到稳、准、快、轻、细五个要点。

1. 稳　术者进行手术操作时,一是动作要稳妥,每一个手术步骤都要扎实,稳妥有序,由浅入深,循序渐进。二是情绪要稳妥,不管在什么情况下,都要保持沉着冷静,胸有成竹,切忌慌乱无序。

2. 准　手术操作中的每一个动作,包括切开、分离、止血、结扎、缝合等都要做到准确无误,特别是处理血管神经肌腱的吻合时尤其如此,避免反复多次重复动作,尽量做到一点到位,一次完成。

3. 快　为了缩短手术暴露时间及麻醉所造成的危险,在保证手术质量的前提下,应尽量加快手术速度。要求术者思维敏捷,动作娴熟。台下要多进行基本功训练,台上各个手术人员密切配合,明确分工,各司其职,各负其责。

4. 轻　手术操作时动作要轻柔,切忌粗暴和用力过猛。对纤维的重要组织,更要注意手法轻巧,用力适度。

5. 细　操作要仔细,解剖要清晰,止血要彻底,结扎要可靠,防止粗心大意,避免损伤邻近组织,避免遗漏病灶的清除及异物和手术器械的遗留。因此,操作仔细与否往往直接影响手术的质量。

总之,稳、准、快、轻、细是相互联系、相互依赖的。没有稳、准,就谈不上快、轻、细,就不能保证手术质量。要想保证高质量的手术,那么稳、准、快、轻、细就缺一不可。不忘古训:"要在人前显贵,先在人后受罪"。因此,年轻外科医师要刻苦磨炼基本功才能熟练地掌握手术的基本操作,否则就难以做好手术。希望年轻的外科医师要记住我国外科宗师裘法祖院士的名言:"遇疑难当机立断,遇危境有条不乱,手术应干净利落,避免不必要的操作"。

一、门诊手术室的条件

1. **手术室的基本要求**　手术室的位置应在空气及环境洁净的地方,一般不设置在楼房的底层或顶层。建筑通常向东西方向延展,主要手术间应建在北侧,以避免阳光直射。手术室的位置应方便患者的接送。为保持手术室的洁净度,在设计上一般把手术室分为三个区,即限制区(洁净区)、半限制区(亚洁净区)、非限制区(非洁净区)。限制区在手术室的内围,包括手术间、洗手间、消毒物品储藏间等;半限制区位于中间,包括办公室、敷料准备间,以及连接手术间的走廊等;非限制区设在外围,包括走廊、接待患者处、更衣休息室、弃置物品存放区、物品清洗区等。

2. **手术间的设计与要求**　一般应有 $25\sim40m^2$ 的大小,以长方、正方形为宜。应设有无菌手术间,相对无菌手术间和有菌手术间。二级甲等以上的医院及有条件的基层医院应设置一定数量的层流手术间,以供不同类型的手术使用,减少感染机会。

3. **附属工作间**

(1)接待处:患者被送到此处,手术室护士核对患者无误后,换乘手术室推车,将患者送进相应的手术间,以防止车轮从外面带入细菌,工作人员在此处换鞋后进入更衣室。

(2)更衣室:更换手术衣等。

(3)护士站:手术室护士办公室处。

(4)麻醉办公室:麻醉师讨论麻醉方案学习等。

(5)物品准备间及洗刷手间。

(6)麻醉复苏室:手术结束后,将患者护送到复苏室监护,待患者麻醉恢复后,即送回病房或回观察室。

二、手术器械和物品的消毒与灭菌

手术物品的清洁、消毒、灭菌是预防和控制医源性感染的一个重要环节。手术器械和物品的无菌处理方法，目前首选真空压力蒸汽灭菌器、快速压力蒸汽灭菌器等热力灭菌法，或者应用环氧乙烷、戊二醛、过氧乙酸等高效力化学灭菌法。本节只对基层及条件有限的手术室范围的有关消毒灭菌法做简要介绍。

1. 去污清洁法　去污清洁法是将要消毒灭菌的物品进行彻底清洗干净，即通过物理或化学洗涤的方法使物品清洁，如管腔及表面不光滑的物品上所附的无机物、有机物和微生物降低到最低程度。

（1）常用的去污清洁方法有：①自来水清洁法；②洗涤剂或加酶洗涤剂洗涤法；③自动清洗器或超声波清洗机等。

（2）去污清洁的过程通常包括以下几个程序：①对将要进行洗涤的物品和器械进行分类；②用清水或洗涤剂溶液浸泡；③用手工法做器械的清洗；④流水漂洗；⑤干燥过程，如晾干、擦干、烘干等。

2. 热力消毒灭菌法　高温能使微生物的蛋白质和酶变性或凝固，新陈代谢受到障碍而死亡，从而达到消毒与灭菌的目的。热可分为温热与干热两大类。

（1）干热消毒灭菌：干热是指相对湿度在 20% 以下的高热。干热消毒灭菌由空气导热，传热效果较慢。繁殖体在干热 80～100℃ 中经 1 小时可杀死，而细菌芽孢需 160～170℃ 经 2 小时方才杀死。燃烧法是一种简单、迅速、彻底的灭菌方法，因对物品的破坏性大，故应用范围有限。干烤法是利用烤箱的热空气消毒灭菌，灭菌后待烤箱内温度降至 50～40℃ 以下才能开启柜门，以防炸裂。

（2）湿热消毒灭菌：湿热灭菌是由空气和水蒸气导热，传热快、穿透力强，湿热灭菌法比干热灭菌法所需的温度低，时间短。煮沸法是将水煮沸至 100℃，并保持 15～20 分钟可杀灭一般细菌；至少保持 1 小时可杀灭带芽孢的细菌。如能在水中加入碳酸氢钠至 1%～2% 的浓度时，煮沸点可达 105℃，能增强杀菌作用，并缩短灭菌时间至 10 分钟，还可去污防锈。高压蒸汽灭菌法是利用高压蒸汽灭菌器，其装置严密，输入蒸汽不外逸，温度随着蒸汽压力增高而升高，当压力增高至 103～

206kPa 时,温度可达 121.3~132.0℃。高压蒸汽灭菌法是利用高压和高热释放的潜热进行灭菌,是目前可靠而有效的灭菌方法。

3. 化学消毒灭菌法　利用化学药物渗透细菌的体内,使菌体蛋白凝固变性,干扰细菌的活性,抑制细菌的代谢和生长或损害细胞膜的结构,改变其渗透性,破坏其生理功能等,从而起到消毒灭菌的作用。其所用的药物称为化学消毒剂。有的药物杀灭微生物的能力较强,可以达到灭菌的作用,又称为灭菌剂。

(1)环氧乙烷气体熏蒸灭菌:环氧乙烷是广谱、强力灭菌剂,其穿透力很强,又不会损害灭菌物品,是目前主要的冷灭菌之一。

(2)甲醛气体熏蒸灭菌:可用蒸格的密闭容器,蒸格下放一量杯,按比例高锰酸钾及 40%甲醛(福尔马林)溶液,在蒸格上置放要被消毒物品,熏蒸 1 小时可达消毒目的,灭菌需要 6~12 小时。

(3)2%戊二醛溶液浸泡灭菌:戊二醛是广谱、强力灭菌剂,常用于浸泡不耐热的物品和仪器,如锐利器械、橡胶管及塑料制品。

(4)过氧乙酸溶液浸泡灭菌:是毒性低、广谱和强力的灭菌剂,适于橡胶手套等非金属耐腐蚀物品的消毒与灭菌。

(5)苯扎溴铵溶液浸泡消毒:苯扎溴铵又名新洁尔灭,是低效消毒剂,具有毒性小,稳定性好,对皮肤黏膜无刺激性,对消毒物品无损害的优点。

(6)乙醇溶液浸泡消毒:乙醇无毒,是中效消毒剂。对皮肤黏膜有刺激性,对金属无腐蚀性,适于浸泡锐利器械、橡皮片、肠线等。

应用化学消毒灭菌法时,必须严格掌握药物的性质、有效浓度及消毒的时间,否则会影响效果。

4. 特殊感染手术后物品的处理　如破伤风、气性坏疽、乙型肝炎、艾滋病、铜绿假单胞菌等感染的患者手术后物品要特殊处理。术后将所有器械关节打开浸泡于 2%戊二醛溶液或 0.2%过氧乙酸溶液中 24 小时后,清水冲洗后高压蒸汽灭菌,再清洗后高压灭菌后备用。手术中尽量使用一次性物品,术后集中放入标记明确的袋内及注明特殊感染的标记,做焚烧或无害化处理。

三、手术人员的无菌准备

手术人员在手术前要进行必要的准备才能进入手术室。术前准备通常包括洗手前准备,洗手、泡手,然后进入手术间,再穿手术衣和戴手套。

1. 洗手前准备　手术人员首先在更衣室更换手术室专用的清洁短袖衣、裤子、鞋和帽子、戴口罩。注意将衣袖卷至肘上 15cm 的上臂便于洗手，头发尽可能被帽子盖住。口罩必须盖住鼻孔(图 1-1)。术中尽量少说话，注意口罩湿透要更换。术者过度疲劳、情绪不佳等不宜参加手术。

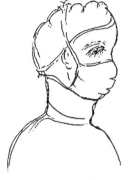

图 1-1　洗手前的准备

　　2. 洗手　手术人员洗手时，一般都在专用洗手间进行。通过机械刷洗及化学消毒，能够清除手及前臂皮肤表面的细菌，减少患者感染的机会，目前多数医疗单位已改用灭菌王或其他的复合洗手液，可以省去刷手、泡手的步骤，故已较少使用或不使用肥皂刷手法。

　　(1)碘伏刷手法:目前基层医院手术室常用的方法之一。先用肥皂和流动水做一般的洗手，洗手擦干后应保持拱手姿势，手臂不应下垂(图 1-2~图 1-3)，也不可再接触未经消毒的物品，否则应重新洗手。用无菌毛刷蘸 0.5%~1.0%碘伏刷手和前臂，从指尖到肘上 10cm。注意甲缘、甲沟和指蹼需刷洗 3 分钟，流动水冲洗后，再用无菌刷蘸碘伏刷洗 3 分钟，备穿手术衣。

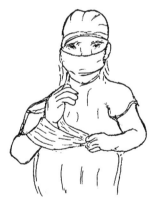

图 1-2　擦手法

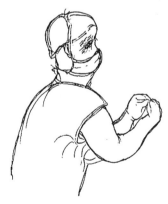

图 1-3　抬高双手

(2)灭菌王洗手法:灭菌王是一种新型的洗手消毒剂。目前国内均有不少医院使用。其方法用流水沾湿手臂,挤压出 3~5ml 于手上,按常规洗手法用灭菌毛刷刷手 1~2 遍或双手交替搓洗,全程约 5 分钟。用流水冲净手背上的泡沫,再用无菌巾擦净手背,再取 3ml 灭菌王于手心,均匀地涂抹双手及前臂,等待穿手术衣及戴手套。此法的优点是作用迅速,杀菌力强,对皮肤无损害作用。

3. 穿手术衣和戴无菌手套

(1)穿普通无菌手术衣:从无菌衣物包中取出一件手术衣,注意不要触及未消毒的物品,提取衣领两角,面向器械台,轻轻地抖开手术衣,随即将手术衣向空中轻抛(不能超过头部),双手就势插入衣袖内,两臂前伸,由巡回护士在背后协助拉好衣服,稍前倾使腰带向前垂,双手交叉提起对侧腰带、直立,由巡回护士在身后系好(图 1-4)。

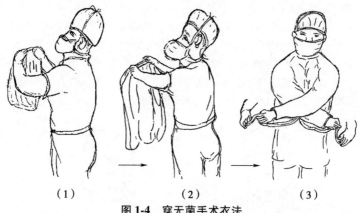

|（1）|（2）|（3）|

图 1-4　穿无菌手术衣法

(2)穿遮盖式手术衣:取手术衣,轻抛起手术衣,双手伸入袖内,展开手术衣,巡回护士协助拉衣领并结扎衣领带及内片腰带。戴无菌手套后,递右手腰带上纸卡片的一端给器械护士,或将腰带递给巡回护士,用无菌持物钳夹持。将腰带绕过背后使手术衣的外片遮盖上内片,将腰带递给术者,同时取下纸卡片遮盖上内片,术者结扎腰带,穿衣完毕(图 1-5)。穿手术衣的过程中容易犯的错误:衣服抛得太高、双手外展、没有前倾、没有交叉手去提腰带,要引以为戒。

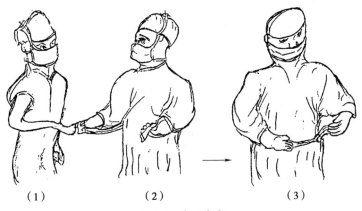

（1）　　　　　　（2）　　　　　　　　（3）

图 1-5　穿手术衣

（3）戴手套:手术人员洗手后各种手臂的消毒方法,都不能保证手臂的绝对无菌。因此,必须戴无菌手套进行手术。双手捏住手套夹内边并提起,用左手自手套袋内捏住手套袖口翻折处,将两手套取出,先用右手插入右手手套内,再用已戴上手套的右手插入左手套的翻折处,不可触及左手皮肤,帮助左手插入左手套内,再将手套翻折处上翻包住手术衣的袖口(图 1-6),冲去手套上的滑石粉。戴手套时容易犯的错误:

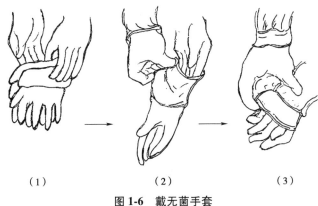

（1）　　　　　　　（2）　　　　　　　（3）

图 1-6　戴无菌手套

手未干戴不进,手指接触了手套外面,手套腕部没有覆盖手术衣袖,戴手套时举手过高或过低,均应引起注意。

四、手术室的清洁与消毒

1. 日常清洁与消毒工作

(1)手术结束后的清理:先开门窗通风,清除手术间内污染物和杂物。手术间内物体表面和地面必须湿拭清扫,选用二溴海因等含溴消毒液、三氯异氰尿酸等含氯消毒液或 0.2%~0.5%过氧乙酸溶液进行喷洒、擦洗或拖地,30~50 分钟即可达到消毒的目的。然后关闭门窗,可选用以下消毒设备。①循环风紫外线空气消毒器:能有效地滤除空气中的尘埃,并将进入消毒器的微生物杀死。②静电吸附式空气消毒器:能过滤、吸附空气中的尘埃和微生物,一般消毒 30 分钟可达到消毒标准的要求。③紫外线灯管:直接照射消毒。每平方米地表面积使用紫外线电工率 1~2W,照射有效距离不超过 2m,照射时间 2 小时。

(2)每周大清洁和消毒工作:按手术室的要求标准进行完善。要做细菌培养,检测空气和物体表面的细菌,应符合国家的标准要求。

2. 严重感染手术后的消毒方法

(1)破伤风、气性坏疽等特殊感染患者术后消毒:①立即行手术室空气熏蒸消毒;②随后开窗通风,彻底打扫;③最后用紫外线空气消毒器或紫外线灯管直接照射,必要时再次用过氧乙酸熏蒸;④室内物体表面和空气监测,符合消毒灭菌要求。注意在手术中所用器械应行"消毒-清洗-灭菌"的特殊处理,手术尽量用一次性的物品,并于术后装袋集中焚毁。

(2)肝炎病毒、结核分枝杆菌等污染的手术室消毒:可选用含有效溴或有效氯 2000mg/L 的消毒剂,或选用 0.5%过氧乙酸溶液湿拭室内物体表面,地面可用 $100~200ml/m^2$ 的药量进行喷洒,持续时间 30~60 分钟。

3. 手术室的无菌原则 手术室要严格遵循无菌原则,防止已经消毒和灭菌的手术物品被污染,始终保持手术操作的无菌环境。要严守手术室的一般规则、手术中无菌要求和手术器械合理应用。无菌原则是手术成败的第一关口。参观手术的人员不能靠近手术人员或站得过高,也不可经常在室内走动。有关手术室巡回护士要严加监控,以确保无菌原则,减少污染的机会。

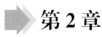

第2章

手术基本技术与麻醉

外科手术不论大小或复杂程度,均由许多基本操作与基本技术来完成,而其基本技能的优劣直接影响手术的效果。常用外科手术的基本操作技术主要有切开、止血、结扎、解剖、分离、缝合、引流等,对每一项的技术操作,要求术者做到准确、熟练、轻巧和迅速,彼此配合默契与协调。

一、切开组织

切开组织是外科手术的第一步,拟做较长或特殊部位的切口时,可用棉棒蘸1%甲紫溶液于切口上做标记,然后进行皮肤消毒及铺无菌巾。长期以来,人们对许多手术形成了相对定型的皮肤切口(图2-1)。有些手术要进行全面分析,方能决定皮肤切口的部位、方向、大小,以便有利于手术操作和术后功能及外形的恢复。

切口选择的基本原则:选择皮肤切口是否得当,关系到手术区域的显露,因而直接影响手术能否顺利进行及手术效果。一般情况,可能从以下几方面来考虑,以决定切口的位置、大小及其方向。

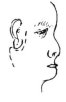

(1)腮腺手术切口

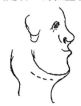

(2)下颌部
手术切口

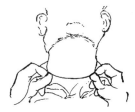

(3)甲状腺手术切口

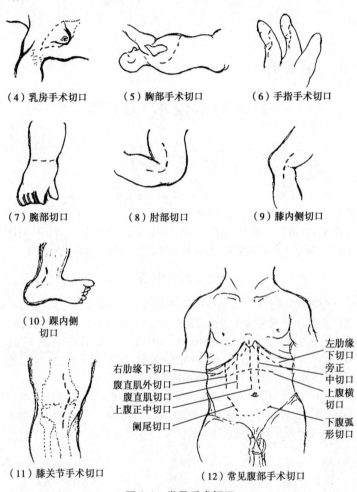

（4）乳房手术切口　　（5）胸部手术切口　　（6）手指手术切口

（7）腕部切口　　　　（8）肘部切口　　　　（9）膝内侧切口

（10）踝内侧
切口

（11）膝关节手术切口　　　（12）常见腹部手术切口

右肋缘下切口
腹直肌外切口
腹直肌切口
上腹正中切口
阑尾切口

左肋缘
下切口
旁正
中切口
上腹横
切口
下腹弧
形切口

图 2-1　常见手术切口

（1）切口应尽量靠近病变的部位。切开组织后能通过最短途径显露患处，有利于手术操作。根据患者的体形、病变位置的深度，切口不应过长，以免不必要的损伤；也不宜过短，以免因显露深部困难而用力

10

牵拉、挤压、撕裂组织而影响伤口的愈合及出现意外情况方便处理。

（2）皮肤切开时应尽量与该部位的血管和神经相平行以避免损伤主要的血管神经。任何切口都会损伤到一定的组织，尽量避开血管和神经。因此，乳房手术要选择以乳头为中心的放射状切口，以保护乳腺小叶及乳腺管；而乳晕区，应沿乳晕边缘做弧形切口，以保护在乳头下汇结成束的乳腺管；如乳房后脓肿在乳房下缘，沿皮肤皱襞做弧形切口（图 2-2）。

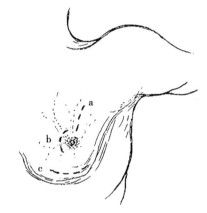

图 2-2　乳房手术切口

a. 放射状切口；b. 沿乳晕弧形切口；c. 沿皮肤皱襞弧形切口

（3）顺皮纹切开：为愈合后不影响生理功能，有利于术后功能及外形恢复，切口应避开负重部位，关节部位切口应避免垂直通过，以免术后瘢痕挛缩影响关节活动。颜面及颈部切口应顺皮纹或皱纹线进行（图 2-3），以减少或减轻愈合后的瘢痕。根据需要也可顺轮廓线切开。

（4）切开组织的要求及方法：选择适当的手术刀，以为不同部位的组织切开带来便利。根据切开部位、切口长短、手术刀大小，选择正确的执刀方法。切开皮肤和皮下组织时，应先用左手将局部皮肤固定，使将被切开的皮肤稍紧张，右手持手术刀，刀片要与皮肤表面垂直，刀柄与皮肤表面所成的角度大约为 45°，左右用力均匀、适当，用刀肚切开，边缘可用刀尖一次性切开皮肤及皮下脂肪组织,避免来回多次切割和斜切。当切开带毛发部位时,应顺毛根方向切入,以避免损伤毛囊,减少术后秃发(图2-4)。切开时用左手示指、拇指固定切口皮肤,必要时助手固定切口处皮肤(图2-5)。

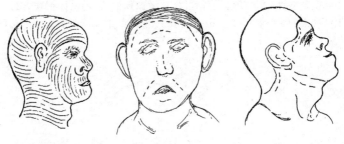

（1）头面颈部皮纹方向　　（2）面部切口　　（3）头面部顺轮廓线切口

图 2-3　头面颈部常见手术切口

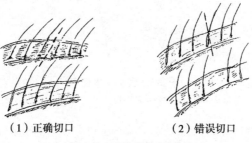

（1）正确切口　　　　　　（2）错误切口

图 2-4　毛发部位切口

(5)保护切口及防止损伤正常组织:腹部或其他较大切口时,为了减少切口污染,可将两块无菌巾或纱垫用组织钳或布巾钳固定于皮下组织层(图2-6)。如手术时间长可将无菌巾或纱垫缝合固定于皮下组织(图2-7)。切开组织应按不同层次逐层切开,重要部位更应仔细切割,防止滑刀和偏刀,切开腹膜时应妥善保护,以防损伤内脏和大网膜(图2-8)。

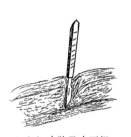

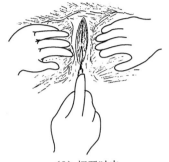

（1）皮肤及皮下组
织一次性切开

（2）切开时皮
肤的固定

图 2-5　组织切开

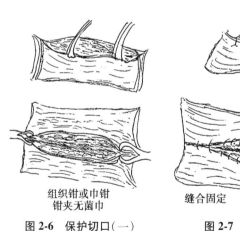

组织钳或巾钳
钳夹无菌巾

缝合固定

图 2-6　保护切口（一）　　图 2-7　保护切口（二）

二、分离与显露

　　分离组织,也称解剖或游离,包括钝性分离和锐性分离,是显露病灶的重要步骤。手术解剖要讲究层次清晰,才能有手术安全的保证,解

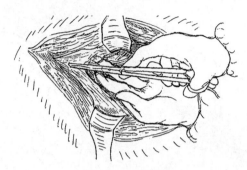

图 2-8　剪开腹膜

剖清楚才能使手术的损伤降到最低程度。因此,正确选择分离法并掌握操作技巧非常重要。

1. 解剖层次　外科手术医师常言的解剖层次即为手术时的剥离平面。一般情况下,理想的解剖分离应按正常的组织间隙进行,不仅操作方便,而且可减少出血,又可防止不必要的损伤,这就要求术者必须熟悉局部解剖。通常情况下,皮下组织与浅筋膜之间、筋膜与肌肉之间、肌肉群与肌肉群之间、器官脏器与器官之间,均有一层疏松的结缔组织间隙,沿此间隙进行分离,常可获得清晰的解剖结构层次。但局部有炎症或瘢痕时,分离比较困难,应按手术的需要进行分离,避免过多和不必要的分离,注意勿伤及邻近脏器,也不留残余无效腔,以免渗血、渗液积留并发感染,影响愈合。

2. 分离方法　常用的解剖分离方法有两种,即锐性分离和钝性分离,可根据手术时具体情况灵活使用,也可钝锐结合应用。

(1)锐性分离法:用手术刀或组织剪等锋利器械进行解剖分离,可直接将组织切开或剪开,常用于腱膜、鞘膜和瘢痕等较致密的组织剥离,该法对周边组织损伤较小,但必须直视下进行,且精细、准确地做短距离切开,再逐步扩大分离面,逐层深入解剖以减少出血及避免损伤深部的组织器官。

1)用手术刀以执笔法分离(图 2-9):利用拇指、示指、中指及各指间及掌指关节的伸、屈运动进行解剖分离。

2)用组织剪分离(图 2-10):轻轻地张开剪刀锐性分离,视察所分离范围内无重要组织后,将浅层的组织剪开。

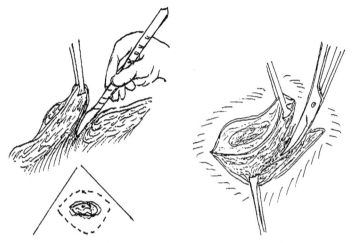

图 2-9　用手术刀行锐性分离　　图 2-10　用组织剪行锐性分离

(2)钝性分离法:多用于组织间隙疏松的结缔组织或粘连的分离或良性肿瘤及实质脏器经包膜外间隙的游离。钝性分离常用血管钳、血管钳夹小纱布团、刀柄、组织剪及手指进行分离(图 2-11)。

(3)要求及操作技巧:①当解剖组织分离时,应注意防止损伤重要组织和器官,每进行一步时都要考虑到被分离组织的深面及其周围组织有何重要的组织器官。②在分离重要的组织和器官时,应尽可能地在直视下操作。③应注意正确地掌握和使用手术器械,合理的选择分离方法。多数情况下钝锐结合解剖分离方法可交替使用。④分离时应遵循"由简到繁,由易到难,由近到远,由浅入深,由边缘到中央"的原则。⑤若遇到较大的血管支,应将游离钳夹、切断结扎后再进行分离。如习惯于电刀分离,电刀在工作状态可锐性分离切割电凝止血,在非工作状态可用于钝性分离。如能合理掌握使用,可使手术野无渗血并能清晰易辨。⑥如术者在解剖分离时遇到困难和险情,手术人员应积极配合,当机立断,有条不紊,尽快排除险情,必要时中止手术,以免

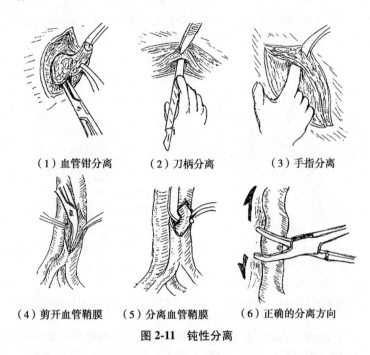

（1）血管钳分离　　　　（2）刀柄分离　　　　　（3）手指分离

（4）剪开血管鞘膜　　（5）分离血管鞘膜　　（6）正确的分离方向

图 2-11　钝性分离

发生意外。

3. 显露　显露手术野是手术操作的必要条件，特别是对深部的手术更为重要。①采取适当的体位，使手术部位更突出；②选择更适当的切口，使手术更易进行；③良好的麻醉，使肌肉松弛，便于显露；④合理的使用牵开器和纱布垫；⑤优良的照明灯，准确的投照到手术部位。

三、止血与结扎

在进行手术的过程中，组织的切开、剥离、切除等操作均可导致出血。及时而彻底的止血不仅使手术过程中手术野清晰，更有利于手术的顺利进行。因此，止血技术是一项重要的基本操作。止血速度、妥善，可防止严重失血，以保证手术的安全进行，减少术后感染，促进伤口愈合。常用的止血方法简述如下。

1. 压迫及钳夹止血法 用途甚广泛。最简单的是用手指直接压迫出血点或主要供血动脉。当有广泛的毛细血管出血或渗血时,可用干纱布压迫出血的创面数分钟即可控制出血,如渗血较多,可用50℃左右的盐水纱布压迫止血,加压应持续3~5分钟,必要时重复使用可控制出血。

对于明显的小血管出血,用血管钳钳夹,一般数分钟后即可止血,钳夹时不应夹住周围过多的组织,并注意到钳尖端朝下,适用于皮下组织内小血管出血,此法省时又省力。钳夹止血是在手术过程中应用最多的止血方法(图2-12)。

2. 结扎止血法 对较大的血管活动性出血,单纯性钳夹止血并不可靠,应予结扎止血。

(1)单纯性钳夹结扎止血:先用管钳夹住出血点,此时应注意钳尖端向上并露出少许钳尖以便于结扎,选择粗细适宜的丝线,绕过血管钳下的血管和周围的少许组织结扎止血(图2-13)。

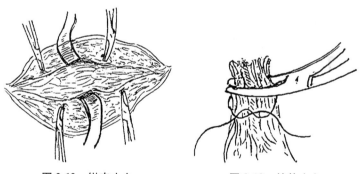

图 2-12 钳夹止血   图 2-13 结扎止血

(2)缝扎止血:又称为贯穿缝扎止血法,适用于较大血管或重要部位血管出血。用血管钳钳夹血管及其周围的少许组织,在血管钳下面用缝合针穿过血管端和组织一并结扎,也可缝针两次穿过组织做"8"字形贯穿缝合结扎。但要注意避免损伤血管,以免发生血肿或出血。对于较粗的血管缝扎后应在远端结扎或缝扎加固(图2-14)。

17

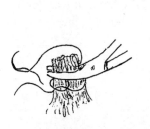

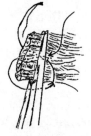

（1）单纯缝扎止血　　（2）"8"字形缝扎　　（3）血管断端加固结扎
　　　　　　　　　　　　止血

图2-14　缝扎止血法

（3）电凝止血：利用高频电力电流凝固小血管止血，实际上是利用电热作用使血液凝固、碳化。可先用小血管钳夹出血点后通电止血，也可用单极或双极电凝镊子直接夹住出血点止血。氩气刀通过电产生电弧凝血，效果更好，而且对周围组织损伤小。

3. 结扎　手术中的止血和缝合都离不开结扎，而结扎是否可靠又与打结有着密切的关系。打结是手术中最常用的技术操作之一，打结的质量和速度对手术时间的长短、手术的安全以及患者的预后都会产生重要的影响。如打结不正确就有可能松动滑脱，引起出血或组织的裂开不愈合，亦给患者带来痛苦，甚至危及生命。因此，外科医师必须熟练地掌握正确的打结方式，并要提高打结速度，对初学者尤其重要。

（1）线结的种类：常用的有方结、三重结和外科结三种（图2-15）。①方结：又称为平结，是由两个方向相反的单结组成。用于结扎血管和各种组织缝合中最常见的结［图2-15（1）~（3）］。②三重结：由三个单结组成，其中第二个单结的方向与第一、三个单结的方向是相反的。即在方结的基础上再加一个单结，第三个单结与第一个单结的方向相同［图2-15（4）］。三重结最为牢固可靠，用于有张力的组织缝合，大血管的结扎或肠线、尼龙线的作结。③外科结：第一个单结的线绕两次［图2-15（5）］，比较可靠，用于组织张力较大时可采用，一般不用。此外，在作结的过程中,由于牵接线头和线尾的力量、方向不均易造成滑脱[图 2-15(6)]。

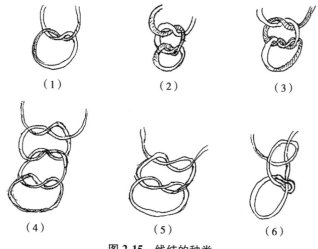

（1）　　　　　　　（2）　　　　　　　（3）

（4）　　　　　　　（5）　　　　　　　（6）

图 2-15　线结的种类

（2）作结的方法:①单手打结法:适于多数的手术结扎。一般是左手捏住线的一端,右手捏住线的另一端,双手互相配合操作打结。②双手打结法:第一个单结用右手如同单手作结的第一步骤,第二单结换用左手以同样方法作结。该法适用于深部组织的作结。③持钳打结法:适用于浅部缝合的结扎和某些较精细的手术。一般是左手捏住缝合针线一端,右手用持针钳打结。

（3）打结的技巧及注意事项:①打结的动作要轻柔,避免拉紧过度撕裂组织,助手打结时应有空间让主刀医师看到线结,用力要均匀,交换方向正确,即相邻的两个单结的方向必须相反,否则易做成假结和松动的滑结。②每打一个结时,必须顺着正确的方向拉线,否则易拉断;打第二个结时,不要提起第一个线结,以防已结扎的第一个结松弛,必要时助手用止血钳等轻钳第一线结处,待第二个结即将收紧时移去血管钳,拉紧线结,此时的配合必须协调方能完成一个完美的作结。③拉紧缝合线时,两手的用力点与结扎点"即三点"连成一直线,以免在结扎的过程中结扎线滑脱(图 2-16)。④结扎之前将丝线浸湿于生理盐水,以便增加线的韧性及摩擦力,使结扎牢固。⑤深部打结时双手不能同时进入深部操作,因空间狭小须用一手指尖滑下近邻线结处,缓慢用力,并徐徐拉紧(图 2-17)。此时术者选择没有阻挡的方向进指。术者应随机应变,也可选择持钳打结法。⑥剪线时在不会引起线结松脱的前提下,线头尽量留短,以减少异物反应。正确的剪线方法是将线结的双线尾提起略偏向操作者的左侧,将剪刀微张开,左叶顺线尾滑下至线结的上缘,再将剪刀右叶向倾斜 45°左右,将线剪断(图 2-18)。

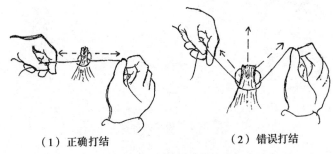

（1）正确打结　　　　　（2）错误打结

图 2-16　打结用力的方向

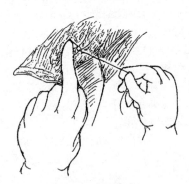

图 2-17　深部打结

20

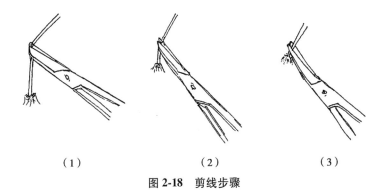

（1）　　　　　　　　（2）　　　　　　　　（3）

图 2-18　剪线步骤

四、缝合与拆线

缝合是将切开或外伤裂开的组织器官进行对合或重建,消灭无效腔以提供良好的愈合条件。缝合技术是外科手术操作基本功的关键技术之一。在愈合能力正常情况下,愈合是否完善取决于缝合方法的正确与否。正确的缝合方式和良好的缝合技术有利于组织和创口的顺利愈合,否则会导致愈合不良、出血、感染及肠瘘等严重的并发症,造成手术失败。此外,还应根据术中情况而选择适当的缝合针线。

1. 缝合的种类　缝合的方法较多,可依据缝合后切口边缘的形态可分为单线缝合、内翻缝合和外翻缝合三类,而每一类又可分为间断、连续两种。

（1）单纯缝合法:常用的有以下几种(图 2-19)。①间断缝合法,又称为结节缝合:每缝合一针就作结,各结缝线互不相连。最常用于缝合皮肤、皮下筋膜等组织的缝合[图 2-19（1）]。②连续缝合:在切口的一端开始先缝一针作结后,缝线不剪断,连续进行缝合直至切口的另一端作结,在作结前将线尾反折部留在切口一侧,用其与双线打结。此法的优点是节约用线及时间[图 2-19（2）]。③"8"字缝合:呈"8"字形,且有两针缝合的效力,常用张力较大的组织缝合(如肌腱等)。结扎牢靠,可节省时间。注意交叉"8"字形应在切口的深面,如在浅面结扎时切口易形成褶皱[图 2-19（3）]。④毯皮缝合,又称为锁边缘缝合:常用

21

于胃肠吻合时后壁全缝合或游离植皮时边缘的固定缝合[图 2-19(4)]。⑤减张缝合:对创缘相距较远,单纯缝合后切口张力较大,为防止术后切口裂开,可增加减张缝合。在远离切口边缘进针,缝线穿出皮肤后,套上一段橡皮管,以防止缝线切割组织,有利于切口愈合。

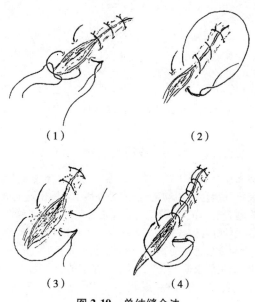

（1）　　　　　　　　　（2）

（3）　　　　　　　　　（4）

图 2-19　单纯缝合法

　(2)内翻缝合法:缝合后两侧组织边缘内翻,外面光滑。主要用于胃肠吻合手术,利用内翻缝合使两侧肠壁内翻,吻合口周围筋膜层互相粘连,加强吻合口的愈合。①垂直褥式内翻缝合法,又称为 Lember 缝合:分间断与连续两种缝合,常用间断法,缝合成筋膜对筋膜(图 2-20)。②间断水平褥式内翻缝合法,又称为 Halsted 缝合法:用于缝合浆肌层或胃肠道穿孔。③连续全层水平褥式内翻缝合法,又称为 Connells 缝合法:多用于胃肠吻合时缝合前壁全层。将吻合口后壁全层连续缝合之线尾从同侧肠腔穿出。再行对侧作与切口平行之全层褥式缝合(即由筋膜面进针,黏膜面出针,再同侧黏膜面进针,筋膜出针),拉紧缝线使肠壁内翻,如此反复进行,直至将吻合口前壁缝完(图2-21)。④荷包缝合法:常用于缝合胃肠的小穿孔,阑尾残端的埋入以及固定埋入空腔脏器的导管等。本法基本同连续浆肌层内翻缝合法,当收紧荷包缝合线时,则将断端或穿孔边缘埋入,缝合时要注意边距适当,太远则埋入的组织过多,甚至可造成狭窄,并留有孔腔,太近则埋入不彻底而影响愈合(图2-22)。

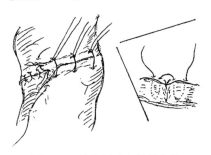
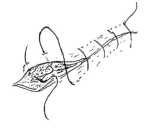

图 2-20　垂直褥式内翻缝合法　　　图 2-21　连续全层水平
　　　　　　　　　　　　　　　　　　　褥式内翻缝合法

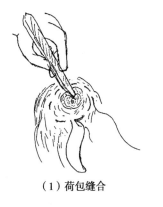
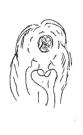
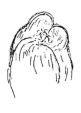

（1）荷包缝合　　　　（2）打结　　　　（3）打结后组
　　　　　　　　　　　　　　　　　　　织包埋完整

图 2-22　荷包缝合法

23

（3）外翻缝合法：其缝合法与内翻缝合相反，缝合结扎后显示出缝合边缘外翻，结果形成外翻内面光滑，常用于松弛的皮肤缝合（如老年或阴囊及产妇腹部皮肤等）、腹膜缝合、减张缝合及血管吻合等。①间断垂直褥式外翻缝合法：常用于松弛的皮肤缝合，缝合时先距皮肤边缘 1cm 皮肤进入，经皮下组织垂直横过切口至对侧距皮肤 1cm 处穿出，再于穿出侧距切口皮缘 2mm 穿入皮肤之皮下，至对侧皮缘 2mm 处进入穿出皮肤，结扎后切口两侧的皮缘外翻（图 2-23），但要防止皮缘内陷而影响愈合。②连续外翻缝合法：适用于缝合腹膜及血管的吻合。在血管吻合术中多用于血管后壁的缝合，自管腔外开始刺入管腔内，再由对侧管腔内穿出，于距离 1~1.5mm 处再向相反方向进针（图 2-24），两端与固定血管的缝线结扎，针距可根据血管动静脉直径作相应调整，并选择好缝合血管的针线。

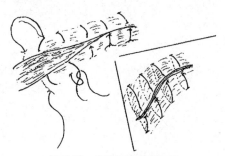

图 2-23　间断褥式缝合法

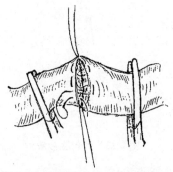

图 2-24　血管吻合连续外翻缝合法

2. 缝合技术操作要求 对各种组织和器官进行缝合时,都应按要求的操作步骤进行才能达到理想而完美的缝合目的,以利于切口及组织管道重建的愈合。

(1)组织的分层对合:良好的组织分层对合是达到最佳愈合的前提,愈合后表面最平整,粘连最轻,瘢痕最少。

(2)缝合方法及操作正确:不同的组织和器官,均有不同的缝合方法。进针、出针、缝合线的走行、缝合的深浅、内外翻等都必须根据不同组织器官的特点来选择。

(3)缝合针线及针距边距要适当:根据不同的组织,选择不同的缝合材料,才能达到缝合严密、牢固。不同的组织,不同的创口,缝合针距和边距多少也不尽相同,必须根据具体情况来决定边距和针距的大小,并做到均匀一致。在保证创口良好对合的前提下,缝合线越少越好,以减少术后异物反应,使之恢复满意。

3. 注意要点

(1)组织分层缝合、严密对合、勿留无效腔,是保证伤口愈合的前提。如表皮对筋膜、空腔脏器的黏膜对筋膜、创口的深部积液等都是导致伤口延迟愈合或伤口感染的主要原因。

(2)针距和边距要均匀一致,整齐美观,过密或过稀均不利于伤口的愈合。

(3)结扎的张力要适当。缝合线结扎过紧易将缝合组织切割,使绑扎组织缺血坏死,愈合后形成明显的"十"字缝合线瘢痕。因组织的愈合不是靠缝合线的绑扎,而是借助缝合线的暂时拉拢,使组织间产生纤维性的粘连而愈合。因此,缝扎线的松紧度掌握适度,有利于创口的愈合。

4. 拆线 当切口组织已达有机结合后,皮肤缝线需要拆除。拆除缝线的时间,要根据切口的性质、缝合时的张力、缝线的种类、组织愈合能力等因素而定。一般情况下,头颈部术后4~5天拆除,躯干部术后7~8天拆除,四肢的缝线术后10天后拆除。减张缝线9~10天后拆除。老年患者、营养不良等可推迟拆线时间后间断拆线。拆线的具体方法是先按换药的常规方法消毒切口区域,左手持镊子将线结轻轻地提起使埋入皮肤内的一小段缝线稍露出,右手将微微张开的线剪插入线结与皮肤之间的间隙,紧贴针眼处的皮肤将线剪断,然后迅速轻巧地将缝线牵拉出,这样可避免拉开切口,造成患者不适或皮下污染(图2-25)。最后用酒精棉球消毒切口,覆盖无菌纱布,胶布固定。

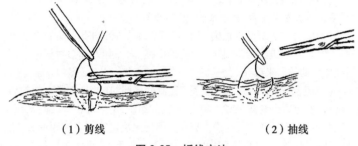

（1）剪线　　　　　　　　　　　　　（2）抽线

图 2-25　拆线方法

五、引　流

引流是通过建立人为的通道将人体内积聚的脓液、血液或其他液体引出体外或进入某些脏器内的技术,其目的主要是为了预防、治疗感染或分流减压。为了预防和消除血液、渗出液、脓液及空腔脏器内液在组织内或胸、腹、盆腔内的聚积,常需适当地安置引流物以使各种异常积液及时排出体外,促使组织愈合。

1. 常用的引流物

（1）橡皮引流条:一般用废橡皮手套剪裁而成,常用于浅的创面、引流渗血,量少、时间较短,术后24~48小时拔除。

（2）纱布引流条:常用于化脓的较浅的伤口引流。根据化脓伤口的情况,使用干纱布引流条、盐水纱布引流条、抗生素纱布引流条及凡士林纱布引流条。①干纱布引流条:用于分泌物较多的感染性伤口,具有吸附作用,需要及时更换。②盐水纱布引流条:用于各种感染切开的脓腔引流。③抗生素引流条:即在引流条上渗入适量的抗生素即可成之,用于各种严重的感染性伤口。④凡士林纱布引流条:多用于较新鲜,分泌物较少的肉芽组织创面。制作时,纱布与凡士林的重量比为1:4,凡士林过多时,纱布网眼被封闭而影响引流效果。

（3）烟卷引流：以纱布卷外包薄层橡皮片制成，形状似烟卷，故名烟卷式引流。以往多用于腹腔手术后，尤其是胆胰切除术后或腹腔内有较严重感染的引流。因易被分泌物堵塞，如需使用，应酌情旋转或逐渐拔除。目前在多数医疗单位，烟卷引流已被双套管引流等代替。

（4）胶管引流：胶管分乳胶管及硅胶管，后者对组织的刺激性小，根据不同的部位和需要选择适当不同的引流管。为了减压放置的各种引流管，如胸腔手术后需用负压吸引装置，以保证肺膨胀，胃肠道手术后胃管或肠减压管等。

2. 引流注意事项 引流有着广泛的用途，但如应用不当，不但起不到应有的作用，反而有带来感染，压迫周围器官的危险。因此，应注意以下几点：

（1）保持引流通畅。在引流的过程中，如发现不畅，应设法通过挤压、旋转、冲洗、吸引或调整引流物的深度，使其保持通畅。

（2）引流物的位置必须正确。应尽量置放在间隙的最低位，引流气体应放置在高位置。任何引流物不应直接放在吻合口或修补缝合处，只能放置在附近，另切口引出。

（3）引流期间应注意引流液体的性质及数量，以及引流物变化情况，以判断是否有出血、缝合口破裂、感染、引流不畅等情况，以便及时处理。

（4）引流物必须妥善固定，并记录其数目，引流管接引流瓶时应安装好，防止引流瓶内液体倒流入体腔内。

（5）引流物放置时间一般为 24～48 小时，脓腔内的引流物则应放置至脓腔缩小或接近闭合为止。特殊的引流管状物可根据具体情况而定。

（6）术后更换敷料、处理引流物、引流瓶等操作，均应严格遵守无菌操作技术要求，以防继发感染和减少并发症的发生。

六、麻 醉

麻醉的作用是应用药物使身体的一部分或全部暂时失去疼痛感觉，并产生适当的肌肉松弛，使患者精神安定，为手术创造良好的条件。无论手术的大与小，门诊手术，包括特殊或介入性检查都无一例外保障无痛和安全,否则无法进行手术。根据麻醉作用部位,将临床麻醉分为局部麻醉、椎管麻醉和全身麻醉。全身麻醉及椎管麻醉作用复杂,需专业人员操作,本节不予介绍。

1. 局部麻醉的概念及重要性 麻醉的作用只限于躯体某一局部的麻醉方法,称为局部麻醉,简称局麻。产生麻醉作用的麻醉药,简称麻醉药。最常用的局部麻醉有浸润麻醉、区域阻滞麻醉和神经阻滞麻醉三种方法。

局麻一般由施术者完成,因此每位外科医师都必须熟练掌握这一最基本的技术操作。只有熟练掌握局麻技术,才能使患者在无痛中接受手术,从而施术者才能从容地进行各种操作。局麻简便、安全、并发症少,对患者的生理功能影响小。除过敏体质外,几乎无禁忌证,特别适用于浅表手术和某些中小型手术,也适用于年老体弱、重危或并发有糖尿病、肝、肾功能不全,是临床上最常使用的麻醉方法。

2. 局麻的基本要点 局部麻醉不能同等于简单注射技术,想做好每一例局麻,必须掌握一定的基本要点。

(1)选择适当的麻醉方法。术者应根据不同的病变部位、病变性质及病变的范围大小,选择适当的麻醉方法。一般的部位选择应用局部浸润麻醉;手指、手掌、足趾、足掌、阴茎、胸壁可选用神经阻滞麻醉;某些部位如乳房、头皮、肛门则可选用区域阻滞麻醉。

(2)根据麻醉方法的不同,所配制的麻醉药浓度也不尽相同,要严格掌握麻醉药用量,切勿超过极量,防止麻醉药中毒。

(3)麻醉前用药。目的是镇静以稳定患者情绪,减轻忧虑和恐惧;减少麻醉药的毒性反应,抑制唾液及气道分泌以保持呼吸道通畅,提高痛阈,缓解术前疼痛和增强麻醉镇痛效果,使麻醉过程平稳。麻醉前口服或肌内注射苯巴比妥类药物,可以预防和减少麻醉药的毒性反应。抗胆碱药能抑制呼吸道黏膜和口腔唾液分泌,解除平滑肌痉挛,还能抑制迷走神经反射,避免术中心动过缓或心搏骤停。麻醉前用药一般在术前30分钟应用,用量及浓度根据手术的大小及病变的部位来定。

(4)不同麻醉方法的注射要领。不同的麻醉方法要求不同的麻醉技巧。①局部浸润麻醉:采用"一针技术",即只有一次进针点痛感,按解剖层次由浅入深,逐层麻醉;②区域阻滞麻醉:应于病灶四周和基底部组织均注入麻醉药,形成一个包围圈,使圈内的组织失去痛觉;③神经阻滞麻醉:将麻醉药准确地注入神经干附近,即能使所属区域产生充分的麻醉作用。

(5)注射药物前回抽,适当避开病灶。每次注射药物前必须回抽针柱,证实无血液、无气体、无脑脊液后方可注射麻醉药,以避免误将药物直接注射到血管中引起中毒或其他意外发生。当病变为脓肿或肿瘤时,严禁将麻醉药直接注入病灶,以免造成炎症扩散或肿瘤转移。最好采用神经阻滞麻醉或区域阻滞麻醉。

(6)减缓麻醉药吸收:麻醉药中加入适量的肾上腺素,可使局部血管收缩,以减缓麻醉药吸收的速度,延长麻醉药作用和减少毒性反应。通常 100ml 麻醉药中加入 0.1mg 肾上腺素,总量不超过 0.5mg。如有高血压、心脏病、甲状腺功能亢进症患者,不宜加入肾上腺素,可加入适量的麻黄碱。另外,有过敏体质者,在用普鲁卡因前需做皮肤过敏试验。

3. 局部浸润麻醉　适于各种体表小手术和某些普通外科小手术或全身麻醉、硬膜外麻醉不完全时应用局部麻醉作为麻醉时的辅助措施。操作方法:

(1)沿预定的皮肤切口,针尖斜向皮肤,先注射一个小皮丘[图 2-26(1)]。

(2)针尖与皮肤平行,通过皮肤处的皮丘向前推进[图 2-26(2)]。

(3)先推药后进针,由点成线,由线成面,逐渐形成皮内浸润带[图 2-26(3)]。

(4)也可用扇形皮内或紧贴皮下浸润注射,然后由浅层至深层,依次由皮肤、皮下组织、筋膜、骨膜或腹膜等,逐层浸润麻醉[图 2-26(4)(5)]。

4. 区域阻滞麻醉　区域阻滞麻醉是将麻醉药注入病变周围及其基底部组织,使通入手术区域的神经纤维被阻滞,适用于浅表部位的中、小型手术。区域阻滞麻醉药浓度,一次剂量与局部浸润麻醉基本相同。

(1)一般部位区域阻滞麻醉。先做一小皮丘,然后在病灶周围皮内或紧贴真皮下利用"一针技术"注射一环形带,再于病灶周围皮下组

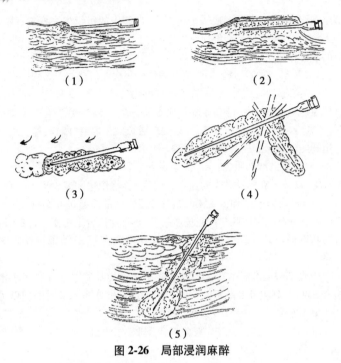

（1）

（2）

（3）

（4）

（5）

图 2-26　局部浸润麻醉

织、肌肉等其他组织和基底注入药,围绕着病灶形成一个注入的麻醉药包围圈(图 2-27)。

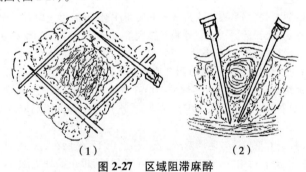

（1）

（2）

图 2-27　区域阻滞麻醉

（2）头皮区域阻滞麻醉。注药于病灶四周皮肤、皮下层及帽状腱膜下层。头皮较小的肿瘤切除或外伤清创缝合时，可采用部分区域阻滞麻醉；头皮病变广泛时，则可采用全周头皮区域阻滞麻醉（图 2-28）。

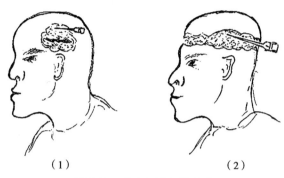

（1）　　　　　　　　　　　（2）

图 2-28　头皮区域阻滞麻醉

（3）乳房区域阻滞麻醉。取平卧位，先于乳房周围利用"一针技术"皮内或真皮下注射麻醉药，再分别浸润注射乳房四周皮下组织，最后注射乳房基底部（图 2-29）。

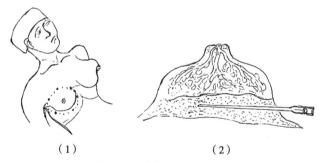

（1）　　　　　　　　　　　（2）

图 2-29　乳房区域阻滞麻醉

（4）腹股沟区域阻滞麻醉。适用于腹股沟疝修补术。平卧位。髂前上棘内侧注射第一个皮丘，接着注入麻醉药至腹外斜肌腱膜、肌层，再将针头退到腹外斜肌腱膜下,分别于腹股沟管内、外注射麻醉药。再从耻骨结节处注射第二个皮丘,向深部辐射状浸润麻醉,再将针头退到腹外斜肌腱膜下,沿精索多方向注射。最后在皮肤切口处作菱形皮内及皮下注射。如果加强麻醉效果,可用长针头向脐部浸润注射,以阻滞髂腹下神经和第 10~12 胸神经皮支(图 2-30)。

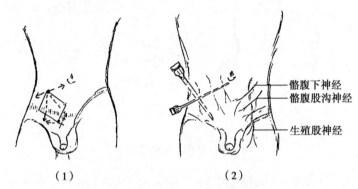

髂腹下神经

髂腹股沟神经

生殖股神经

（1）　　　　　　　　　　　（2）

图 2-30　腹股沟区域阻滞麻醉

　　(5)肛门周围区域阻滞麻醉。适于肛门和直肠下端的手术。取截石位,术者左手示指插入直肠内,指端至内括约肌上缘,作为注射的引导标志。取 8~10cm 长的 7 号穿刺针,于肛门正前方距肛门缘 2cm 处注射一皮丘,与肛门纵轴平行方向刺入,边进针边注射药物,将针退至皮下分别斜向肛管的左、右两侧旁刺入,边进针边注药。同法,在肛门的正后方距肛门 2cm 处注射一皮丘,与肛管纵轴平行方向刺入,边进针边推药,进针 4~5cm 后,将针退至皮下,再分别斜向肛管两侧,肛管两侧同样边进针边注药(图 2-31)。在注射药物的过程中,插入直肠的示指应经常校正注射的刺入方向,以免误入肠壁或进入肠腔内。

　　5. 神经阻滞麻醉　神经阻滞麻醉是把麻醉药注入神经干或神经丛附近,使神经干或神经丛所支配的区域痛觉消失,适用于被阻滞神经远侧部位的手术。

　　(1)指(趾)神经阻滞麻醉:于患指(趾)根部两侧分别注射皮丘后

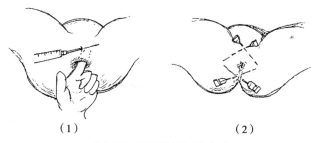

（1）　　　　　　　　　　　（2）

图 2-31　肛门区域阻滞麻醉

向掌面和背面注射麻醉药 2~4ml；或于手背掌指关节两侧进针，分别注入麻醉药 2~4ml（图 2-32）。

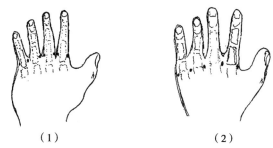

（1）　　　　　　　　　　　（2）

图 2-32　两点进针法手指阻滞麻醉

（2）阴茎根部神经阻滞麻醉：注药于阴茎根部，适用于阴茎的各种手术。平卧位，先于阴茎根部背侧进针皮内、皮下环形浸润注射麻醉药 1 周，再行阴茎背侧分别向左右倾斜 15°~20° 至两侧阴茎神经附近，回抽无血后分别注入麻醉药 2~3ml，最后在阴茎根部的腹侧、尿道海绵体两旁分别垂直进针达尿道海绵体与阴茎海绵体间沟各注麻醉药 1~2ml（图 2-33）。用手轻轻地按摩注药部位，促使药液均匀扩散。

（3）眶下神经阻滞麻醉：注麻醉药于眶下孔，阻滞眶下神经，同侧下睑、鼻、眶下部、上唇及上前牙、双尖牙、唇颊侧骨膜等组织均可被麻醉，因此，该麻醉方法适用于面部手术。施术者先用左手示指扪出眶下

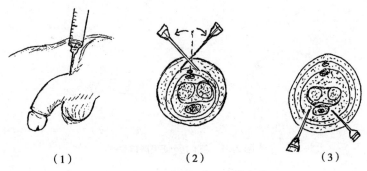

（1） （2） （3）

图 2-33 阴茎根部神经阻滞麻醉

孔位置,眶下孔位于眶下缘中点下约 0.6cm,针尖从鼻翼外侧约 1cm 处刺入皮肤,且成 45°角斜向上、后、外方向眶下孔区,在左手示指引导下将针尖刺入孔内 0.5cm 注射药物 0.5～1.0ml,注意穿刺时防止损伤眼球(图 2-34)。

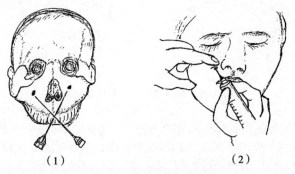

（1） （2）

图 2-34 眶下神经阻滞麻醉

(4)肋间神经阻滞麻醉:肋间神经位于肋缘下,与肋间血管伴行,肋间神经阻滞麻醉可用于胸壁下部的手术。一般在腋后线或肩胛下角垂线处进针,确定肋间点定位标记,在肋骨下缘进针至肋骨即退出少许,移向肋缘下再进针少许抽吸无血注药 6～10ml。因肋间区域受上、下肋间神经支配,故需麻醉手术区域的上、下各一肋间神经。注意勿刺破胸膜(图 2-35)。

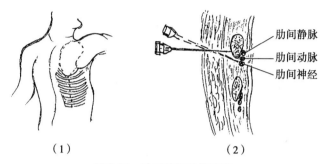

肋间静脉

肋间动脉

肋间神经

（1）　　　　　　　　　（2）

图 2-35　肋间神经阻滞麻醉

(5)臂丛神经阻滞麻醉:该麻醉方式多用于前臂以下部位的手术,有腋窝和锁骨上两种入路,最常使用也较为安全的为腋窝入路法。将患者上臂外展,肘关节屈曲,此时臂丛神经被牵拉固定,腋动脉移到最表浅位置,沿肱骨上端紧靠胸大肌外侧缘触及腋动脉搏动(图 2-36)。在其最高处先做一皮丘浸润麻醉,再用 7 号针进 1.0～1.5cm 阻力感消失即表示进入腋鞘管,上肢出现触电感,松开穿刺针可见针尾随腋动脉的搏动明显摆动,这是定位的正确重要标志。回抽无血后注药 10～20ml。注意穿抽时出血应退出针头压迫止血。

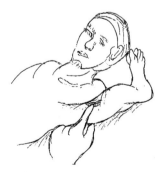

图 2-36　臂丛神经阻滞麻醉(经腋窝入路法)

(6)注意要点:①毒性反应。如一次性用药量过大,误注入血管内,作用部位的血运丰富,患者耐受力差等,都可能发生局部麻醉药中毒,应密切注意病情变化,给予吸氧、输液、抗休克治疗等。为避免发生中毒反应,每次注射局麻醉药时先要回抽有无回血,以防止误入血管内,有时可在局麻醉药液中加入1:1000的肾上腺素1滴,但在手指或阴茎等部位的手术时要注意,即切忌超过上述肾上腺素加入的量,以避免局部组织内血管过度收缩而引起组织缺血坏死。②超敏反应。用普鲁卡因时易发生,故临床上多用利多卡因,过敏反应少有,一旦发生麻醉药过敏,应按过敏性休克治疗。③注意无菌操作,尤其在肛门区域阻滞麻醉时。一旦穿透直肠壁进入肠腔,必须更换穿刺针,避免造成感染。

第二部分　眼·耳鼻喉·口腔部分

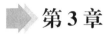

第3章

眼科手术

一、睑腺炎切开术

【适应证】

睑腺炎(俗称"麦粒肿")炎症局限,内睑腺的睑结膜面或外腺炎的皮肤面出现黄白色脓点,需切开排脓者。

【麻醉】

0.5%丁卡因或利多卡因滴眼经结膜囊表面麻醉,外睑腺炎可不用麻醉。

【手术方法】

1. 外睑腺炎切开排脓　局部消毒后,用尖刀片刺切脓点中央,平行睑缘扩大切口至脓液自行流出,如脓液黏稠,用小镊子夹取脓头以促脓液排出(图3-1)。

2. 内睑腺炎切开排脓　局部消毒后翻转眼睑,刀尖对准脓点,垂直睑缘切开脓点处睑结膜,脓液可自行经创口排出。如脓液多,排脓后冲洗结膜囊。切忌挤压排脓,也不可用刮匙搔抓,以防感染至静脉扩散,导致严重的并发症(图3-2)。

【术后处理】

1. 局部点用抗生素滴眼液,晚间睡觉前涂用抗生素眼膏。

2. 对于反复发作的患者,应保持眼部的清洁,矫正屈光不正,并检查有无糖尿病等全身疾病,予以治疗。

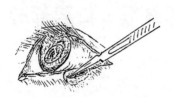 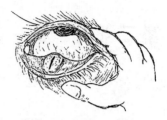

图 3-1　外睑腺炎切开　　　图 3-2　内睑腺炎切开

二、睑板腺囊肿切除术

【适应证】

1. 睑板腺囊肿(俗称"霰粒肿")明显突起皮肤,造成患者睁眼不适,或囊肿可能要穿破皮肤。

2. 睑板腺囊肿已穿破结膜面形成肉芽肿。

3. 如伴有感染者,应待感染控制后手术。

【麻醉】

用 0.5%丁卡因或盐酸丙美卡因滴眼液在结膜囊滴注行表面麻醉。囊肿对应穹隆部结膜下和囊肿周围皮下注射 2%利多卡因浸润麻醉。

【手术方法】

1. 根据睑板腺囊肿大小,选择适当的睑板腺囊肿夹夹住肿粒,在肿粒的中央,用刀尖垂直于睑缘方向切开结膜(图 3-3)。如睑板腺囊肿破溃,增生的组织突出于睑结膜或皮肤,先剪除脱出的组织,再将切口扩大(图 3-4)。

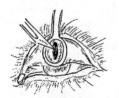 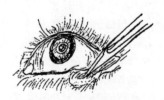

图 3-3　睑板腺囊肿的　　　图 3-4　在下睑缘间灰线
　　　　结膜切口　　　　　　　　切开睑板腺囊肿

2. 选用小刮匙将囊腔内容物彻底刮干净,以免术后复发(图 3-5)。

3. 仔细检查囊壁情况,尽量将囊壁与结膜或皮肤完整的分离并剪除(图 3-6)。如皮肤有破溃者,应修剪破口的边缘,再缝合皮肤创口。去除睑板夹,彻底止血后,在结膜囊内涂上抗生素眼膏,包扎患眼 24 小时。

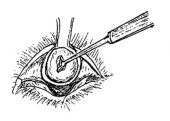

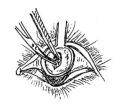

图 3-5　用小刮匙刮除
囊腔内容物

图 3-6　分离和剪除囊壁

【术后处理】

1. 术后伤口良好便去除敷料,局部点用抗生素滴眼液,晚上睡前涂抗生素眼膏。

2. 术后每天点用抗生素滴眼液,晚间睡前涂抗生素眼膏,持续一周时间。

三、睑内翻矫正术

【适应证】

适用于上睑或下睑有较重的睑板肥厚变形造成的瘢痕性睑内翻者。

【麻醉】

在结膜囊滴 0.5% 丁卡因或盐酸丙美卡因滴眼液行表面麻醉,睑皮肤下和穹隆部结膜下注入 1.0%~2.0% 的利多卡因浸润麻醉。

【手术方法】

以上睑为例:

1. 插入眼睑板达穹隆部垫起眼睑,保护角膜的同时还可起到术中压迫止血的作用。

2. 在睑缘上方 3mm 处,平行睑缘切开眼睑皮肤,切口长达内、外眦角[图 3-7(1)]。

3. 沿切口上下缘分离皮下组织,充分显露出眼轮匝肌,并剪除睑板前的眼轮匝肌,以充分显露出睑板[图 3-7(2)]。

4. 用尖刀片在睑板水平中线上方 1.0~1.5mm 处,以 45°角向下斜切开睑板,深达结膜下组织,止于皮肤切口的两端,再以此法在睑板中线下方 1.0~1.5mm 处以 45°角向上倾斜切开睑板,深度同上,其切口的两端在睑板两侧相连[图 3-7(3)]。

5. 缝合切口。先由切口下缘 1mm 处进针,出针后水平方向穿过睑板切口上缘,再经皮肤切口上缘出针,共 5~6 针[图 3-7(4)(5)]。注意先结扎中央缝线成活结,以观察睑内翻,如矫正不良,可重新调整缝线或切削睑板。

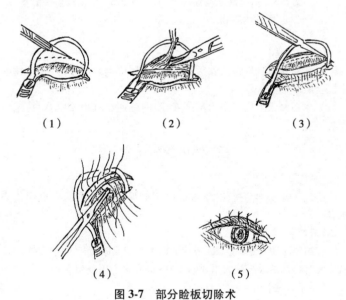

（1）　　　　　　　（2）　　　　　　　（3）

（4）　　　　　　　（5）

图 3-7　部分睑板切除术

6. 结膜囊内涂抗生素眼膏,包扎患侧眼部。

【术后处理】

术后更换敷料,局部点用抗生素滴眼液,晚间睡前涂抗生素眼膏。术后每天点用抗生素滴眼液,涂抗生素眼膏,7 天拆线。

四、睑外翻矫正术

【适应证】

下睑中央部的轻度瘢痕性睑外翻,但如有瘢痕较深大者不宜选用。

【麻醉】

结膜囊滴 0.5% 丁卡因或盐酸丙美卡因滴眼液行表面麻醉,在睑皮肤下和穹隆部结膜下注射 1% 利多卡因浸润麻醉。

【手术方法】

以下眼睑为例的 V-Y 缝合法:

1. 在局麻下近睑缘中央的下睑皮肤做 V 形切口,深达皮下组织,V 形的基底向睑缘,宽度为睑缘中央的 2/3,尖端向下(图 3-8)。

2. 将 V 形皮肤切口周的皮下组织剥离松动,目的是能推动睑缘恢复正常位。切除 V 形皮肤切口两侧的瘢痕组织,除去牵引力量。

3. 缝合切口。从 V 形皮肤切口的尖端开始,向上缝合,缝合完成后,即可见皮肤切口由 V 形变成 Y 形(图 3-9)。

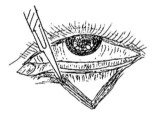

图 3-8 V 形切法

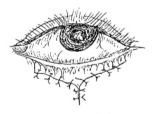

图 3-9 Y 形缝合法

4. 结膜囊内涂抗生素眼膏,包扎患侧眼部。

【术后处理】

术后第 1 天更换敷料,如创口良好,不用包扎。局部点用抗生素滴眼液,晚间睡觉前涂抗生素眼膏,每天点用抗生素滴眼液。术后第 7 天拆除缝线。

五、眼睑缘良性小肿瘤切除术

【适应证】

适用于肿瘤组织未侵及眼睑缘灰线后的组织。

【麻醉】

靠近肿瘤睑缘处皮肤下用1%利多卡因浸润麻醉。

【手术方法】

1. V形切除法　①局麻下从灰线处切开,分离皮肤肌肉层和睑结膜层[图3-10(1)]。②用V形切口切除肿瘤,然后分离皮下组织将两侧的皮瓣对合缝合[图3-10(2)(3)]。

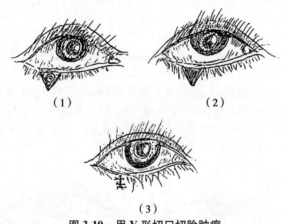

（1）　　　　　　　　　（2）

（3）

图3-10　用V形切口切除肿瘤

2. 方形切除法　①局部麻醉下从灰线处切开,把眼睑分为皮肤肌肉层和睑板睑结膜层[图3-11(1)]。②距肿瘤2~3mm处分别从肿瘤两侧行垂直睑缘的皮肤切开,在瘤体下2~3mm处切除肿瘤[图3-11(2)]。③延长皮肤切口平行睑缘,再把皮瓣下的皮下组织分开,使皮瓣松动,造成两个相对称移行的皮瓣,然后把两个皮瓣对合缝合[图3-11(3)(4)]。

【术后处理】

术后第1天更换敷料,去除包扎,局部点用抗生素滴眼液,晚间入睡前涂上抗生素眼膏。术后每天点抗生素滴眼液,7天拆线。

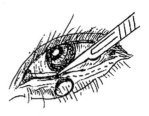

（1）从灰线处切开将
眼睑分为两层

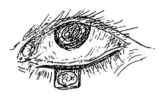

（2）切除眼睑小肿瘤

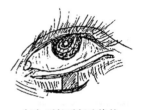

（3）延长平行睑缘的
皮肤切口

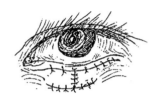

（4）对合两皮瓣，缝合固定

图 3-11 方形切口切除肿瘤

六、上下睑分裂痣切除与修复术

【适应证】

分裂痣仅侵犯皮肤及睑缘,在上下睑均可见到色素痣。

【麻醉】

在色素痣的皮肤周围用 1% 利多卡因浸润麻醉。

【手术方法】

1. 局麻下切除上下睑分裂痣,受累睑缘一并切除,睑结膜受累不多可一并切除,如受累太多留待二期手术[图 3-12(1)]。

2. 把上下睑缘创面缝合,缝线两端引出手术野[图 3-12(2)]。

3. 将皮瓣覆盖于创面上与周围皮肤缝合[图 3-12(3)],外加消毒棉软垫中等加压包扎。结膜囊内涂抗生素眼膏,包扎患侧眼部。

【术后处理】

术后 5~6 天解除包扎棉纱软垫,观察皮瓣成活后,于术后 7~9 天拆除缝线。

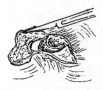 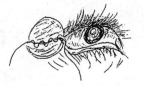 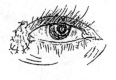

（1）切除分裂痣　　（2）连续缝合上下缘切口　　（3）间断缝合游离皮瓣

图 3-12　睑分裂痣切除与游离皮瓣修补

七、眦部良性小肿瘤切除与修复术

【适应证】

适于内眦及外眦部的良性小肿瘤。

【麻醉】

良性小肿瘤周的皮下以 1% 利多卡因浸润麻醉。

【手术方法】

1. 外眦部良性小肿瘤　①因肿瘤不大睑板与外眦的韧带未被切除，即可利用颞部皮肤移位修补［图 3-13（1）（2）］。②切除肿瘤后，用游离皮瓣修复［图 3-13（3）（4）（5）］。

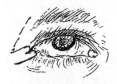 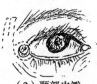 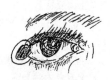

（1）外眦肿瘤切除线　　（2）颞部皮瓣　　（3）切除外眦部肿瘤
　　与颞部皮瓣切除线　　　　转移缺损区

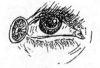 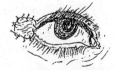

（4）肿瘤切除后缺损面　　（5）游离皮瓣移植修复

图 3-13　外眦部肿瘤切除后的修复

2. 内眦部良性小肿瘤　肿瘤尚未侵及深层组织的基底细胞癌等,手术切除肿瘤后选用鼻额部的皮瓣做 V-Y 式切开缝合,利用该处皮瓣的一侧修复缺损面(图 3-14)。

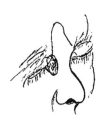 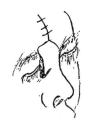

（1）V–Y 皮瓣切除线　　　　　　　　（2）皮瓣移向切损区

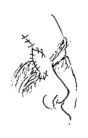 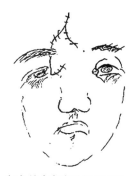

（3）缝合完成后的侧面观　　　　　　（4）缝合完成后的下面观

图 3-14　内眦部肿瘤切除后的修复

八、泪道探通及扩张术

【适应证】

1. 因溢泪症状,需做泪道诊断性检查者。

2. 泪道狭窄,需做泪道扩张、插管等手术者。

3. 新生儿泪囊,由于鼻泪管先天膜闭,经局部按摩及滴抗生素眼液治疗无效,又经加压冲洗泪道仍不通者。

【麻醉】

结膜囊滴入0.5%~1.0%丁卡因或盐酸丙美卡因滴眼液,再用蘸有丁卡因的棉签夹于上下泪点间5分钟做表面麻醉。

【手术方法】

1. 患者取坐位,用一手指将下睑内眦部皮肤向下牵拉,显露泪点乳头后,以锥形泪点扩张器探查泪点位置,将扩张器边捻转边垂直插入泪点,下插2mm[图3-15(1)]。

2. 然后将泪点扩张器向外侧即外眦方向转90°,成为水平位,同法向鼻侧泪小管内推进2mm[图3-15(2)]。此时要将下睑皮肤向颞侧拉紧。此与上泪点插入方法相似。

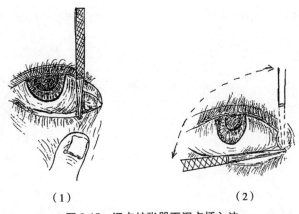

（1）　　　　　　　　　　　　（2）

图3-15　泪点扩张器下泪点插入法

3. 泪点扩张后,换用泪道冲洗针头,用同样方法将泪道冲洗针头插入泪点,先垂直,后水平位[图3-16(1)]。待进入约10mm即可缓慢向泪道注入冲洗液[图3-16(2)]。

4. 泪道探通与扩张。①用一枚0号泪道探针,以泪点扩张同样的方法,先垂直插入泪点,进入约2mm后,将针柄向颞侧回转100°,使其呈水平位略向上斜,将下睑皮肤向颞侧拉紧,使下泪小管拉直,以避免造成假道,待针入10mm后即可达泪囊[图3-17(1)]。②探针可触及中侧壁,再将探针柄向上回转,呈垂直向下插入鼻内管,此时应顺其自然管道向下,不可强行插入,也不可偏离垂直线,以免造成假道。当插入约 25mm 即可到达下鼻道[图 3-17(2)]。术毕行鼻道冲洗。

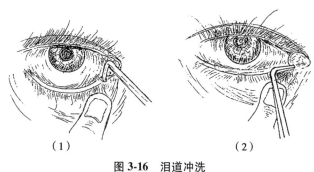

（1） （2）

图 3-16 泪道冲洗

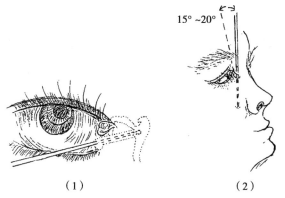

（1） （2）

图 3-17 探针正确到达泪囊

【术后处理】

术后每天滴抗生素滴眼液,可持续 2~3 周。

九、急性泪囊炎切开排脓术

【适应证】

泪囊区的皮肤红肿处出现黄、白色脓点,有波动或皮肤穿破并有黏稠的脓液阻塞破口处。

【麻醉】

一般均不做局部麻醉。

【手术方法】

在原穿破口处或波动明显部位,用尖刀片顺皮纹做 8mm 左右的皮肤切口,深达泪囊腔,排出脓液后放入引流条(图 3-18)。

【术后处理】

术后每天更换引流条至脓液干净,一般情况术后 7~10 天切口可逐渐愈合。必要时口服抗生素,局部点眼药抗生素液,睡前涂上眼膏。

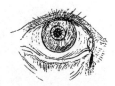

图 3-18 切开排脓切口的位置

十、翼状胬肉切除术

【适应证】

进行性翼状胬肉并肥大出血者;翼状胬肉达瞳孔区或遮盖瞳孔者;翼状胬肉影响眼球运动或美容者。

【麻醉】

用 0.5% 丁卡因作结膜或同时做角膜的表面麻醉,再用 1% 利多卡因做结膜下浸润麻醉。

【手术方法】

1. 翼状胬肉切除 ①开睑器撑开眼睑,用有齿镊子夹住胬肉头部,从边缘外 0.5~1.0mm 处做浅层角膜切开,仔细地将胬肉组织与角膜组织分离到角膜缘(图 3-19)。②剪开胬肉芽组织两侧球结膜,分离角膜缘处的粘连,钝性分离巩膜上的组织(图 3-20),继续分离结膜下胬肉组织直达半月皱襞,切除已分离的所有肉芽组织(图 3-21)。③仔细止血后,再行巩膜面的刮切,使之巩膜表面光滑平整。以将切除后的结膜缘间断缝合于角膜巩膜外 3~4mm 的巩膜面,使部分巩膜面显露(图 3-22)。结膜囊涂抗生素眼膏,包盖术眼。

2. 翼状胬肉切除合并带蒂结膜瓣移植术 翼状胬肉切除同前。沿上方角膜缘延长球结膜切口,长度与暴露面等长,分离后做一带蒂的与

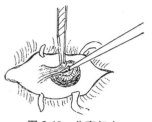

图 3-19 分离胬肉

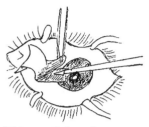

图 3-20 分离巩膜上的组织

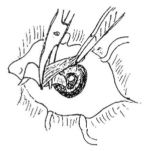

图 3-21 切除肉芽组织

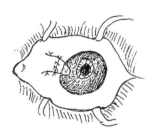

图 3-22 缝合结膜缘

暴露巩膜面基本相等的结膜瓣，并将结膜瓣下的组织分离干净（图 3-23)，再将带蒂的结膜瓣做 90°旋转，置放于已显露的巩膜面上（图 3-24）。延续或间断缝合法缝合结膜瓣的各游离缘，部分缝线应固定于巩膜面上（图 3-25）。术后处理同前。

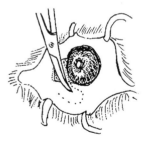

图 3-23 分离组织

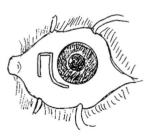

图 3-24 旋转结膜瓣

3. 翼状胬肉结膜下转移　翼状胬肉的切除同前。从结膜切口向下分离达下穹隆，将胬肉头置褥式缝线引入结膜下方，从穹隆附近处穿出后结扎缝线(图 3-26)。结膜创缘间断缝合。术毕时患眼处理同前。

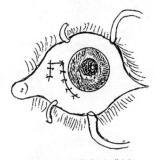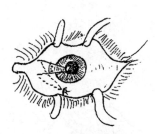

图 3-25　缝合结膜瓣　　　　图 3-26　翼状胬肉结膜下转移

【术后处理】

局部点用抗生素滴眼液及促角膜上皮生长的眼液。局部用糖皮质激素治疗，翼状胬肉术后易复发，可能与新生的血管有关，糖皮质激素可抑制炎症反应与角膜水肿，从而可防止血管的再生。使用时间可在角膜上皮缺损修复后开始点用 0.5% 可的松眼液或 0.025% 地塞米松眼液，每天 3~4 次，可持续应用 2 周。

十一、眼睑裂伤全层缺损修复术

【适应证】

累及全层以及睑缘的眼睑撕裂伤，不超过 1/4~1/3 的缺损。

【麻醉】

局部浸润麻醉。

【手术方法】

1. 清创伤口，剪修创缘[图 3-27(1)]。缝线穿过灰线，从一侧睑缘进入，穿过睑板腺，横过伤口，从对侧睑缘睑缘穿出，进针与出针部位均伤口 1.5mm 拉紧缝线整齐对合[图 3-27(2)]。

2. 眼睑前后缘各补缝一针，以确保睑缘对合[图 3-27(3)(4)]，用小拉钩拉开皮肤分别缝合睑板及肌肉[图 3-27(5)]。

3. 在睑膜下 2mm 处间断缝合皮肤,将睑缘线的线头放在皮肤缝线下,以防线头摩擦角膜[图 3-27(6)]。结膜囊涂用抗生素眼膏,包扎患眼。

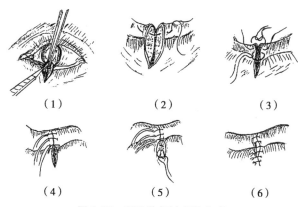

（1）　　　　　　　　　　（2）　　　　　　　　　　（3）

（4）　　　　　　　　　　（5）　　　　　　　　　　（6）

图 3-27　眼睑外行缺损修复术

【术后处理】

1. 全身应用抗生素预防感染。

2. 48 小时后更换敷料。

3. 5 天拆除皮肤缝线,7 天拆除睑缘缝线。

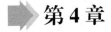

第4章

耳鼻喉科手术

一、鼻骨骨折复位术

【适应证】

鼻外伤在10天内的错位性鼻骨骨折,即鼻骨塌陷或鼻梁偏斜者。

【麻醉】

成人以1%麻黄碱收缩鼻腔后,以1%丁卡因行表面麻醉鼻腔黏膜,小儿伤者必要时全身麻醉。

【手术方法】

1. 用鼻骨整骨钳(复位器)轻轻地插入患侧鼻腔,将骨折塌陷的骨片抬起,同时另一手拇指及示指按住对侧鼻骨使之对合。此时应注意复位器插入鼻腔时,切勿超过两侧瞳孔连线,以免损伤筛状板等,增加颅内感染的机会(图4-1)。

2. 若骨折片嵌入在鼻骨与上颌骨额突的连接处,则可用复位钳的一叶插入患侧鼻腔,用同样方法将复位钳向上内转动,即可复位(图4-2)。

3. 若合并有鼻中隔骨折,可用鼻骨复位钳的两叶插入两侧鼻腔。置入鼻中隔骨折偏斜的下面,夹住鼻中隔向上移动即可恢复对位(图4-3)。其外形正常后可用凡士林纱条填塞鼻腔,可起到止血、支撑和固定鼻部的作用(图4-4)。

【术后处理】

1. 在3~5天后可取出鼻腔内填塞的油纱条。

2. 术后酌情给予抗生素治疗。

3. 术后3~4周内不要挤按压鼻骨,以促进愈合。

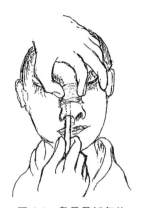

图 4-1　鼻骨骨折复位

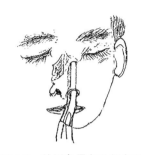

图 4-2　单侧鼻骨复位钳复位

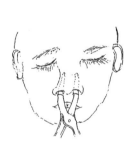

图 4-3　鼻骨复位钳行双侧
鼻骨及鼻中隔复位

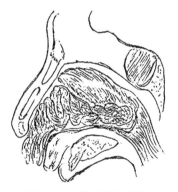

图 4-4　复位后堵塞固定

二、鼻腔填塞术

（一）前鼻孔填塞术

【适应证】

鼻出血经用烧灼、吸收性明胶海绵贴敷、麻黄碱或肾上腺素棉片收敛等方法处理后,出血仍未能控制。鼻腔手术,术后出血不易止住者。

【麻醉】

以含有 1‰肾上腺素的 1%丁卡因喷布或棉片浸之,做鼻腔黏膜麻醉。

【手术方法】

用鼻腔镜将前鼻孔尽可能地充分撑开显露,以枪状镊夹住油纱条的一端,经前鼻孔送达填于鼻甲的前上方,使其不致松脱,然后将油纱条由前向后下,再由后下向前上,来回逐渐逐层填满整个鼻腔,并保持一定的压力(图 4-5)。

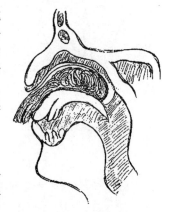

图 4-5　前鼻腔堵塞

(二)后鼻孔填塞

【适应证】

鼻咽部手术后填塞止血,或前鼻孔填塞后,仍有血从后鼻孔不断流出不能控制者。

【麻醉】

用含 1‰的肾上腺素的 1%丁卡因做鼻腔及口咽部黏膜表面麻醉,必要时全身麻醉。

【手术方法】

1. 将导尿管从需填塞的鼻孔插入,至口咽部用血管钳将其拉出口外(图 4-6),另一端留在鼻孔外,把后鼻孔油纱卷成圆锥状,长 3~4cm,直径 2~3cm,用粗丝线固定于导尿管上(图 4-7)。

2. 左手将导尿管向外抽,使填塞物的固定线引出前鼻孔,助手用压舌板压住舌头面,术者右手持血管钳顺势将纱球经口咽部送达鼻咽部,使之适当地固定于后鼻孔,拉紧导尿管上的线,行前鼻孔填塞(图 4-8)。

3. 在前鼻孔前放量一小纱布卷,将后鼻孔油纱卷填塞物的两根线结扎在其上,纱球后部的引线从口腔引出,用胶布固定于颊部(图 4-9)。

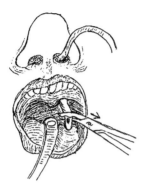

图 4-6　从咽部拉出导尿管

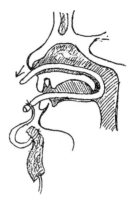

图 4-7　堵塞物固定于导尿管上

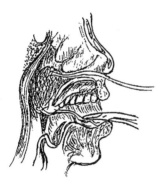

图 4-8　堵塞物紧塞后鼻孔，
　　　　且部分进入鼻腔

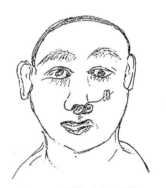

图 4-9　将线固定于颊部

【术后处理】

常规使用抗菌药物预防感染，不宜采用耳毒性类抗生素。其间注意患者的呼吸，吞咽及意识情况。经常留意后鼻孔纱球的固定线是否牢固，前鼻孔固定的纱布卷浸湿即更换。

三、舌下腺囊肿摘除术

【适应证】

各类型的舌下腺囊肿,伴有咀嚼及吞咽不适感或下颌部突出者。

【麻醉】

可选用局部麻醉或全身麻醉。全身麻醉有利手术操作。

【手术方法】

1. 将开口器置于手术区对侧,术区使用拉钩,舌尖部缝粗丝线牵拉舌体,以充分显露术野。

2. 1%利多卡因局部浸润后,用尖刀切开口底黏膜,后端起于第一磨牙内侧,平下颌骨内侧呈弧线,止于中线处,切口线距牙龈沟处留一定宽度处以便于缝合(图4-10),用组织剪分离囊壁与黏膜下层的组织。

3. 锐性分离显露舌下腺表面及周围组织,腺体与颌骨骨膜间有疏松组织粘连,易于剥离。可先从该侧剥离,有利于腺体与囊肿一并切除,即使分离时囊肿破裂,只摘除舌下腺而残留囊壁,亦可达到治疗效果(图4-11)。

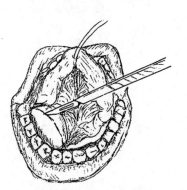

图4-10 切开口底黏膜

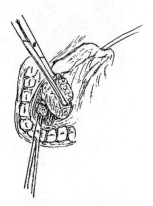

图4-11 剥离腺体

4. 处理腺体前部,在多数病例中可辨认出舌下腺主导管与下颌下腺导管相连,确认后将舌下腺导管切断结扎(图4-12)。

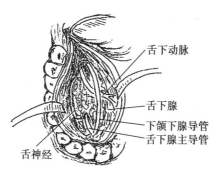

舌下动脉

舌下腺

下颌下腺导管
舌下腺主导管

舌神经

图 4-12　舌下腺、下颌下腺导管

5. 将舌下腺切除后，应检查创面有无出血，注意确认，舌神经及下颌下导管有无损伤。对于口外舌下腺囊肿，可从口底侧或皮肤侧穿刺吸出囊液。

6. 下颌下腺导管被切断时，应修剪与腺体相连一端的导管，将其缝合在邻近的黏膜上，以形成新的导管开口（图 4-13）用 4-0 缝线缝合口底黏膜（图 4-14）。

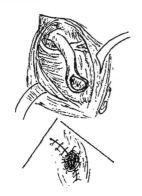 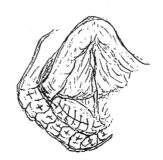

图 4-13　缝合导管的开口　　**图 4-14　缝合口底黏膜**

【术后处理】

注意出血及神经损伤情况，注意口腔洗漱，使用抗生素，术后 5~7 天可拆除缝线。

四、扁桃体切除术

【适应证】

1. 慢性扁桃体炎反复发作。

2. 慢性扁桃体炎合并周围脓肿。

3. 扁桃肥大,影响吞咽、发音或呼吸者。

4. 慢性扁桃体炎被疑为引起风湿热、关节炎、肾炎、风湿性心脏病等患者。

5. 颈部淋巴结炎屡发或经常肿大不能找到其他原因者。

6. 咽部白喉带菌,经保守治疗无效者。

7. 扁桃体良性肿瘤,或疑早期恶性肿瘤。

8. 扁桃体角化症以及茎突过长截短的前期手术。

【术前准备】

1. 注意病史的询问及体格检查。

2. 胸部 X 线透视,心电图检查,肝肾功能,血尿大便常规及出/凝血时间检查。

3. 术前禁饮食,注意口腔卫生,术前 30 分钟肌内注射安定镇静药类,肌内注射阿托品,药物用量按照药物说明使用。

【手术方法】

1. 剥离法

(1)麻醉与体位:局部麻醉,半坐位。咽部喷 1%丁卡因,再以 1%利多卡因 15ml 加 1‰肾上腺素 6~8 滴,在腭舌弓、腭咽弓黏膜下及扁桃体外侧背周的上、中、下 3 处注射 3~5ml 麻醉药浸润(图 4-15)。

(2)切口:扁桃体钳夹持住扁桃体上极,向上牵拉,显露舌腭弓游离缘与扁桃体之间黏膜皱襞,用弯形尖刀片切开黏膜并向后切开咽腭弓与扁桃体间部分黏膜(图 4-16)。

(3)剥离扁桃体:用扁桃体剥离器插入腭弓切口,并向上后游离扁桃体的上极,将扁桃体上部夹住,由上向下紧贴扁桃体黏膜向下分离,直达下极(图 4-17、图 4-18)。

(4)切除扁桃体:将扁桃体圈套器的钢丝套住扁桃体,同时将扁桃体向上提,钢丝下压收紧钢丝圈,绞断扁桃体下极的根蒂部分,将扁桃体完整摘除(图 4-19、图 4-20)。检查伤口术野有无出血。如有活动性出血,应结扎止血;如有残体,则可再用套圈器摘除。

(5)用同法切除对侧扁桃体。

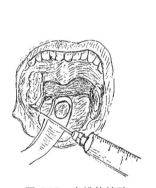

图 4-15　扁桃体摘除
局部麻醉方法

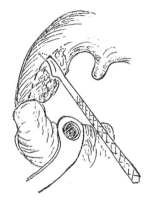

图 4-16　局部麻醉法
切开腭舌弓黏膜

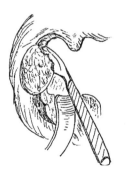

图 4-17　将扁桃体
自扁桃体窝分离

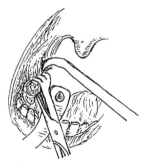

图 4-18　紧贴扁桃体被膜,
向外下、内下弧形剥离

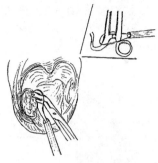

图 4-19　钢丝从扁桃体
抓钳套入

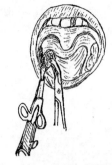

图 4-20　收紧钢丝圈绞
断扁桃体

2. 扁桃体挤切法　扁桃体挤切术具有手术时间短等优点,但要熟练地掌握这一手术有一定的难度。手术前要了解扁桃体的解剖,熟练地掌握剥离法切除扁桃体的技巧,否则会损伤较多的组织或残留扁桃体组织等不良后果。

【术前准备与麻醉】

术前准备与麻醉同剥离法。

【体位】

取仰卧位或半坐位。

【手术方法】

1. 术者站于患者右侧,用右手持刀先切除右侧扁桃体,再换左手持刀切除左侧扁桃体。

2. 通常不用张口器。如不合作的儿童用张口器,用压舌板将扁桃体舌面压下完全显露扁桃体,将挤切刀的刀环向下极套入(图 4-21),沿扁桃体纵轴方向向上移,此时扁桃体已大部分套入刀环内,少部分位于舌腭弓之下、刀环之上,在舌腭弓处形成一个隆起的包(图 4-22)。

3. 用左手拇指或示指将隆突起的包压进刀环内,直至手指隔舌腭弓能扪到刀环的边缘为止(图 4-23)。

4. 切除扁桃体。当扁桃体全部挤入挤切刀的刀环内时,左手移开观察舌腭弓的前面是否有一凹隔。如果无膨隆的包而有一凹隔,说明扁桃体已全部到达刀环的背面,此时握紧刀柄并收缩刀柄,使刀卡推入环内,要注意不要将舌腭弓推进环内。将刀向对侧转 180°,在扭转的同时扁桃体与其之间疏松组织已切断(图 4-24)。此时将挤切刀拉出口外,松开刀柄扁桃体自行脱离刀环。用同样方法切除对侧扁桃体,检查创面止血。

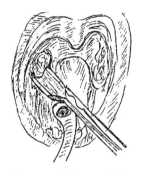

图 4-21 挤切刀环套入

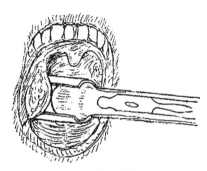

图 4-22 套住扁桃体向外移扁桃体的下极,向上移

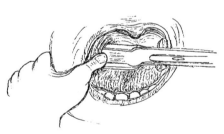

图 4-23 将隆起包压进刀环内

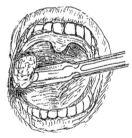

图 4-24 收紧刀环,扭转切除扁桃体

【术后处理】

1. 注意体位,全身麻醉者未清醒前半俯卧位。儿童局部麻醉者取侧卧位。

2. 术后 4~6 小时进冷流质,次日改进半流质。

3. 注意出血监护,如创面有出血,应及时处理,如术后 24 小时疼痛明显并有咳嗽,应给予镇痛和止咳药。

五、扁桃体周围脓肿切开引流术

【适应证】

扁桃体周围已形成脓肿。

【手术方法】

患者坐位,双手持肾形盘,在局部麻醉下,选择脓肿明显部位经穿刺抽得脓液处行切开(图 4-25、图 4-26)。切开黏膜及浅层组织,用一中弯血管钳向后外方顺肌纤维走向逐层分离,直达脓腔(图 4-27)。时有脓腔多个,需逐个充分开放,不需置放引流物。

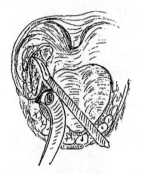 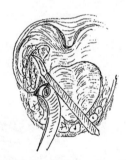

图 4-25　脓肿明显
处穿刺抽吸

图 4-26　用扁桃体刀切开脓腔

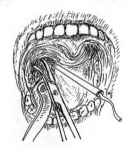

图 4-27　血管钳逐层分离直达脓腔吸引出脓液

【术后处理】

每天视脓肿切开引流处有无闭塞或隆起,必要时原切口处再扩张引流。直到无脓肿时为止,同时适当应用抗生素,并注意口腔卫生及饮食情况。

六、咽后脓肿切开引流术

【适应证】

咽后脓肿一旦确诊,应尽快给予切开排脓。结核性脓肿宜慎重。

【麻醉】

成人局部喷 1% 丁卡因。小儿经口腔切开引流不用任何麻醉。

【手术方法】

1. 仰卧手术台,头后仰,下垂(图 4-28)。成人患者经口腔切开引流,可采用直坐位。

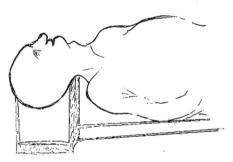

图 4-28　患者手术体位

2. 经口腔切开排脓。在直接喉镜下暴露脓肿后,应先用粗长针头抽吸脓液,即经脓腔减压后再切开,此时将吸引管放在切口处吸脓(图 4-29、图 4-30),切口不放引流条,无须缝合切口。

3. 对于结核性脓肿,如有颈椎破坏者,不可将头后仰,以防颈椎脱位。可行穿刺脓后在脓腔内注入 0.25~0.50g 链霉素注射液,不可切开排脓。

【术后处理】

术后应用抗生素。结核性脓肿用抗结核治疗。经口切开排脓者,

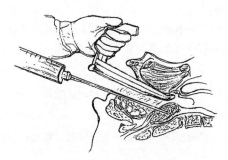

图4-29 在直视喉镜下穿刺咽喉脓肿

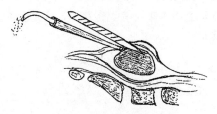

图4-30 切开排脓

每天用止血钳分离切口,扩张排脓,直到无脓液可停止扩张,让其自行愈合。

七、耳前瘘管切除术

【适应证】

耳前瘘管反复感染者。

【麻醉与体位】

一般选用局部麻醉,小儿加基础麻醉,仰卧位,头偏向对侧,术耳向上。

【手术方法】

1. 仰卧位,头偏向对侧,也可注入亚甲蓝于瘘口周做梭形切口(图4-31、图4-32)。

2. 分离瘘管周围组织,将分支全部分离出,瘘管与耳轮脚软骨粘连部分,应将软骨切一部分,必要时减张缝合切口,消灭孔腔,局部加压包扎伤口(图 4-33、图 4-34)。

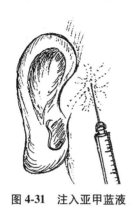

图 4-31　注入亚甲蓝液

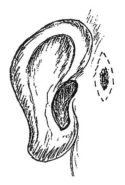

图 4-32　梭形切口

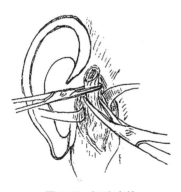

图 4-33　切除瘘管

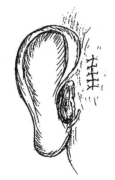

图 4-34　缝合切口

　　3. 如合并感染明显者,切除后不缝合皮肤,如手术创面较深大者,置入引流条,依次缝合,纱布加压包扎。

【术后处理】

1. 选用适当抗生素,控制感染。

2. 术后更换敷料,2~3 天拔除引流条。

3. 术后 5~7 天拆除缝线。

八、下鼻甲部分切除术

【适应证】

下鼻甲增长肥大,经药物及其他治疗无效。

【术前准备】

修剪鼻毛,清洁鼻腔,术前 30 分钟可给予镇静药物。

【麻醉】

用 1% 丁卡因棉片表面麻醉,并在下鼻甲黏膜下注射含少量 1‰肾上腺素液的 1% 利多卡因 1~2ml(图 4-35)。

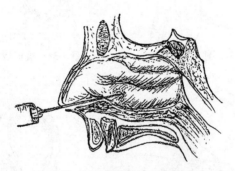

图 4-35 在下鼻甲黏膜下浸润麻醉

【手术方法】

通常为单纯病变黏膜切除法、病变黏膜及骨质切除法、黏膜下骨质切除法三种。根据黏膜肥厚情况即程度,采取不同的手术方法。

1. 下鼻甲黏膜部分切除 取坐位或卧位,用碘仿纱条消毒手术区域,用鼻甲剪刀按预计的范围切除下鼻甲病变黏膜(图 4-36)。取出切除的增生组织后,可用凡士林纱布或碘仿纱条填塞。

2. 肥厚性黏膜连同骨质切除法 其方法基本同上法,所不同的是将鼻甲骨质切除一部分,切除范围以鼻腔通畅为度(图 4-37)。

3. 下鼻甲黏膜下部分切除法 用尖刀在下鼻甲前端做一小切口,深达下鼻甲骨质,用小剪刀一瓣伸入切口内,沿鼻甲下缘向后剪开,将

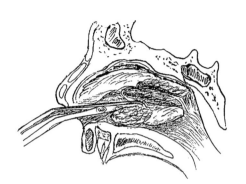

图 4-36 切除下鼻甲病变黏膜

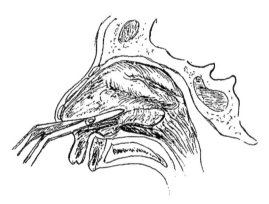

图 4-37 切除下鼻甲的范围

外侧瓣靠近下鼻道外侧壁,按鼻甲的大小将外侧剪除一长条楔状组织,止血后将下端内侧瓣向外推移,与部分剪除后的外侧瓣贴合,再用凡士林纱条填塞,使其自行愈合。

【术后处理】

1. 术后48小时取除填塞纱条,可用1%麻黄碱液滴鼻,防止粘连。

2. 术后近期不宜用力擤鼻涕,以免引起出血,鼻腔干燥者可用盐酸萘甲唑啉滴鼻液(滴鼻净液)。

67

3. 必要时应用抗生素。

九、鼻外伤缺损修复术

【适应证】

创伤或手术切除肿瘤造成的鼻部皮肤缺损需要整复,较小的创面采用局部拉拢缝合即可,较大的创面常采用皮瓣转移或植皮。

【手术方法】

根据外伤缺损的具体情况可做不同的皮瓣修复(图 4-38 ~ 图 4-46)。

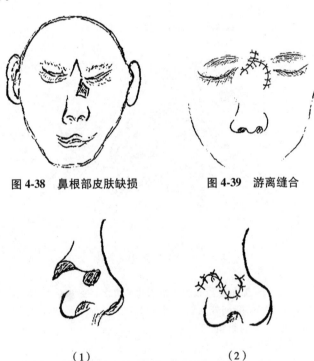

图 4-38　鼻根部皮肤缺损　　　　图 4-39　游离缝合

（1）　　　　　　　　　　　（2）

图 4-40　旗状形皮瓣缝合

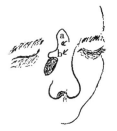

图 4-41 制作成 a 和 b 两点皮瓣

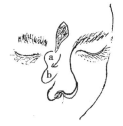

图 4-42 游离皮瓣

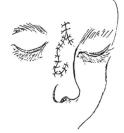

图 4-43 缝合皮瓣

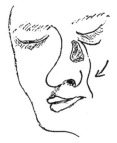

图 4-44 鼻侧缺损皮瓣制作

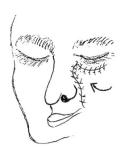

图 4-45 游离缝合

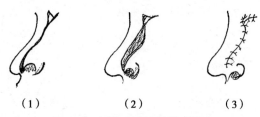

（1）　　　　　　（2）　　　　　　（3）

图 4-46　侧鼻皮肤旋转推进缝合

十、上颌窦根治术

【适应证】

1. 慢性上颌窦炎经多次上颌窦穿刺冲洗仍有大量的脓液。

2. 上颌窦内含齿囊肿者。

3. 干酪性或坏死性上颌窦炎。

4. 上颌窦内异物等。

【术前准备】

患有慢性上颌窦炎者,术前需穿刺冲洗术。

【麻醉】

通常采用黏膜表面麻醉加局部麻醉。以浸有麻醉药的棉片置于术侧下鼻道及鼻顶部,待 10 分钟后,另以 1% 利多卡因 20ml,内加 1‰肾上腺素 3~4 滴,分别阻滞:①三叉神经上颌支;②眶下神经;③切口局部浸润麻醉。

【手术方法】

1. 患者仰卧,用拉钩将上唇向上拉起,在术侧上牙列唇沟做黏膜下浸润麻醉,向后达第二前磨牙。同时在尖耳窝及梨状孔处浸润麻醉(图 4-47)。距离唇龈沟上约 0.5cm 处自侧切牙至第二前磨牙做横切口,一般呈弧形(图 4-48)。剥离黏膜下组织和骨膜,向内外上三个方向推送剥离(图 4-49)。齿开前壁,清除上颌窦病变组织(图 4-50),清除上颌窦内的息肉、囊肿、坏死组织等物,病变组织应送病理检查,创面冲洗,张力底止血。

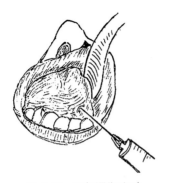

图 4-47 局部浸润麻醉

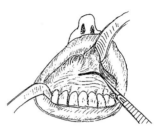

图 4-48 弧形切口

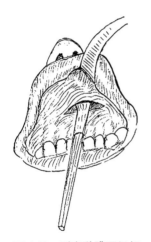

图 4-49 剥离黏膜下组织

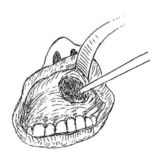

图 4-50 凿开上颌窦前壁扩大鼻孔

2. 适应对孔 在上颌窦内侧壁的下部,相当于下鼻道处骨质凸起,用弧形短圆凿依上、下、前的次序凿开骨壁,再向后轻轻撬起拆下约 1cm 骨片,再用咬骨钳扩大骨孔,形成前后径 1.5cm 长,上下径 1cm 长的骨裂隙,刮光骨创缘。此后,用弯头血管钳插入下鼻道,将鼻腔外侧的黏膜顶向窦内,观察黏膜是否完全。用尖刀片自窦内沿骨孔边缘,按前、后、上的次序将黏膜切开后,形成∩形黏膜瓣翻入窦内底部。

3. 填塞鼻腔　可选用碘仿纱条填塞,自下鼻道送入纱条的一端,将黏膜瓣贴平后压住,再将纱条填满窦腔,另一端对孔留于下鼻道的前端(图4-51)。

4. 缝合切口　先检查术腔,间断、连续或褥式缝合切口,在缝合时应将骨膜一并缝合(图4-52),最后取出填于牙间的纱布卷。

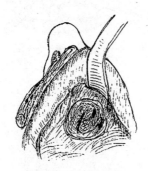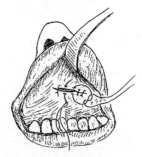

图 4-51　堵塞术腔　　　　图 4-52　间断缝合手术切口

【术后处理】

1. 术后半流质饮食。

2. 术后第2天解除加压包扎。

3. 术后48小时取出上颌窦内及鼻腔内的填塞物。

4. 术后3~5天适当应用抗生素。

5. 术后5天拆线。

6. 5~7天经对孔行上颌窦冲洗,直至干净为止。

十一、气道异物取出术

【适应证】

凡是自口腔进下呼吸道的异物,力争从口中取出。

【麻醉】

成人可用1%可卡因表面麻醉,儿童采用全身麻醉。

【手术方法】

1. 气管内异物取出术　经口腔插入直达喉镜,越过会厌,暴露声门并固定,即可将异物钳缓慢地伸入声门下部。气管内异物常随呼吸气流而上下活动,咳嗽时更为明显。在气管内游动性异物往往在声门下不能取到,可随着咳嗽声自声门下顺势向左或右支气管方向将异物钳夹口一张一闭地伸入,同时注意到手指上有感觉,即可顺势取出(图4-53)。

2. 支气管异物取出术　首先将合适的支气管镜插入异物侧,应随时将气管镜和气管、支气管保持在一直线上步步进入,拽到异物后,选择呼气的一瞬间,此时异物随着呼吸向上移动,立即将钳子向下挟取,易于成功。由于被异物钳遮住光线,术中需靠手指的感觉将异物钳夹取出(图4-54)。

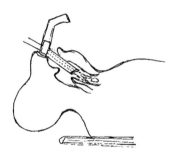

图 4-53　直接喉镜下取异物

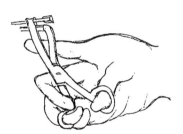

图 4-54　正确的持钳法

【术后处理】

禁饮食 5 小时左右,以待吞咽反射恢复。防止喉水肿引起呼吸困难,可酌情使用激素,注意术后有无并发症,应及时处理。

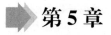

第5章

口腔科手术

一、舌系带过短矫治术

（一）舌系带过短术式 A

【适应证】

1. 儿童舌系带过短，从而影响舌的自由运动和发音者，手术年龄最佳时期在 1~2 岁，学说话之前。

2. 婴儿期因发育原因，舌系带附着常较高，但随着发育会逐渐降低，有待观察，不需急于手术。

3. 因耳槽嵴萎缩致舌系带相对附着过高，影响下颌义齿修复者。

【手术步骤】

1. 术前清洁口腔，以 1% 利多卡因 0.5~1.0ml 在舌系带两侧浸润麻醉。

2. 用止血钳在舌腹部下夹住舌系带，使舌系带绷紧，用小剪刀在止血钳下方，平行口底由前向后剪开系带（图 5-1），长度剪至伸舌时其 V 形态消失，或舌尖前伸及上抬无障碍为止。必要时先用一粗线贯穿舌尖缝牵引，使之舌系带呈紧张状态，续用剪刀自舌系带中部横行剪开，直达口底及舌肌平面为止。创面要呈菱形，切口不要过深，也不宜过于贴近舌面，以防止舌下血管损伤出血。

3. 将菱形创面拉拢间断缝合（图 5-2、图 5-3）。

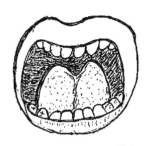

（1）舌系带过短造成V形舌头

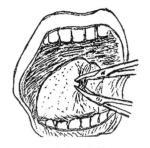

（2）切口位置

图 5-1　显露舌系带确定切口位置

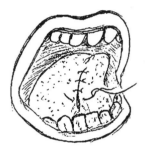

图 5-2　间断缝合

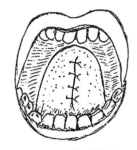

图 5-3　术后效果

（二）舌系带过短术式 B

【适应证】

舌系带Ⅱ～Ⅲ度短缩时，患儿家长注意到不能正常哺乳吸吮，卷舌音发音不清，要求手术。

【手术方法】

1. 表面麻醉或局部麻醉，气管插管固定于口角处，安装开口器，用有钩镊子上提舌尖，用压舌板向下压迫下唇，以充分显露出舌下区（图5-4）。

2. 在舌系带前上 1/3 处小剪刀水平剪断舌系带，充分展开切口，观察是否达到切开的目的。

3. 切口创面的形状应为菱形(图 5-5),缝合切口先从上端开始,可用 4-0 可吸收缝线间断缝合 3~4 针即可。注意到在缝合切口下端时,舌尖的牵引线向上牵拉显露术野,有利于下端的缝合(图 5-6)。

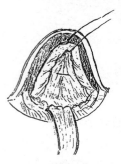
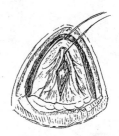
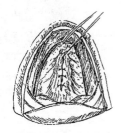

图 5-4　显露手术区　　　图 5-5　菱形创面　　　图 5-6　缝合创面

【注意事项】

在 A 术式中,当切断舌系带时切忌过深,以免引出血过多。婴儿舌系带矫正可不用麻醉,因舌系带止血管发育不全,剪开后出血少,用纱布压迫止血,不需要缝合,舌系带矫正术式 B 应注意剪断系带后充分展开切口,疮口呈菱形才能达到切开的目的。

【术后处理】

为了防止感染,可应用 2~3 天抗生素,术后 2 周仍有缝线残留,可拆除缝线,并注意口腔卫生。

二、口腔活体组织切取和切除术

【适应证】

某些口腔黏膜疾病需用病理检查来确诊,临床上怀疑有恶变倾向的口腔黏膜病者。

【手术方法】

根据病变部位行局部浸润麻醉。消毒手术区,在病变区做梭形切口,较小的局限性病变可完整切除,较大的病变应在正常黏膜与损害组织的交界处切取,切取组织的深度应达黏膜的下层(图 5-7),彻底止血,间断缝合(图 5-8)。切下的组织标本放入固定液中。一般固定液量为标本的 10 倍以上。

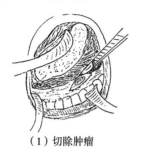

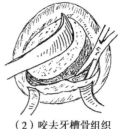

（1）切除肿瘤　　　　　（2）咬去牙槽骨组织

图 5-7　切除肿瘤组织的范围

【术后护理】

注意口腔清洁,必要时口服抗生素 2~3 天,术后 5~7 天拆线。

【注意事项】

1. 术前详细询问病史,进行血常规、出凝血时间检查,以排除不能接受手术的严重系统疾病。

2. 对于不能一次性切除的病损切忌勉强切除。

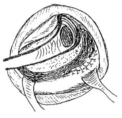

图 5-8　间断缝合创面

3. 必须手术治疗的疾病,如恶性黑色素瘤、血管瘤、颈动脉体瘤等,而术前做病理活检对疾病本身的治疗不利者应避免做病理活检。

三、牙龈切除术和牙龈成形术

牙周手术是在直视下彻底清除局部致病因素及病变组织,改善病变部位的形态使之接近生理外形。在牙龈炎症基本控制,炎症消退,但增生肥大的和形态不良的病变牙龈组织需用手术切除修复。

【适应证】

1. 牙龈肥大增生,形成假性牙周袋者。

2. 后牙,特别是舌、腭侧有中等的牙周袋,颊侧袋底不超过膜龈联合,附着牙龈宽度足够者。

3. 正位萌出的下颌第三磨牙,有龈瓣覆盖影响清洁者。

【手术方法】

1. 常规消毒后,局部麻醉,用探针或牙周袋标记镊标出牙周牙龈沟(袋)底的位置,以作为切口的标记(图5-9)。

2. 刀片从标记点后方约12mm处成45°角外斜切口,深度达牙龈和龈乳头,创面应修整成薄刃状而接近生理外形,不可遗留平台状厚的龈缘(图5-10)。

3. 刮治和平整暴露的牙根面,清洗,压迫止血(图5-11)。放置牙周塞治剂,1周后复诊。

（1）测出牙龈袋的深度　（2）做出相应的穿空点　（3）连接成切除线

图5-9　标出牙龈沟切口位置

（1）牙龈切口　（2）缝合

图5-10　牙龈切除步骤

（1）刮整牙根面　（2）压迫止血

图5-11　牙龈形成步骤

【术后处理】

1. 术后应保护创口,避免硬性食物。暂停刷牙。

2. 忌烟酒,以避免刺激性食物影响伤口愈合。

3. 给予适当的抗生素及镇痛药;1 周后更换塞治剂,2 周后可拆除,3~4 周后可刷牙及适当按摩牙龈。

4. 如有牙根过敏,可脱敏治疗。如有牙龈复发增生明显,并影响外观咀嚼者,可再次牙龈切除术。

四、唇颊系带矫正术

【适应证】

上唇系带附着过低或肥大,尤其是儿童期影响上前牙排列者。牙槽突吸收造成唇、颊系带附着近牙槽嵴顶影响义齿修复者。

【手术方法】

1. 术前漱口,保持口腔清洁,一般采用局部浸润麻醉,用 1% 利多卡因 0.5~1.0ml 注入系带两侧。

2. 用露钩将上唇向上牵开,使系带呈紧张状态,以横向切断系带,然后将创面纵向间断缝合(图 5-12~图 5-15),如缝合时张力过大,可将创面稍加潜行剥离后缝合。

3. 如同时发现中切牙间有间隙者,应将中切牙间隙内的纤维结缔组织切除,其创面可自行愈合。

4. 颊系带的矫正方法与唇系带矫正法相同。

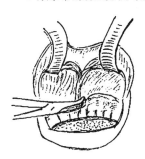

图 5-12　牵拉上唇显露系带

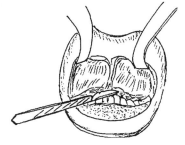

图 5-13　显露术野,横向切断系带

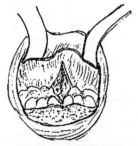 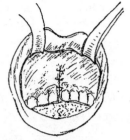

图 5-14 切断系带后   图 5-15 纵向间断缝合创口
显露出的创面

【术后处理】

保持口腔清洁,可用漱口液含漱。5~7 天拆线。

五、色素痣切除术

【适应证】

色素痣影响面容的美观或疑有恶变的可能。

【手术方法】

1. 术前清洁皮肤,男性患者必要时应刮脸,剃须。

2. 仰卧位,头偏向健侧,常规消毒铺巾后,通常采用局部麻醉。

3. 手术切口,原则上顺皮纹做梭形切口,切开皮肤及皮肤下组织,在皮下组织层切除色素痣(图 5-16)。

4. 用可吸收线分层缝合切口(图 5-17)。

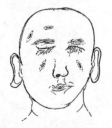 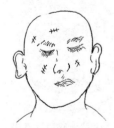

图 5-16 面部色素痣手术中   图 5-17 缝合切口

5. 如疑有恶变者,手术时不宜过多地挤压病灶及创面,应尽快完成手术。

6. 切口张力不大,可用可吸收线皮内缝合,即美容缝合法。

【术后处理】

1. 切除病变应常规送病理检查。

2. 术后 24~48 小时去除敷料,无须包扎。

3. 有继发感染史者应口服 2~3 天抗生素。

4. 术后 5~7 天拆线。

六、面部皮脂腺囊肿及表皮样囊肿摘除术

【适应证】

1. 囊肿逐渐肿大影响美观者。

2. 囊肿常继发感染者。

3. 如囊肿破溃感染,应待炎症消退后手术。

【手术方法】

1. 术前准备同前节"色素痣切除术"。

2. 仰卧位,头偏向健侧,皮脂腺囊肿做梭形切口,切除与囊壁的粘连皮肤(图 5-18)。

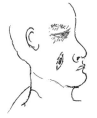

图 5-18　梭形切口

3. 表皮样囊肿做直线切口,通过囊肿的最隆起部分,用镊子夹持切缘,用小剪刀锐性分离,显露囊壁后,用弯蚊钳钝性分离囊壁周围组织(图 5-19)。如分离囊肿破裂,则有豆渣样内容物溢出,可去除内容物后,彻底剥离摘除囊壁以避免复发。用生理盐水冲洗创腔,如创面孔腔大,可用 3-0 丝线缝闭孔腔,用 5-0 丝线缝合皮肤(图 5-20)。

4. 对曾有继发感染的皮脂腺囊肿,因囊壁与皮肤及周围组织有广泛粘连,应做梭形切口,其范围包括整个炎性浸润肿块,用小组织剪锐性切除浸润的炎性肿块。皮下做潜行分离以缓解皮肤张力,彻底止血后,用 3-0 线缝合皮下减少张力,再用 5-0 号线缝合皮肤。

5. 手术操作时应注意　①切口应顺皮纹方向;②尽可能地避免分离囊肿以免术后感染;③要完整切除囊壁以避免复发;④应做好潜行分

离减张;⑤缝合时应避免创面留有无效腔;施术者只要注意以上几点,将会消除面部肿块影响的美观。

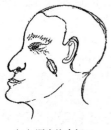 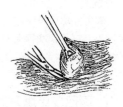

（1）顺皮纹直切口 （2）分离

图 5-19 切除囊肿

【术后处理】

同"色素痣切除术"。

七、舌肿瘤切除术

本节主要简述舌肿瘤的部分切除术。

【适应证】

各种良性肿瘤,分化良好,边界清楚的早期局限性原位癌。

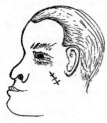

图 5-20 缝合切口

【手术方法】

1. 术前准备 术前拔除病牙,用 0.2‰呋喃西林或 0.1%氯己定等漱口液清洁口腔。

2. 平卧位,在神经阻滞或全身麻醉下,将舌牵拉向前,使手术显露于口外,在瘤体两侧各缝一针牵引线。

3. 用亚甲蓝画出切口线,恶性肿瘤要距离瘤外的正常黏膜外 1cm 上画线切口。

4. 根据肿瘤不同的部位做不同类型的切口,如在舌部的侧缘或舌尖缘可做楔形切除,切除前可用肠钳夹住切口的后方或用粗丝线缝合一针收紧,以减少切除时出血（图 5-21）。舌体组织脆嫩,血液循环丰富,垂直褥式加间断缝合后出血即止（图 5-22）,不宜在肌层止血。

　　5. 舌背肿瘤可做梭形切除,在病灶后方缝一针粗丝线牵引,向后方开始行梭形切除,为减少出血,可边切边缝合(图 5-23)。切除病灶后,将切口拉拢,褥式加间断缝合(图 5-24)。

　　6. 舌侧缘长形肿瘤可行梭形切除(图 5-25),边切边缝,将舌腹黏膜与舌背黏膜拉拢缝合(图 5-26)。

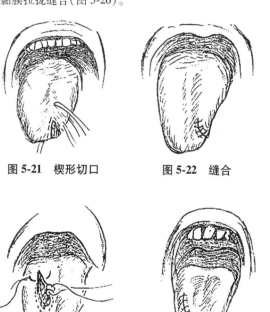

图 5-21　楔形切口　　　　　图 5-22　缝合

图 5-23　边切边缝合　　　图 5-24　褥式加间断缝合

【术后处理】

1. 术后注意保持口腔卫生。

2. 流质或半流质饮食,进食后可用盐水漱口。

3. 术后 8~10 天拆除缝线。

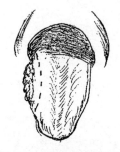 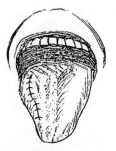

图 5-25　舌缘肿瘤的切口　　　图 5-26　拉拢缝合

八、颊黏膜良性肿瘤切除术

【适应证】

1. 颊黏膜白斑、久治不愈的扁平苔藓、乳头状瘤等。

2. 良性肿瘤。

3. 尚未侵犯黏膜下层的早期局限性黏膜原位癌。

【手术方法】

1. 术前治疗病牙,拔除残根残冠牙,清洁口腔。

2. 仰卧或坐位,头偏向健侧,局部浸润麻醉。

3. 良性病变沿病灶外正常黏膜切口,如癌灶需距肿瘤边缘 1cm 以上做切口,在病变边缘缝 1~2 针牵引线(图 5-27),切除的深度到黏膜下层即肌层表面,切除病变后将切口拉拢间断褥式缝合(图 5-28)。

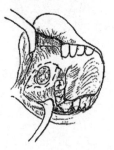 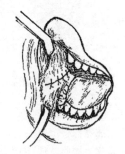

图 5-27　切口　　　　　图 5-28　间断褥式缝合

4. 如切口由于肿瘤的形态所致不规则,可根据切口的形态缝合,若酷似三角形的病损,切除肿瘤后延长底边切口(图 5-29)。将三角形的两侧组织拉拢,呈 T 形缝合(图 5-30)。如张力较大之处可用褥式加间断缝合。

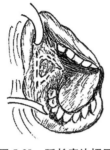

图 5-29　延长底边切口

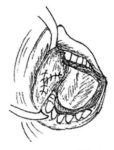

图 5-30　T 形缝合

5. 如切除范围较大,拉拢缝合时张力过大且影响张口时,可设计局部黏膜瓣(图 5-31),将黏膜瓣旋转或滑行推进,闭合创面(图 5-32)。

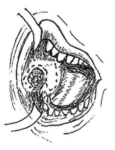

图 5-31　设计黏膜瓣

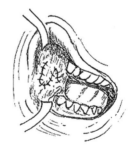

图 5-32　缝合关闭创面

【术后处理】

1. 用 3% 过氧化氢溶液及生理盐水清洁口腔,每天 2~3 次,减少口腔运动。

2. 术后进全流质及半流质饮食。

3. 可酌情应用 3~5 天抗生素,术后 5~7 天拆线。

九、颌面部软组织创伤修复术

【适应证】

单纯或多个小的皮肤至肌肉层的损伤,如伴有其他脏器严重损伤致休克等应暂不手术。

【手术方法】

1. 冲洗伤口 用盐水冲洗净创口周的皮肤,在局部麻醉下用生理盐水及 1%~3% 过氧化氢溶液冲洗创口,用纱布团反复擦洗,清除伤口内泥沙、组织碎片或异物等。

2. 清理创口 应注意探查有无面神经、腮腺导管损伤,有无骨折等。原则上尽量保留组织正常结构,只清除已确认的坏死组织。清创伤口时应仔细检查伤口内的情况,更进一步去除异物的残留,对眼、耳、鼻、唇、舌等处的裂伤,即使有大部分游离也要尽量原位缝合。

3. 缝合创口 创口较深者应分层缝合,消灭孔腔,要用小圆针细线或可吸收缝线,尤其是在唇鼻及眼睑部位,更要注意细致缝合。创缘要对位平整,如有组织缺损、移位或水肿、感染,可先做定向拉拢缝合,使组织尽可能恢复或接近正常位置,待感染控制和水肿消退后再做进一步缝合。单纯的裂伤分层缝合,如伤口过长,可设计多个小 Z 形口交叉换位缝合(图 5-33),以形成曲线瘢痕,防止直线瘢痕挛缩。

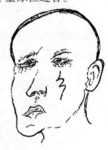

图 5-33　Z 形切口

4. 由于口腔颌面部的血供丰富,组织的再生能力强,即便伤后 24~48 小时之内,均可清创后缝合,甚至超过 48 小时,伤后内只要无明显的化脓感染,在充分的清创后,仍可缝合,预后良好。这类伤病员在医疗条件差的地方并不少见,如伤口已发生明显感染,可局部湿敷,待感染控制后再做处理。

【术后处理】

1. 术后第 2 天更换敷料后,可外露不需要包扎。

2. 使用抗破伤风等类药物,必要时用 3~5 天抗生素。

3. 如创口为丝线缝合,术后 5~7 天拆除缝线。

第三部分　颈·胸部分

第6章

颈部淋巴结及脓肿手术

一、颈部淋巴结切除术

颈部主要的淋巴结有颏下淋巴结群、颌下淋巴结群和颈淋巴结群等(图6-1)。

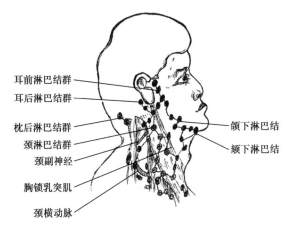

耳前淋巴结群

耳后淋巴结群

枕后淋巴结群

颈淋巴结群

颈副神经

胸锁乳突肌

颈横动脉

颌下淋巴结

颏下淋巴结

图6-1　颈部淋巴结系统

【适应证】

1. 原有癌肿病史,区域内出现淋巴结肿大。

2. 颈部淋巴结肿大疑为来自向远处恶性肿瘤的转移。

3. 中年以上患者,排除炎症所致的孤立淋巴结肿大。

4. 颈部淋巴结不能确诊,疑有恶变需做病理检查者。

【术前准备】

清洁手术术野皮肤。

【手术方法】

1. 手术切口,根据病变部位选择。原则上切口方向应与皮纹、神经、大血管走行相一致,以减少损伤及瘢痕挛缩(图 6-2)。

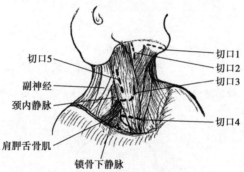

切口5
副神经
颈内静脉
肩胛舌骨肌
锁骨下静脉

切口1
切口2
切口3
切口4

图 6-2 颈部淋巴结切除术的各种切口

2. 选择在淋巴结的直接表面做局部麻醉,切开 3~4cm 长度皮肤,逐层分离。切开颈部组织,用血管钳沿淋巴结方向钝性分离(图 6-3),完整切除淋巴结。

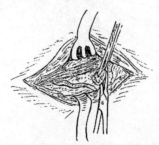

图 6-3 右前斜角肌旁淋巴结切除术

3. 止血,缝合切口,包扎创面。

4. 切除淋巴结送病理检查。

【手术技巧及注意要点】

1. 如淋巴结有粘连,不要钳夹,以免影响病理检查,可予缝扎牵引线,再轻轻地沿淋巴结周围钝锐结合分离。

2. 如在胸锁乳突肌外侧中部做淋巴结切除时,应注意保护该区有一根副神经,如有损伤可能会出现颈斜方肌萎缩而提肩功能障碍。如在锁骨上窝切除淋巴结时应注意勿损伤颈内静脉等。

3. 止血彻底,分层缝合,不留无效腔。

【术后处理】

1. 抗炎,切口局部加压包扎,术后 7 天拆线。

2. 如术前已明确为淋巴结核,术后继续抗结核治疗。

3. 病理检查确诊后,做进一步治疗。

二、颈部脓肿切开引流术

【适应证】

头面部的疖肿和咽喉齿龈部感染均可引起化脓性淋巴炎。出现局部红肿有积脓征象时应及时切口引流。

【术前准备】

应用抗生素治疗控制原发性炎症。

【麻醉与体位】

局部麻醉。取仰卧位,头偏向健侧,使脓肿部位显露清楚。

【手术步骤】

1. 切口宜选择脓肿的中部。切口的方向顺皮纹或沿脓肿的长轴,切皮肤或颈阔肌层,切口的长度应相当于脓肿的直径(图 6-4)。

2. 在脓腔处穿刺,得脓后沿穿刺孔伸入血管钳,达脓腔后扩大引流口,排出脓液后,伸入小指探查脓肿的内壁,有无间隔,如有间隔应离间隔至无残余脓腔(图 6-5)。

3. 在脓腔内置入引流物,最好选用橡皮引流条,保持切口的边缘张开。将橡皮引流条适当固定,以预防滑脱,将其夹在纱布间,以避免橡皮条直接贴附在皮肤上(图 6-6)。

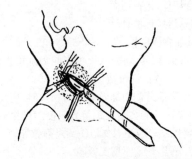

图 6-4 切口的长度相当于脓肿的直径

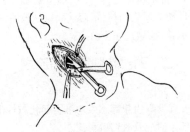

图 6-5 分离间隔脓腔

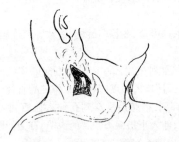

图 6-6 脓腔内置放橡皮引流

【术后处理】

及时更换敷料,保持外层敷料无渗透,待脓腔积脓液干净或明显好转,可拔除引流条。

【术中注意要点】

不要盲目地用血管钳探查脓腔,锐性器物探查易损伤血管引起出血或术后渗血明显。应常规穿抽出脓后再切开的原则操作。

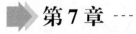

第7章

斜颈胸锁乳突肌切断术

【适应证】

1. 先天性肌性斜颈畸形较重的患者。

2. 5~10岁效果较好。

3. 单纯肌性斜颈无颈椎样疾病者。

【术前准备】

除一般的准备外,无须特殊准备。

【麻醉与体位】

1. 采用局部麻醉。对不合作的儿童,可选用全身麻醉。

2. 体位取仰卧位,颈部垫一扁枕,颊部转向对侧,以充分显露患者的颈部。

3. 如行胸锁乳突肌上端切断术,应采取侧卧位。

一、胸锁乳突肌下端切断术

【手术步骤】

1. 切口与显露 于患侧锁骨上方2cm处,与锁骨上方平行做一横切口,长3~5cm(图7-1)。

2. 切开皮肤、皮下组织及颈阔肌,在颈阔肌进行分离并向上、向下牵开,以显露出被一层筋膜覆盖的胸锁乳突肌锁骨头和胸骨头。在锁骨头的后缘常规到颈外静脉并注意保护,避免损伤。

3. 切开胸锁乳突肌前、后两缘的筋膜,用手指或弯血管钳紧贴肌肉深面进行分离,直至将胸锁乳突肌下端后面充分游离为止,一般游离的宽度以1~2横指为宜。

4. 切断胸锁乳突肌后鞘　将胸锁乳突肌深面充分游离后,用止血钳将该肌肉挑起,在锁骨上 1~2cm 处切断胸锁乳突肌的锁骨头和胸骨头(图 7-2)。不能从锁骨上剥离肌肉,以免形成血肿和骨化。为避免肌肉切断后两端粘在一起,还应将近端切除 2~3cm。肌肉切除一部分后,用手指触摸其后鞘和深筋膜,由于这些组织处于紧张状态,故也要同时予以切断。切断后鞘及深筋膜时为了避免损伤深部的血管神经,可用手镊夹起后鞘并将其剪一小口,然后用弯止血钳经此小口在其深面仔细剥离,再逐步将其横行切开或切除一部分(图 7-3),将头部转向对侧时,其切除组织深部没有任何紧张的索条为止。切断后鞘和深筋膜

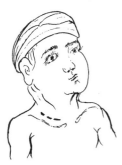

图 7-1　胸锁乳突肌下端切断术手术切口

后,将头颈向近侧屈曲,以达到过度矫正的位置,在这个位置上准备缝合。

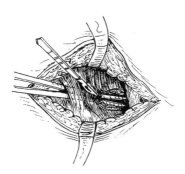

图 7-2　切断胸锁乳突肌锁骨头和胸骨头

5. 缝合切口与外固定　创面彻底止血后,将皮肤和颈阔肌做一层缝合。为消除无效腔,局部用厚的纱布垫压包扎。一般情况不置放引流物。

6. 在过度矫正的位置上,用头颈胸石膏或石膏颈固定。全身麻醉

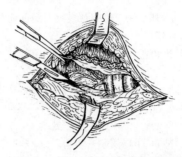

图 7-3 切除部分后鞘及深筋膜

患者先暂时用沙袋将头、颈部固定于过度矫正的位置上,次日再用石膏固定。

【手术技巧及注意要点】

1. 在切除胸锁乳突肌时,如果切口显露还不够充分,可将切口的内端向上方延长少许,将皮瓣牵开后即可充分显露胸锁乳突肌。

2. 时有切断胸锁乳突肌的后鞘和深筋膜后,头颈部仍不能达到过度矫正的位置,这常是斜方肌及其筋膜已发生短缩,因此须将切口外端向外延长少许,再切断斜方肌前面的筋膜或该肌的一部分。

3. 切断胸锁乳突肌的后鞘和深筋膜时,应注意解剖关系,勿损伤深部的血管和神经。

二、胸锁乳突肌上端切断术

1. 切口与显露 在耳廓后部平乳突尖向后做一横切口,长 3~4cm(图 7-4)。切开皮肤、皮下组织,在乳突部将胸锁乳突肌附着处的周围皮下组织剥开。剥离时要仔细操作,以免损伤其深面的血管和神经。

2. 切断肌肉 向上、下牵开皮肤及皮下组织,用弯血管钳将剥离开的胸锁乳突肌挑起,并将该肌肉在靠近乳突部切断(图 7-5)。如深部有明显剩余的肌肉未能切断,可用骨膜剥离器将其乳头上剥离下来,这时常可增加头部旋转活动的范围。将头颈屈向近侧以矫正畸形。如果因肌肉深部组织粘连,影响矫正畸形时,应同时或分期行胸锁乳突肌下端切断术。

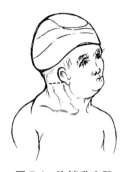

图 7-4　胸锁乳突肌
上端切断术切口

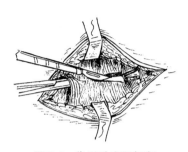

图 7-5　靠近乳突肌切断
上端胸锁乳突肌

3. 缝合切口与外固定，缝合皮下组织及皮肤。包扎后的固定方法与胸锁乳突肌下端切断术相同。

【手术技巧及注意要点】

1. 在剥离或切断肌肉时，要注意不可损伤曲颈外动脉分出的两个分支，即在肌肉前缘的耳后动脉和在肌肉深面走行并其后缘穿出的枕动脉。

2. 不能伤及肌肉深部的颈内静脉和副神经。

3. 不能伤及肌肉前面的面神经(图 7-6)。

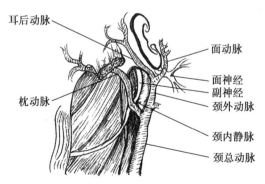

图 7-6　术中不能损伤的血管及神经

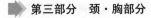

【术后处理】

1. 用头颈胸石膏颈行外固定，一般固定 6~8 周。

2. 去除石膏后练习活动特别是向近侧屈颈。

3. 由于上期斜颈，术后有时发生双眼复视，不需特殊处理，一般可逐渐好转或消失。

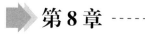

第8章

甲状腺手术

一、甲状腺舌骨囊肿、瘘管切除术

【适应证】

甲状舌骨囊肿或瘘管局部有炎症感染,经久不愈者,对于2岁左右的婴儿或直径细小、未发生过感染的囊肿可暂不考虑手术。

【术前准备】

术前3~5天用1%盐水漱口,以保持清洁。如局部有急性炎症时应先抗感染治疗。

【麻醉】

局部麻醉或全身麻醉。

【手术步骤】

1. 以囊肿为中心做与皮纹一致的弧形切口,长4~6cm(图8-1)。如为瘘管,则以瘘口为中心做梭形切口,去除皮瓣。先于瘘口周做荷包缝合以闭锁瘘口(图8-2)。切开皮下组织、颈斜肌,分离显露囊肿或瘘管,沿囊肿或瘘管壁做锐性或钝性分离,向上直达舌骨体部(图8-3)。

2. 牵引囊肿或瘘管,将舌骨提向前,距瘘管两侧约0.5cm处剪断舌骨,即将瘘管通过或附着的舌骨中端切除(图8-4)。

3. 舌骨切断后,术者左手伸至舌根,将舌向颈前部推移,使囊肿或瘘管的底部接近切口(图8-5)。将囊肿、瘘管分离到离孔部,在瘘管根部结扎,将整个病变组织从舌底部切除(图8-6)。

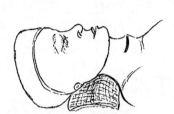

图 8-1 弧形切口

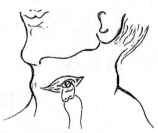

图 8-2 荷包缝合

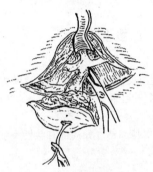

图 8-3 沿瘘管壁锐性分离

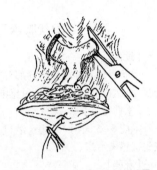

图 8-4 剪短瘘管通过的舌骨

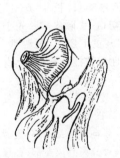

图 8-5 将舌骨向颈前部推移

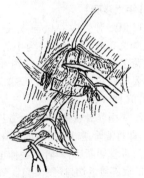

图 8-6 从舌底部切除
整个病变组织

4. 缝合切口。创腔彻底止血后,用可吸收缝线缝合上下方的肌肉
(图 8-7)。创腔内置放橡皮引流条,逐层缝合皮下组织和皮肤。

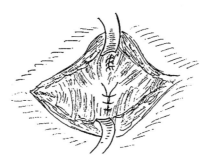

图 8-7　用可吸收缝线缝合上、
下方的肌肉

【手术技巧及注意要点】

1. 为防止复发,手术切除范围包括:①与瘘管相近的皮肤以及皮
下组织、筋膜和肌肉等;②瘘管与舌骨相连的部分;③可能有瘘管的侧
支及末端的膨大部分;④沿舌骨以上瘘管周围的部分肌肉组织一并切
除,直达育孔处。

2. 术前最好经瘘口注入亚甲蓝,有助于术中解剖瘘管。

3. 术中应注意勿将异位甲状腺误以为甲状舌骨囊肿而切除。

4. 注意保持瘘管的完整性,一旦拉断瘘管,应尽量找到并给予残
端结扎。若未找到残端,应在舌根育孔处做一"8"字形缝合以封闭瘘管
的断口。

【术后处理】

1. 保持口腔清洁的护理。

2. 术后 24~48 小时拔除引流条,5~7 天拆线。

3. 口底部水肿或血肿压迫气管引起严重的呼吸困难,气道有阻塞
者,应及时做气管切开术。

二、甲状腺瘤或囊肿切除术

【适应证】

甲状腺瘤或囊肿。

【术前准备】

一般的甲状腺囊肿无须特殊准备,大型腺瘤患者术前1周可用复方碘溶液。

【麻醉与体位】

局部麻醉或颈丛阻滞麻醉。仰卧位,枕布放于肩下使头部伸直,充分显露颈部(图8-8)。

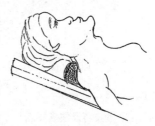

图8-8　麻醉与体位

【手术步骤】

1. 在胸骨切迹上方1cm,沿皮缘方向做横切口(图8-9)。切开皮肤、皮下组织及颈阔肌,于颈阔肌深面游离皮瓣,使肿瘤显露于切口下方,以利直视下切除。纵向切开颈白线(图8-10),钝性分离颈前肌与甲状腺包膜间隙后,将一侧肌群牵开即可显露肿瘤,一般不需切断肌肉(图8-11)。浅表的甲状腺囊肿或肿瘤在充分显露后,可用手指沿甲状腺真假被膜间游离,即可剥出(图8-12)。

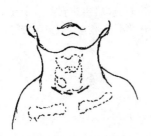

图8-9　虚线示手术横切口

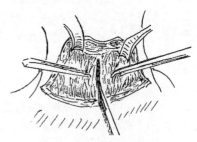

图8-10　纵向切开颈白线

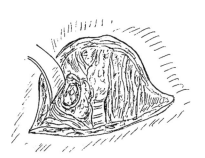

图 8-11　牵开肌群显露出肿瘤

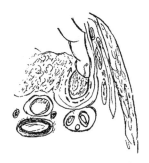

图 8-12　手指沿甲状腺真皮被膜间游离

2. 甲状腺实质内的肿瘤,与正常甲状腺组织的边界不清时,可用蚊式钳钳夹周围甲状腺血管,切开甲状腺直达肿瘤的包膜,由浅入深地分离达腺瘤基底部,钳夹切断,完整切除肿物(图 8-13)。

3. 缝扎止血,间断缝闭创面的残腔,缝线要穿过残腔底部,能彻底止血,防止血肿形成(图 8-14)。缝合颈白线、颈阔肌、皮下组织,埋线缝或间断缝合皮肤,放置橡皮引流(图 8-15)。

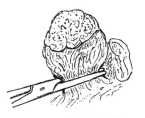

图 8-13　钳夹肿瘤基底部,完整切除肿物

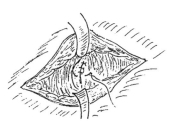

图 8-14　缝线贯穿残腔底部以利彻底止血

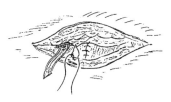

图 8-15　埋线缝合皮下,放置橡皮引流

101

三、甲状腺部分切除术

【适应证】

1. 较小的、未合并甲状腺功能亢进的腺瘤或恶变者。

2. 粘连较重,合并囊性变不易剥离者。

3. 局限性、单纯性结节甲状腺肿。

【麻醉于体位】

同"甲状腺瘤或囊肿切除术"。

【手术步骤】

1. 切口同甲状腺瘤或囊肿切除术。

2. 切开皮肤、皮下组织及颈阔肌,在颈阔肌的深面游离上下皮瓣(图 8-16)。用止血钳捏起颈白线两侧,沿中线切开(图 8-17),提起切缘,钝性剥离甲状腺前肌(图 8-18),以显露出甲状腺的假被膜,切开其被膜显露出甲状腺(图 8-19)。直视下在甲状腺和甲状腺假被膜中分离出甲状腺。在甲状腺预定切除线的周围,用蚊式钳钳夹甲状腺被膜及其下血管,用刀

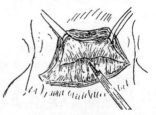

图 8-16 在颈阔肌深面游离上、下皮瓣

片于钳上楔形切除含病变在内的部分甲状腺(图 8-20、图 8-21)。

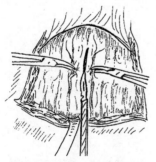

图 8-17 提起颈白线两侧,沿中线切开

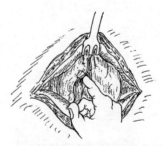

图 8-18 钝性剥离甲状腺肌群

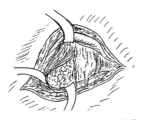

图 8-19　切开甲状腺假被膜，显露出甲状腺

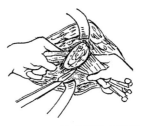

图 8-20　用蚊式钳钳夹甲状腺被膜及血管

3. 缝扎止血,缝闭无效腔,注意将缝线穿过残腔的底部,彻底止血(图 8-22)。置放橡皮引流条另切口引出,逐层缝合。

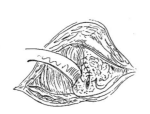

图 8-21　切除病变在内的甲状腺组织,彻底缝扎止血

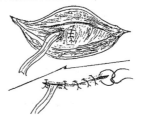

图 8-22　贯穿缝合全残腔,逐层缝合,置放橡皮引流

【手术技巧及注意要点】

1. 甲状腺部分切除术一般不结扎切断甲状腺上动静脉,如在切除甲状腺组织的过程中出血较多,术者与第一助手同时用手指将甲状腺向中央压迫,在控制出血的同时,迅速缝合甲状腺残腔即可止血。

2. 术中冰冻切片检查,如为恶性,则转行甲状腺癌根治术。

3. 缝合皮肤切口时,不要将皮肤及皮下组织与颈阔肌一并缝合,以避免术后形成粘连。

【术后处理】

同"甲状腺瘤或囊肿切除术"。

第9章

气管切开术

【适应证】

各种因素造成的呼吸道梗阻。

【术前准备】

取仰卧位,肩下垫高,头后仰,使气管保持正中前移位。

【麻醉与体位】

局部麻醉,如有深昏迷或病情危急者可不做麻醉。平卧位,颈部过伸。

【手术步骤】

1. 颈正中切口,上至甲状软骨上缘,下至胸骨上切迹以上一横指(图9-1)。切开皮肤、皮下组织、颈白线及颈前筋膜,用拉钩将舌骨下肌群向两侧拉开,显露气管前间隙、气管环,用尖刀刃向上在第3、第4或第4、第5气管软骨间垂直刺入,并向上切开两个气管软骨环(图9-2)。

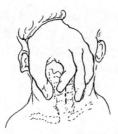

图9-1　颈正中切开

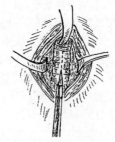

图9-2　向上、下切开两个
气管软骨环

2. 用止血管撑开气管切口,迅速吸尽血性分泌物等,插入适当型号的带有管芯的气管导管,立即拔除管芯,更换插内导管(图 9-3)。

3. 结扎气管导管的两侧缚带,固定导管。缝合导管上端的皮肤切口,套管周纱布保护,套管外口覆盖湿纱布适当薄层。

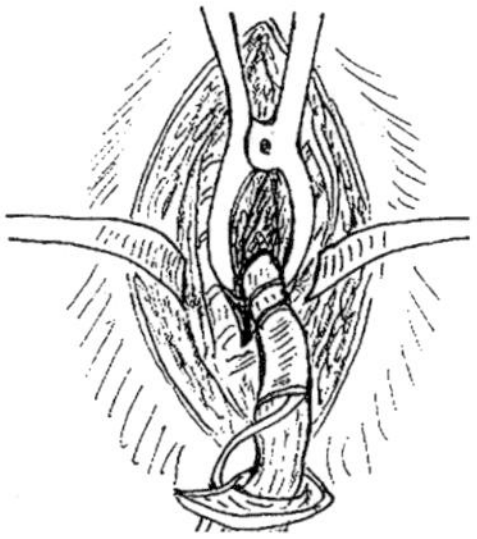

【手术技巧及注意要点】

1. 施术时,必须保持头部正中位,以免气管移位。

2. 拉钩牵拉时,用力均匀,以防切偏气管或错误地在气管后寻找,而造成食管的损伤。

图 9-3 撑开气管切口、插入适当带有管芯的器官导管

3. 切开气管环时,应防过深或过浅。过深可能伤及气管后壁及食管,造成气管食管瘘;过浅时气管黏膜未切开,导致导管插入气管与黏膜的夹层。

4. 病情危急时,应在 2 分钟内完成气管插管,这要求临床技术熟练的外科医师来完成。

【术后处理】

定期更换气管导管,消毒及气管切开的护理。

第10章

乳房脓肿切开引流术

乳房的感染多发生在产褥期、哺乳期,乳腺导管阻塞是主要原因。致病菌多为金黄色葡萄球菌。感染从乳头开始,迅速蔓延至输乳管和腺体组织。由于分娩后乳房的血液循环特别旺盛,一旦发生炎症,可迅速引起乳腺组织广泛破坏,甚至引起脓毒血症,应积极进行综合治疗。非哺乳期发生的乳房脓肿多局限在乳头和乳晕处,常为乳晕腺感染所致。致病菌除常见的金黄色葡萄球菌外,还有厌氧菌和肠球菌,易遗留慢性窦道。

【适应证】

1. 急性乳腺炎并发脓肿形成。

2. 乳腺结核有混合感染者。

3. 乳头周或乳腺组织的炎症肿块开始软化并出现波动感。

4. 形成脓肿的深部感染,脓肿穿破乳腺纤维囊进入乳房后蜂窝组织内,经超声波检查或穿刺吸出脓液者。

【术前准备】

应用抗生素或其他抗菌药物,局部垫整促进脓肿形成局限化。清洁乳头,应用乳罩以减轻淤血的坠胀感。

【麻醉与体位】

局部麻醉适于较浅表的脓肿,也可在乳房与胸大肌间隙内注入麻醉液(图 10-1)。

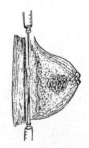

图 10-1　在乳房与胸大肌间隙注入麻醉剂

106

【手术步骤】

1. 切口。乳房脓肿分为乳房皮下脓肿、乳腺实质内脓肿、乳腺后脓肿和乳晕下方为脓肿。切开脓肿前先行脓肿穿刺，以更明确脓肿的位置。以乳头为中心，于波动明显处做放射状切口，乳晕下方脓肿沿乳晕边缘做弧形切口，乳房后脓肿在乳房下缘沿皮肤皱襞做弧形切口（图10-2、图10-3）。

2. 切开皮肤和皮下组织进入脓腔，即见有脓液溢出，可用弯血管钳插入脓腔稍用力撑开，脓液涌出。如脓腔大，可用手指伸入探查，分开纤维间隔，一个切口引流不足，应于脓腔最低部再做一切口行贯穿引流。脓腔用生理盐水冲洗后，用纱条或橡皮引流管引流（图10-4～图10-7）。

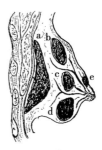

图 10-2　脓肿部位

a. 乳房后脓肿

b. 乳房内脓肿

c. 乳腺管内脓肿

d. 皮下脓肿

e. 乳晕下脓肿

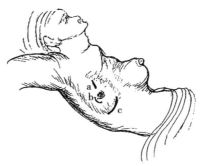

图 10-3　切口

a. 放射状切口　　b. 晕乳边缘弧形切口

c. 乳房下弧形切口

【手术技巧及注意要点】

1. 穿刺时应保持与胸壁平行，以免刺入胸腔。

2. 切口应选择在波动明显部位及最低部位。应与乳头呈放射状切口，与乳腺管平衡，以免切断乳腺管。否则在哺乳期可能发生乳瘘。

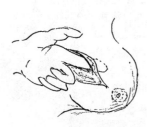

图 10-4　手指伸入脓腔分隔

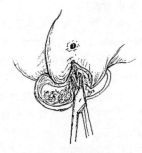

图 10-5　血管钳插入
脓腔伸开放脓

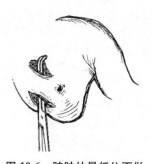

图 10-6　脓肿的最低位再做
一切口行贯穿引流

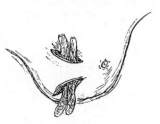

图 10-7　脓腔内置放引流物

3. 如伤口内出血多,应用油纱或盐纱布填塞,压迫包扎,24 小时后取出,更换引流条。

4. 引流口要够大,确保引流通畅。

5. 哺乳期脓肿切开时,防止操作不当,脓腔与乳管相通,引起乳瘘。

【术后处理】

1. 继续抗感染,术后每日或间日经引流管内用盐水冲洗,待脓腔缩小后拔除引流管。

2. 哺乳期患侧乳房停止哺乳,为防止乳汁淤积,可用吸乳器吸净乳汁。

3. 术后可托起乳房以避免下垂,以改善血液局部循环,即应注意乳房的护理。

4. 如有乳瘘形成使切口长期不愈合时,应停止哺乳,可口服己烯雌酚 5mg,每天 2~3 次,或服中药,使乳液分泌停止。

5. 如引流后经久不愈,应查找原因,如引流不畅,有残余脓腔或异物等,应针对原因处理。

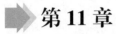

第 11 章

乳房包块切除术

一、副乳腺、多乳头切除术

【适应证】

副乳腺疼痛影响活动或可疑恶变者。

【术前准备】

术区备皮、上肢外展 90°。

【手术步骤】

在局部麻醉下,沿副乳头做一棱形切口,将皮肤连同皮下组织和乳腺一并切除,置放橡皮引流物,缝合切口(图 11-1、图 11-2)。

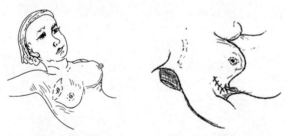

图 11-1　副乳切除　　　　　图 11-2　缝合切口

【手术技巧及注意要点】

如肿块在腋前缘,较大隆起明显,可做一横棱形切口,连同皮下组织、乳腺组织一并切除。

【术后处理】

术后 24~48 小时拔除引流条,7~9 天拆线。

二、乳房纤维瘤切除术

【适应证】

乳房纤维瘤为女性常见的良性肿瘤,但有恶变的可能,故一旦发现,应予手术切除。

【手术步骤】

1. 在局部浸润麻醉下,与乳头呈放射状切口,切口的大小即长度应根据肿瘤的大小而定。切开皮肤、皮下组织,用拉钩拉开,显露出腺体组织(图 11-3),用弯血管钳沿肿瘤包膜做钝锐分离、电凝止血,如肿物包膜不完全或有粘连,也可将肿瘤连同周围少许乳腺组织一并切除(图 11-4)。创面止血,缝合腺体,逐层缝合切口。如创面较大应置放引流物(图 11-5)。

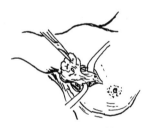
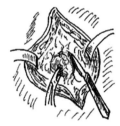

图 11-3　显露出腺体组织　　图 11-4　将肿瘤连同乳腺周围
　　　　　　　　　　　　　　　　　　少许的乳腺组织一并切除

2. 腺瘤位于乳腺下方或后方深部时,选用乳房下缘切口,在胸大肌筋膜浅面分离,向上翻开乳腺组织,显露肿物切除,切口缝合同上。

3. 靠近乳晕,较小的肿物可采用乳晕周围弧形切口(图 11-6),显露肿物,贴近肿物表面剥离,以避免损伤输乳管,切除肿瘤,缝合腺体及皮下组织及皮肤。对于年轻的患者,选用皮内缝合(图 11-7)。

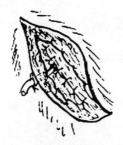

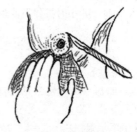

图 11-5　放置引流,另切口引出　　图 11-6　沿乳晕切口

【手术技巧及注意要点】

1. 对年轻病者,切口尽量偏小,缝合切口外层时可选用皮内缝合,不影响美观。

2. 靠近乳晕的肿瘤,尽可能采用乳晕弧形切口,愈后几乎无痕迹。

3. 创面止血可靠,不留无效腔,可不放置引流物。

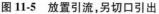

图 11-7　常规间断
缝合切口

4. 如选择乳晕切口,应注意不宜过深,进入皮下层后,斜向肿瘤行放射状切开包膜分离肿瘤,即可避免损伤输乳管。

5. 切除肿瘤及时送病理检查。

6. 哺乳期患者待退乳后方可手术。多个肿瘤者应采用全身麻醉,以利手术切除时干净且彻底。

【术后处理】

1. 术后局部加压包扎或沙袋压迫 4~6 小时。

2. 置放引流条者术后 24~48 小时拔除,再加压包扎,术后 7~9 天拆线。

3. 病理检查结果提示为恶变,应立即或近日行乳癌根治术。

三、男性乳腺发育症切除术

【适应证】

1. 男性乳房发育影响外观者。

2. 男性乳房发育伴增生者。

3. 疑有恶变者。

【麻醉与体位】

局部浸润麻醉。仰卧,患侧稍垫高。

【手术步骤】

1. 常规消毒铺无菌巾。

2. 在乳晕或乳晕下方做弧形切口,切开皮肤、皮下组织(图 11-8)。

3. 沿乳腺周围间隙分离,完整游离整个乳腺(图 11-9)。

4. 切断与乳腺相连的导管,将腺体完整切除。

5. 彻底止血后缝合切口(图 11-10)。

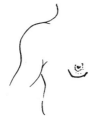

图 11-8　乳头下切口

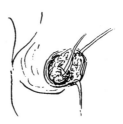

图 11-9　分离组织结扎导管

【术后处理】

1. 服用适量的止痛片及抗生素。

2. 放置有引流者 24~48 小时内拔除。

3. 术后 7~8 天拆线。

【术中注意要点】

1. 注意保留乳晕及乳头及血运,如已确定为恶性病变者应行全乳房切除。

2. 部分男性乳腺发育症者伴有肝功能不良或肝硬化,术中应充分止血,术前及术后应注意。

3. 复查肝功能,给予相应的治疗。

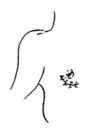

图 11-10　间断缝合切口

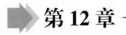

第 12 章

胸部小手术

一、胸腔穿刺术

【适应证】

1. 胸腔穿刺是胸外科最常用的诊断和治疗措施之一。

2. 一侧或双侧气胸、血胸或血气胸，或疑有血气胸的诊断穿刺，可起到排气、排液、胸腔减压作用。

3. 胸腔感染或积脓，有少部分患者可通过反复穿刺及注射抗生素治愈。

【术前准备】

1. 要选好合适的穿刺针，一般用 5~7 号针头即可，如有黏稠的脓液者可用 12~17 号针头。

2. 根据 X 线检查，正侧位片及胸部叩诊浊音最高处以及超声检查定位。

3. 要注意常出现的错误是穿刺点过低。

【手术步骤】

当针头刺入胸膜腔后，即用血管钳在皮肤表面处将针固定使之不移位。抽满气体或液体后用血管钳固定夹住橡皮管，拔下针筒排出液气，如用三通管亦可达到同样的目的(图 12-1)。

【手术技巧及注意要点】

1. 在事先定好的穿刺肋间隙处，局部浸润麻醉至壁层胸膜。穿刺进针应在肋间隙的下部，以避免损伤肋间血管，即在进针时可触及肋间下肋骨的上缘，以作为针尖即将进入壁层胸膜的标志，避免进针过深而

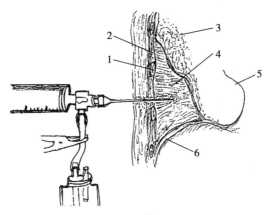

图 12-1　胸腔穿刺

1. 肋骨　2. 肋间隙　3. 肺　4. 胸腔液体　5. 心包　6. 膈肌

伤及肺组织。

2. 进针时针头碰及肋骨上缘后,将针头沿肋间隙上缘进入胸膜腔,即可避免损伤肋间血管致出血。

3. 在穿刺过程中应严密观察患者的呼吸和脉搏情况,如患者出现晕针或晕厥时,应及时让患者平卧,停止操作。

4. 原则上抽尽为宜,当患者主诉胸闷、气紧难受时或突然发作咳嗽时,必须停止。

5. 抽出血色胸水多为肺癌胸膜转移,但少数可能是肺结核。抽出液为混浊或脓液者为脓胸,如为草黄色清亮的液体多为肺结核,也不能排除肺癌胸膜转移。抽出液均送病理检查。

二、胸腔闭式引流术

【适应证】

1. 急性化脓性脓胸经穿抽效果不佳者。

2. 张力性血气胸。

3. 脓胸合并支气管胸膜瘘者。

4. 结核性脓胸伴有混合感染经穿抽排脓效果不佳者。

5. 自发性漏气(肺大疱破裂等)经反复胸穿抽气,气体明显增加者。

6. 开胸术后引流胸腔积液。

【术前准备】

1. 术前应通过胸部检查及 B 超准确定位,在脓腔的最低位,腋后线与腋中线之间选定引流部位。

2. 张力性气胸应立即先做胸腔穿刺减压,改善症状后进行。

【麻醉与体位】

以局部麻醉为宜,尽量避免全身麻醉,一般取侧卧斜坡位。

【手术步骤】

1. 肋间切口 消毒和麻醉后,先行胸腔穿刺,选定脓液的引流部位,在预定的切口部位纵向切开皮肤、皮下组织约 2cm 长。气胸患者,在锁骨中线上第 2 肋间做切口。

2. 插管 用两把止血钳交错钝性分离胸壁肌肉和肋间肌后,用钳尖刺破胸膜并分开胸膜,另一把血管钳钳持带侧孔的胶皮引流管插入胸腔,深度以侧孔距壁层胸膜 1cm 为宜,缝合切口固定引流袋(图 12-2),接引流瓶。

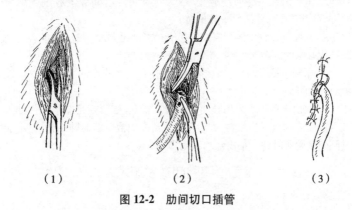

（1）　　　　　　（2）　　　　　　（3）

图 12-2　肋间切口插管

3. 导管针插入法 如备有导管针,在切开皮肤后即可用导管针插入脓腔,拔除针芯后插入引流管,再拔出导管,缝合切口固定导管(图 12-3),接引流瓶。

（1）导管针插入气胸腔内

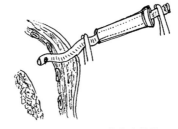

（2）插入引流管拔出针芯

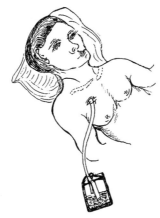

（3）缝合固定引流管，接水封瓶

图 12-3　导管针插入法

【手术技巧及注意要点】

1. 胸腔闭式引流术分为肋间闭式引流及切肋骨闭式引流。一般情况下,前者适用于病情危重者或小儿,方法简便,可在病房即可操作。后者适用于肋间较窄者,由于不能置入较粗的引流管而造成引流不畅,因此目前很少应用。

2. 肋间导管针插入法既简便,创伤又小,但操作时用力不能过猛,以避免造成肺损伤。

3. 术前定位很重要,尤其是局限性脓胸。

4. 支气管胸膜瘘的患者取仰卧斜坡或半坐位,以防大量脓液进入支气管发生窒息意外。

5. 放出脓液应缓慢,以防引起纵隔扑动、心脏停搏的危险,尤其是急性脓胸,纵隔尚未固定时易引起迷走神经反射而致死亡。

【术后处理】

1. 半卧位,记引流量,定期更换引流瓶。

2. 对气胸引流者无气体溢出 24 小时,经 X 线检查证实后可拔除引流管。脓胸引流时间长,脓腔小于 5ml 后即可拔管。

3. 患者早日下床活动,如无支气管胸膜瘘或肺内活动性炎症病变,可吹气球及深呼吸活动,以帮助肺扩张,消灭胸内残腔。

三、胸腔开放引流术

【适应证】

1. 急性脓胸经闭式引流 3~4 周仍有黏稠脓液潴留者。

2. 确诊为慢性脓胸者。

3. 结核性脓胸有混合感染者,闭式引流脓液黏稠,纵隔已因胸膜增厚而固定,或伴有支气管胸膜瘘闭式引流无效者。

【手术步骤】

在脓腔低部顶定切口的上下两肋平面做局部麻醉与肋间神经封闭,向肋骨走向做长 6~8cm 的皮肤切口,切开肌肉,显露骨膜,骨膜下切除 4~5cm 长的肋骨段,由肋床进入骨腔(图 12-4)。探查脓腔的量、有无异物和支气管胸膜瘘等,吸净脓液及纤维脓苔,如脓腔大者可用长弯血管钳协助探查,如发现有支气管胸膜瘘即堵住瘘口,用温热盐水冲洗脓腔,内径2.0~

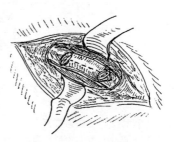

图 12-4　切除一段肋骨,经肋床进胸

2.5cm 带有侧孔橡皮管置入脓腔(图 12-5),外端可用别针固定,缝合创口,包扎皮肤(图 12-6)。

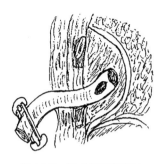

图 12-5　橡皮引流管置入
脓腔适当位置

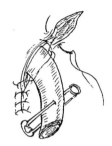

图 12-6　别针固定,
缝合切口

【术后处理】

术后每天更换敷料 2~3 次,患者可下床活动,加强营养,可行呼吸锻炼,促使肺膨胀。对于支气管胸膜瘘者,不能深呼吸锻炼,待肉芽生长后,应住院行二期手术治疗。

四、胸壁结核病灶清除术

胸壁结核多发于青、中年,以 20~40 岁较为多见,主要继发于肺或胸膜结核。胸壁结核的脓肿来自胸壁的深处,穿透肋间肌到达胸壁浅层,多在肋间肌的里外形成一个哑铃形的脓腔。有的脓腔可经数条窦道通向各方,有的窦道细小弯曲,在其远端又进入一个脓腔,有的窦道可在数条肋骨之下潜行(图 12-7)。当脓肿已有混合感染,局部皮肤红肿变薄时,可从皮肤健康部位行穿刺抽脓或切开引流,使急性炎症消退,局部全身用药。全身无明显中毒时,再做病灶清除术。

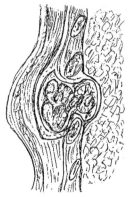

图 12-7　胸壁结核
哑铃形脓腔

119

【适应证】

胸壁结核脓肿或慢性窦道,只要病情稳定,肺部其他器官无进行性结核性病变者,都应做彻底的病灶清除术。

【术前准备】

1. 加强营养,改善机体全身情况。

2. 根据患者的情况,术前可用抗结核药物2~4周。

3. 清洁术野皮肤。

【麻醉与体位】

肋间神经阻滞或局部麻醉,仰卧或侧卧位。

【手术步骤】

1. 切口。以脓肿为中心,沿肋骨走向做皮肤切口。如有窦道或局部皮肤受累,可做梭形切口,切除窦道和受累的皮肤。

2. 清除浅层脓肿。将皮肤及肌层向两侧游离开,浅层脓肿应彻底切除(图12-8),深层脓肿应刮除病灶,清除干净,有利于肌瓣植入。先用探针或弯血管钳寻找窦道及肋骨下面的脓腔(图12-9),需细心探查才能确定。将受累的肋骨、肋间肌充分切除,显露脓腔底部,刮除干酪样坏死组织及肉芽组织。创腔用5%碳酸氢钠溶液及生理盐水冲洗后,游离肌瓣充填于创腔内,用可吸收线将肌瓣缝合固定(图12-10)。

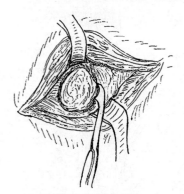 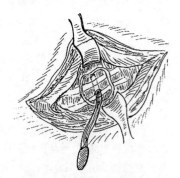

图12-8 清除浅层脓肿　　图12-9 用探针寻找窦道及
　　　　　　　　　　　　　　　　肋骨下面的脓腔

3. 缝合创口。肌层间置橡皮引流条,创口内注入青霉素、链霉素,缝合皮下组织及皮肤,加压包扎(图 12-11)。

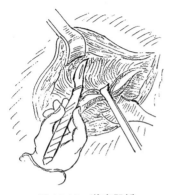

图 12-10　游离肌瓣
充填于创腔内

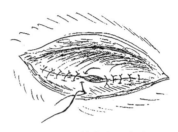

图 12-11　缝合皮下皮肤、
切口加压包扎

【手术技巧及注意要点】

1. 术中必须仔细有耐心地找出窦道。

2. 切除肋骨的范围要超过脓腔的边缘,使脓腔完全敞开,彻底清除病灶,不留无效腔,使创腔呈一蝶形,充填肌瓣,适当包扎,争取一期愈合。

3. 在清除脓腔的深层时,应注意勿切破胸膜造成气胸并污染胸腔。

【术后处理】

1. 加压包扎持续 2~3 周,引流条 2 天左右可拔除。

2. 全身抗生素 2 周左右,抗结核治疗 6 个月。

3. 如出现创口内有血肿可穿刺抽出,加压包扎,如合并感染应早期拆线或切开引流。

五、肋骨肿瘤切除术

【适应证】

1. 肋骨的良性肿瘤,如肋软骨瘤和骨软骨瘤等,治疗只需将局部肋骨切除。

2. 常见的胸壁恶性肿瘤,如纤维肉瘤、软骨肉瘤,或从身体其他部位转移至肋骨的恶性肿瘤。

3. 肋骨的原发或转移瘤,除要切除肿瘤前后 5cm 以内的肋骨外,还需切除肋间肌。

【术前准备】

术前做胸部 X 线透视和摄片,以查明肋骨肿瘤有无与肺粘连,但应做好开胸的思想准备。

【麻醉与体位】

肋间神经阻滞与局部麻醉,可能切开胸膜腔者用气管内全身麻醉,下胸部肋骨可用硬膜外麻醉。患者取仰卧或侧卧位。

(一)肋骨良性肿瘤切除术

【手术步骤】

1. 切口。以肿瘤为中心,沿肋骨走向切开皮肤、皮下组织和肌层,拉开肌层,显露出肿瘤的部位。

2. 切除肋骨。切开肿瘤部位的肋骨骨膜,并在骨膜切口两端各做一横切口,以便完整剥离骨膜(图 12-12)。用骨膜剥离器将局部骨膜剥开,在骨膜下切除肋骨(图 12-13),注意勿损伤胸膜,即尽可能地保护其完整性。

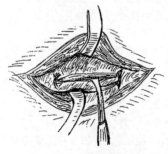

图 12-12 完整剥离骨膜

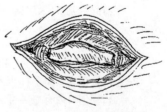

图 12-13 在骨膜下切除肋骨

(二)肋骨恶性肿瘤切除术

【适应证】

适于单发的早期无转移的肋骨恶性肿瘤。

【手术步骤】

1. 体位及切口同良性肋骨肿瘤。

2. 根据肿瘤的范围,决定切除肋骨的长度,一般宜超出肿瘤边缘 5cm。在准备切除的肋骨两端切开骨膜,剥离一小段后切断肋骨,将有关肋骨连同骨膜,肋间肌一并切除,止血后缝扎肋间肌(图 12-14、图 12-15)。

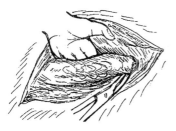

图 12-14　剥离病变的肋骨

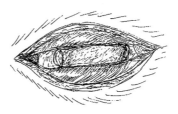

图 12-15　连同骨膜一并
切除病变的肋骨

3. 如缺损较大,将肌肉稍游离缝合(图 12-16),创面彻底止血,间断缝合切口。

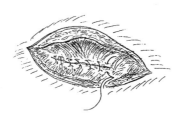

图 12-16　缝合创面

【手术技巧及注意要点】

1. 良性肿瘤,必须注意保护胸膜的完整性。

2. 肿瘤切除后,彻底止血,缝合时不要留无效腔。

3. 必要时创面置放引流物。

【术后处理】

1. 术后注意呼吸情况,必要时拍胸片了解胸腔有气液情况,以便及时处理。

2. 酌情应用抗生素 3~5 天防止感染,如有引流等 24~48 小时拔除,7~9 天拆线。

3. 术后切除肋骨肿瘤送病理检查,恶性肿瘤切除后加用抗癌药物。

第四部分 普外·泌尿部分

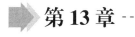

第13章

静脉置管术

一、踝部大隐静脉切开置管术

【适应证】

1. 病情紧急、休克、大量出血,迅速建立静脉通道。

2. 在行某些大手术时为确保手术中血容量稳定,输血、输液或常规输液困难时。

3. 如合并有静脉炎、血栓形成则不能做静脉剖开。

【手术步骤】

1. 在内踝前上方1cm处,常规预定1~2cm切口的预切线。常规消毒铺巾,局部麻醉下切开皮肤、皮下组织(图13-1)。

2. 分离静脉。用中弯血管钳由前向后紧靠胫骨骨膜分离,即可将包括大隐静脉在内一束组织挑起(图13-2),引过2根4号线,远端结扎,近端不结扎,轻轻地向上牵起,在两线间用小剪刀或尖刀片切开(图13-3)。提起远端结扎线,将输液管从静脉切口插入静脉腔内6~8cm,观察静脉内血流情况,液体流通正常后,结扎近端丝线,固定输液管(图13-4)。

3. 缝合皮肤切口。用皮肤缝线结扎固定导管,以防滑脱(图13-5)。

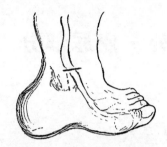

图 13-1 大隐静脉切口实线示
横切口,虚线示直切口

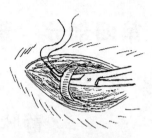

图 13-2 血管钳挑起静脉,
带双线预置结扎及牵引

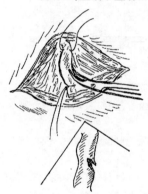

图 13-3 在两线之间
剪开静脉

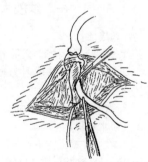

图 13-4 牵引切开的静脉壁
置入静脉导管

【手术技巧及注意要点】

1. 切开静脉时应注意剖开的大小,尤其是小儿静脉较细,和将置入的导管不吻合(较大),置入困难时,应选择适当大小的导管。

2. 应注意横切时避免切断,如误切断血管回缩,可向上横行延长切口 1~2cm,即可找到静脉断端,重新操作,完成手术。也可用尖刀片纵向切开静脉,无论横切及纵切,导管的尖端修剪成稍尖形,易于置于静脉。

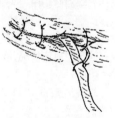

图 13-5 缝合切口、用
缝合线固定导管

须注意的是,导管大小应合适,不宜过尖,以防损伤血管,置入的长度适当,避免扭曲等。

【术后处理】

1. 注意伤口出血情况及有无结扎不当、滑脱等情况。

2. 注意下肢有无肿胀,不宜过度活动。

3. 停止输液,拔管时应注意导管是否完整,注意伤口出血情况,如有明显渗血,应加压包扎即可。

二、股部大隐静脉切开置管术

【适应证】

1. 需要较长时间的输液,监测中心静脉压者。

2. 危重患者,需要快速输血、输液及采血者。

3. 浅静脉穿刺困难,踝部大隐静脉无法采用者。

【手术步骤】

1. 大腿稍外展、旋后,在腹股沟韧带下方 2cm 处扪及股动脉搏动位置,皮肤消毒铺巾。

2. 局部浸润麻醉,股动脉搏动点为标记做平行于腹股沟韧带长约 3cm 的切口(图 13-6)。

3. 用中弯血管钳纵向分离皮下组织,可找到大隐静脉,将其分离显露 2cm,在静脉下中弯血管钳带 2 根 7 号牵引线,远端结扎,近端不结扎,先牵引(图 13-7)。

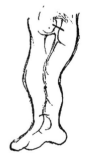

图 13-6 横线示切开
大隐静脉部位

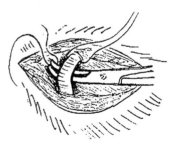

图 13-7 弯血管钳挑起大隐静脉

4. 牵引远端结扎线,用小剪刀在结扎线上方将静脉剪开一斜口(图13-8),将导管插入静脉切口内(图13-9),回抽见血后缓慢注入生理盐水。结扎静脉近端,缝扎固定导管(图13-10),覆盖纱布胶布固定。

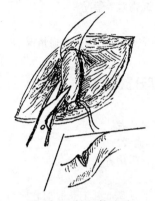

图13-8 切开静脉壁

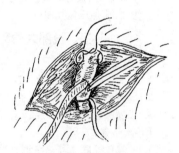

图13-9 插入导管

【手术技巧及注意要点】

寻找大隐静脉时,只能在浅筋膜居中寻找,切忌在确认前误扎在深筋膜中的股静脉。导管放置时间长易发生静脉炎及血栓。

【术后处理】

同踝部大隐静脉切口置管术。

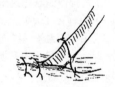

图13-10 缝合固定导管

三、颈外静脉穿刺置管术

【适应证】

同大隐静脉切开置管术。颈外静脉暴露明显,易穿刺成功且并发症少,更适于患者快速补液和抢救。

【术前准备】

准备消毒物品、肝素生理盐水及静脉穿刺包。

【手术步骤】

1. 患者去枕平卧,头转向一侧,使颈外静脉暴露清晰。多采用局部麻醉,烦躁病者给予镇静药物辅助。

2. 穿刺点选择左或右侧的颈外静脉上 1/3 处为进针点,即从静脉外缘进针(图 13-11、图 13-12)。

3. 术者用左手指压颈静脉,以阻断血流使颈外静脉充盈,右手持穿刺针与皮肤成 45°角再进针,进入皮肤后改为 15°角,沿颈外静脉方向刺入,当抽到回血后稍进针少许,将注射器内的肝素生理盐水及抽出的血液推入静脉,如血管周围无渗液肿胀,为穿刺成功。

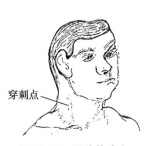

图 13-11　颈外静脉上
1/3 处为进针点

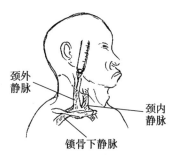

图 13-12　颈外静脉穿刺点的示意

4. 去掉注射器,插入导引钢丝过针头约 5cm(图 13-13),拔出穿刺针,固定导丝留在原位,将扩张管套在导丝外面,旋转皮肤及皮下组织,边推导边旋转,使导管进入血管,导管的尾端要保留 3~4cm 导丝露出(图 13-14)。

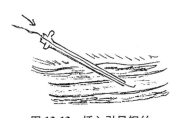

图 13-13　插入引导钢丝

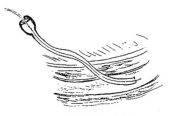

图 13-14　送入套管

5. 导管进入血管后,退出导丝,用注射器回抽,见有血后推注肝素生理盐水无阻力,接上肝素帽或输液器。

6. 缝合针线固定导管,无菌敷料包扎。

【手术技巧及注意要点】

1. 误入动脉后可见鲜红色血液涌出,且压力大,应立即退出针头,压迫止血。

2. 如发生血肿,应放弃此处操作。

3. 若输液不慎,静脉进入空气时,应及时嘱患者左侧卧位,头低足高位,以利空气经肺泡吸收排出。

4. 长期留置疑有感染者,应拔除导管。

四、颈内静脉穿刺置管术

【适应证】

同颈外静脉穿刺置管术。

【术前准备】

同颈外静脉穿刺置管术。

【手术步骤】

1. 患者仰卧位,头低15°~30°,肩下垫薄枕,头转向对侧,使颈部充分伸展,施术者站患者头右侧。

2. 消毒铺巾,局部麻醉后,选择穿刺点,穿刺置管有3种入路:即前、中、后路(图13-15)。

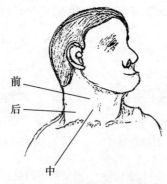

图13-15 颈内静脉体表穿刺点定位路径

3. 多数学者选择中入路即颈三角的顶点（图 13-16），在颈动脉搏动的外侧进针，针轴与皮肤成 30° 角，针头与中线平行指向同侧乳头（图 13-17、图 13-18）。如穿刺未成功，可把针头退到皮下向外稍偏针 10° 左右，指向胸锁乳突肌锁骨头的后缘进针多能成功。

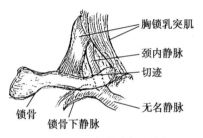

图 13-16　颈内静脉解剖走行

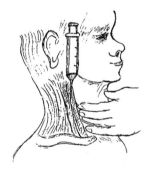

图 13-17　先用细穿刺针穿入颈内静脉，确定后改为穿刺针穿刺

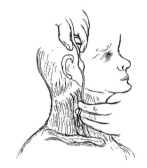

图 13-18　将静脉导管沿导丝插入颈内静脉，成人从穿刺点到上腔静脉开口处 10cm

【手术技巧及注意要点】

1. 穿刺成功后，常规方法置管，一般成人导管进入的深度不能超过 15cm，以防刺激心脏发生心律失常。

2. 误入动脉时，立即拔针，局部压迫 5~10 分钟。

3. 穿刺成功后，更换导丝时，一定要用手封住穿刺针尾端，或直接

131

插进导丝的注射器,以防气体栓塞。

【术后处理】

1. 管理好输液管道,以防滑脱。

2. 如出现血管周围炎症,局部渗漏等并发症,可对症处理。

3. 每天更换敷料以防止感染,导管时间不宜超过 7~10 天。

五、锁骨下静脉穿刺置管术

【适应证】

同颈内静脉穿刺置管术。锁骨下静脉是腋静脉的延续,在锁骨内后方一般平均长约 5.0cm,外径 1~2cm(图 13-19)。如颈内静脉有穿刺禁忌。术者对此技术经验丰富时,可选锁骨下静脉穿刺。

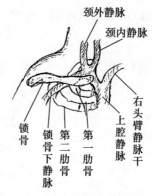

图 13-19 锁骨下静脉的解剖关系

【术前准备】

取仰卧头低位,肩部抬高,头偏向对侧,使锁骨下窝显露出来。

【手术步骤】

1. 锁骨上路穿刺法。在胸锁乳突肌锁骨头的外侧缘,锁骨上缘 1.0cm 处进针,针体与锁骨成 45°,与冠状面保持水平或稍向前 15°,针尖指向胸锁关节或对侧乳头,缓慢向前推进,且边进针边回抽,抽得暗红色血液再进针 1~2cm,如未成功可调整针头和角度,余下步骤同颈内静脉穿刺置管术(图 13-20、图 13-21)。

2. 锁骨下穿刺法。先将患者的上肢外展 45°,头低位 15°~30°,选择锁骨中内 1/3 段交界处,锁骨下缘 1.0~1.5cm 处(即相当于第一肋骨上缘)为进针点(图 13-22)。针尖指向锁骨上窝,穿刺针紧靠锁骨内下缘缓慢推进,当穿刺针前方滑过锁骨与第一肋骨形成夹角后,针体与胸壁皮肤的夹角应小于 10°(图 13-23)。可避免穿破胸膜,边徐徐进针边回抽,当见抽到暗红色血液时,固定针头,下导丝置管,包扎固定。

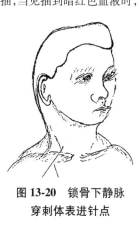

图 13-20　锁骨下静脉
穿刺体表进针点

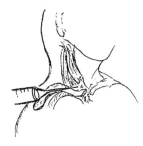

图 13-21　经锁骨上途经
锁骨下静脉穿刺

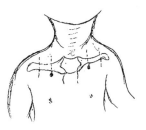

图 13-22　锁骨下入路
选择进针点

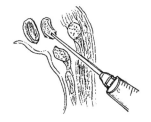

图 13-23　锁骨下静脉
穿刺侧面观

【手术技巧及注意要点】

1. 误穿入动脉可导致血肿,一旦确认误穿,应拔出针头,压迫 10~

15 分钟。

2. 选择锁骨下入路不易损伤胸膜,当下入路穿刺不成功时方可改上入路。

3. 穿刺成功后要及时回抽导管内空气,用盐水冲洗管道以防堵管。

4. 注意无菌操作,防止感染。

5. 锁骨下静脉穿刺易引起气胸,因此尽可能地选颈内静脉穿刺术。

【术后处理】

1. 护理好输液管道,防止脱落。

2. 每天换敷料,防止感染,导管留置时间不宜超过 7~10 天。

3. 锁骨下静脉穿刺易并发气胸及气体栓塞,术后注意观察患者胸闷、气紧、心悸等症状,一旦出现应及时诊治处理。

六、股静脉穿刺置管术

【适应证】

适用于颈内及锁骨下静脉有穿刺禁忌者,还多用于经股静脉穿刺行介入治疗患者。

【手术步骤】

1. 股静脉穿刺点在股三角内,股动脉居中,股静脉在内侧,股神经在外侧。

2. 穿刺定位点在股动脉搏动内侧 0.5~1.0cm,腹股沟韧带下 1~3cm 处(图 13-24)。

3. 取仰卧位,穿刺侧的下肢稍外展。

4. 常规消毒铺巾,穿刺点局部浸润麻醉后,左手示指按压搏动的股动脉(图 13-25),右手持接有注射器的穿刺针,其针尖斜向上,针体与皮肤成 30°~40°,针尖指向脐部,边进针边抽血,成功后再进 0.3cm 固定后进导丝置管。

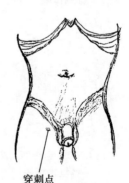

穿刺点

图 13-24 股静脉穿刺点位

134

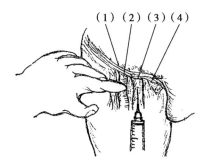

（1）（2）（3）（4）

图 13-25　股静脉穿刺
（1）股神经　（2）股动脉　（3）股静脉　（4）股管

5. 其余操作步骤均同"中心静脉穿刺置管"的基本技术。

【手术技巧及注意要点】

1. 股静脉穿刺难度不大,且并发症相对较少。

2. 注意穿刺点不要过高,通常进针 3~4cm 即可抽出静脉血。

3. 如误入股动脉,抽后的血为鲜红色,且压力高,应及时退出,压迫 5~10 分钟。术后注意护理穿刺置管处及连接输液管道等。

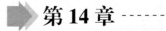

第14章

周围血管手术

一、浅表性血栓性静脉炎切除术

【适应证】

1. 血栓性静脉炎伴有局部疼痛者。

2. 皮下可扪及条索状或硬结节状。

3. 伴有静脉周围炎,皮肤微红及触痛者。

【手术步骤】

1. 先扪清皮下条索或结节状的部位,用标记笔沿条索或结节划一标记线,然后用碘酒、乙醇消毒皮肤。

2. 不需局部麻醉,仅用 1ml 的皮试注射器,吸取肝素注射液 0.5ml,先在条索状两端皮内各注射 1 个直径约 1cm 大小的皮丘,再沿条索的标记线每隔 1cm 注射一个直径 1cm 大小的皮丘。

【手术技巧及注意要点】

1. 在两个皮丘间距不要超过 0.5cm,以增加其效果,否则效果欠佳。

2. 第一次注射后,若条索状或结节未完全消失(消退),可第三天在第一次注射的两针距之间,再注射一次,或在未消失的条索、硬结上注射一次,一般注射 1~2 次条索即可消退,症状得到消失,临床痊愈。

【术后处理】

无须特殊处理。

二、浅表性闭塞性静脉炎切除术

【适应证】

1. 闭塞性静脉炎的病程过长者。

2. 局部皮内肝素注射液注射效果不佳者。

3. 浅表性闭塞性静脉炎无肝素注射液。

【麻醉】

局部浸润麻醉。

【手术步骤】

1. 即局部最紧张的部位,常规消毒铺巾,局部皮内浸润麻醉,做
1.5~2.0cm 皮肤切口。

2. 用弯蚊式血管钳,轻轻分离皮下组织,将切口显露,即可见一紧
硬有张力的条索状组织,分离其周围组织,切除条索状组织。

3. 全层缝合切口(图 14-1、图 14-2),包扎伤口。

【手术技术及注意要点】

1. 切口的选择,可横向切口或沿条索状纵向切口。

2. 做切口时用力不要过大,以避免切断条索状组织。

3. 本病为非炎症性血管内膜炎,用消炎及抗生素治疗无效。

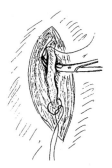

图 14-1　分离坚硬有
张力的条索状组织

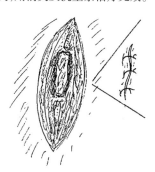

图 14-2　切除条索状组织,
缝合切口

【术后处理】

术后 2~3 天更换敷料,9~10 天拆线。如出现切口感染,拆除缝线,换药。酌情选用抗生素。

三、大隐静脉高位结扎及静脉剥脱术

【适应证】

1. 大隐静脉曲张明显,下肢浅静脉和交通支内膜功能不全。

2. 无深静脉阻塞。

3. 各种深静脉内膜修复术的辅助治疗。

【术前准备】

1. 术前应仔细检查下肢深静脉是否通畅,必要时做深静脉造影,下肢深静脉通畅者可手术。

2. 下肢静脉曲张并发血栓性静脉炎或小腿溃疡伴感染者,应待炎症控制后再行手术。

3. 术前一天手术区备皮,患者站立位,用记号笔标记曲张静脉的走向。

【麻醉与体位】

局部浸润或硬膜外麻醉。仰卧位,患侧大腿及膝部轻度外展。

【手术步骤】

1. 切口。于腹股沟韧带下方约 1.5cm 即圆窝处,股动脉搏动的内侧做斜行或纵向切口,长 5~6cm(图 14-3)。

2. 分离大隐静脉。切开皮肤、皮下组织,在股动脉内侧切开浅筋膜,显露卵圆窝,即发现隐静脉与股静脉汇合处,用中弯血管钳分离出大隐静脉主干并带线牵引(图 14-4)。

3. 切断结扎大隐静脉分支。沿静脉干逐一分离旋髂静脉、腹壁浅静脉,阴部外浅静脉、股外侧和股内侧静脉等分支,并逐一结扎、切断。手术时应注意寻找各个分支,时有变异,直至大隐静脉汇入股静脉处(图 14-5)。

4. 结扎切断大隐静脉。在距离股静脉 0.5~1.0cm 处用 7 号丝线结扎大隐静脉,两结扎线之间切断,近端加缝扎(图 14-6)。

5. 插入大隐静脉剥脱器。从大隐腔内向远端插入硬式或软式静脉剥离器(图 14-7),如静脉迂曲严重,剥离器不能再前进,可于该处做

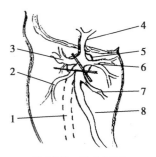

图 14-3　手术切口

1. 股静脉　2. 股外侧静脉
3. 旋髂浅静脉　4. 腹壁浅静脉
5. 卵圆窝　6. 阴部外浅静脉
7. 股内侧静脉　8. 大隐静脉

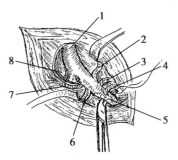

图 14-4　游离大隐静脉

1. 股静脉　2. 腹壁浅静脉
3. 阴部外浅静脉　4. 股内侧静脉
5. 大隐静脉　6. 股外侧静脉
7. 旋髂浅静脉　8. 卵圆窝

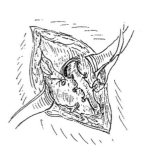

**图 14-5　结扎,切断大隐
静脉的分支**

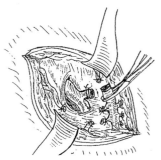

图 14-6　结扎,切断大隐静脉

横向切口,游离静脉;将近心端静脉结扎在剥离器头部,远端钳夹,切断
(图 14-8)。将静脉剥离器向上缓慢拉出,剥离大隐静脉主干,助手压迫
已剥脱部位止血(图 14-9)。向远心端继续插入剥离器,直至内踝上方
大隐静脉,插入困难,可内踝上方另行横切口,显露大隐静脉,逆行插入
剥脱器,直至切口下方逆行剥脱。如遇到迂曲成团与皮肤粘连的静
脉,可分段切除,或连同皮肤间断缝扎均能获得满意的效果。

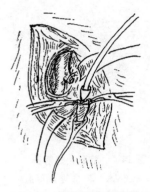

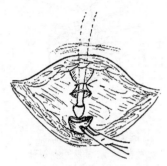

图 14-7 插入静脉剥离器　　图 14-8 近心端静脉结扎在剥离器头部,远端钳夹再切断

6. 分别缝合切口,从足部到腹股沟可用弹力绷带加压结扎。

【手术技巧及注意要点】

1. 分离静脉时牵拉力不要过大,以免撕断裂出血。

2. 解剖要清楚,一切分支均须结扎切断,以防复发。

3. 手术时应将大隐静脉主干及属支分离清楚后再行结扎切断,以免误扎误切。

4. 在大隐静脉和股静脉的汇合处,二者间有一层筛筋膜,不能轻易切开,以免误伤股静脉。术中一旦损伤股静脉,应延长切口,充分显露股静脉的损伤部位,用 5-0 血管缝针线修补。

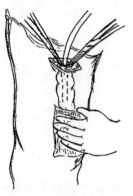

图 14-9 助手压迫剥脱部位以利止血

5. 若曲张静脉迂曲明显,可多做小切口分段切除静脉曲张团。必要时连同皮肤间断丝线结扎,在缝扎间抽吸出积血,12~15 天拆除缝线。

6. 股部寻找大隐静脉不宜过深,如寻找困难时,可沿着找到的属支向近心端渐近,即可顺利寻到大隐静脉。

【术后处理】

1. 术后卧床休息,抬高患肢,做肌肉收缩以利促进血液循环。

2. 术后 1~3 天可下床短时间走动。绷带加压包扎应维持一周。

3. 术后 10~14 天拆线,4~6 周后可使用弹力绷带。

四、小隐静脉高位结扎分段切除术

【适应证】

原发性小隐静脉曲线症状明显,无深静脉阻塞者。

【麻醉与体位】

同"大隐静脉高位结扎及静脉剥脱术"。

【手术步骤】

1. 在腘窝横纹线上 2~3cm 处,做一长约 5cm 的切口(图 14-10)。切开浅深静脉后,结扎切断进入小隐静脉的各个分支,找到小隐静脉的汇合处,分出小隐静脉后,近端高位结扎、切断,远端插入剥离器进行剥离(图 14-11)。

2. 如静脉曲张过于迂曲,插入剥离器失败,应用分段切除法。

3. 术毕后,缝合切口,敷料覆盖,自踝部到膝上用绷带加压包扎。

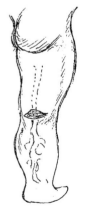

图 14-10　在腘窝横纹线上做约 5cm 长的横向切口

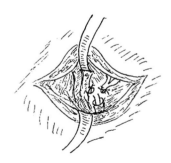

图 14-11　远端插入剥离器进行剥离

【手术技巧及注意要点】

同"大隐静脉高位结扎及静脉剥脱术"。

【术后处理】

同"大隐静脉高位结扎及静脉剥脱术"。

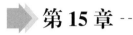

第15章

软组织金属异物取出术

软组织金属异物的种类较多,如折断在软组织内的注射针、缝针、针灸针、鱼钩和遗留在软组织内的核弹、弹片(包括砂石)、铁屑等。四肢上的金属异物不在重要的部位,或金属异物较小,不引起任何症状者,一般都不用取出,以免加重损伤。

【适应证】

1. 较大的金属异物者。

2. 金属异物位于关节附近、血管、神经周围者。

3. 金属异物虽然小(如臀部断针),引起症状,妨碍劳动或日常生活者。

【术前准备】

1. 术前正确的定位是取出软组织金属异物的重要步骤。

2. 可扪及到潜在的异物,定位比较简单,较浅的深部异物可从伤侧切入,有时异物深达肢体对侧,应在对侧切入取出。

3. 一般先在X线透视定位,看异物的正侧位各在什么位置,然后再转动体位,看金属异物距皮肤最近的一点在什么地方,将该点处做好标记。

4. 皮肤消毒,局部麻醉后从此点进针,在透视下用针头触碰金属异物,当感觉到金属异物时,留针作为标记,以便切开皮肤后循针寻找异物。

5. 标记针在分离组织的过程中容易移位,以致失去标记的作用,造成手术困难。为保证异物的定位和寻找,可同时插入第2枚定位注射针,与第1枚针尖形成直角,相交于异物处,第2枚定位针的作用是:

①此针的进处不做切口,不易移动,定位有保证。②如第1枚定位针失效时,可用第2枚针寻找异物。③用手轻轻地捏动针尾,可配合切口内寻找其针尖,在分离组织时碰到针尖的感觉也很容易传达到体外的针尾部分。

6. 寻找异物时,多先循第一定位针切开,分离、寻找,如不能找到,则改为第二定位针顺其分离针尖,即可找到异物。

7. 酌情注射破伤风抗毒素。

8. 对于并发感染的异物,应先控制感染后择期取出。

【麻醉与体位】

局部麻醉。体位以便于手术操作为宜。

【手术步骤】

以臀部断针为例:

1. 切口。一般顺皮纹、肌纤维、肌腱、神经、血管走向切开,切开宜稍大些,断针等长形异物的切口,最好与异物长轴成直角,以便于寻找(图 15-1)。

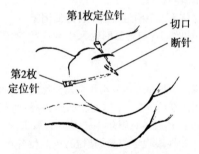

图 15-1 定位针标记后手术切口

2. 分离组织。根据术前正确定位,于臀部第一枚定位针的插针处切开皮肤后,分离皮下组织,显露臀肌筋膜;沿针体切开筋膜,分开肌纤维直至异物所在部位,分离时要仔细轻巧、及时止血,以保持术野清晰,避免异物移位(图 15-2、图 15-3)。

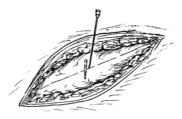

图 15-2　沿定位针切开

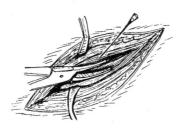

图 15-3　切开筋膜,分离肌肉组织

3. 寻找和取出异物。定位针正确时,当分离针尖即可找到异物。如未找到或第一枚定位针不能保持原来的位置,可将其拔出,再依靠第二枚定位针寻找(图 15-4)。

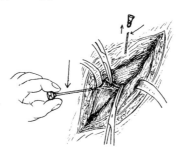

图 15-4　分离至第一枚定位针尖时,拔出该针,
顺第二枚定位针寻找异物

4. 亦可用针头在估计异物所在部位刺探寻找,如为断针应与其长轴垂直方向探查才易找到,找到断针的一端后,即用弯止血钳夹住,顺断针长轴拔出,否则易折断,又增加手术难度(图15-5)。如为鱼钩,应顺钩的弧形向前推进,使钩头显露,然后夹住钩尖取出。木刺等异物易折断,应全部游离再取出。此外,还应注意取出随之进入伤口内的布、棉花等异物。

5. 伤口处理。一般可在拔出断针后缝合伤口,但对污染重的或严重感染者应做引流或延期缝合(图15-6)。

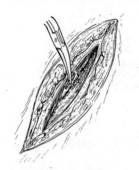

图 15-5 用弯血管钳夹住断针顺长轴方向拔出

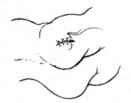

图 15-6 间断缝合切口

【手术技巧及注意要点】

1. 术前要判断异物的数量及所在部位的解剖关系,以避免遗留异物和损伤重要器官或组织结构。

2. 取出断针等比较小的手术,但由于断针细小,手术不定型,术中常因找不到而进退两难。因此,把术前正确的定位作为指导手术进行的途径外,术中还要耐心仔细,轻柔操作,切忌粗暴用力触摸,以免把断针由浅层推入深层,造成异物移动,增加了取针的难度。

3. 术前定位时,估计断针位置较深,取出有困难,可在X线透视下取出断针,但X线透视下取异物只限于在异物周围无重要的组织结构时应用。如异物附近有重要的血管神经,则应术前妥善定位,在直视下取出。

【术后处理】

1. 陈旧性的弹片、金属异物等,术后注射破伤风抗毒素。

2. 污染较重的伤口,适当应用抗生素,根据污染的伤情每天更换敷料。

3. 术后 8~10 天拆除伤口缝线。

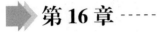

第16章

急诊小手术

一、清 创 术

【适应证】

1. 伤后 6~8 小时内的浅表软组织损伤。

2. 8~24 小时以内的浅表软组织损伤,如污染不严重,也可采用清创缝合术。

3. 头面部损伤超过 24 小时亦可清创缝合。

【术前准备】

1. 注意有无复合伤,尤其注意有无颅脑及内脏损伤。如有活动性出血,应先控制出血。

2. 如有休克者,应抗休克治疗。

3. 适当止痛。

【手术步骤】

1. 刷洗消毒。用无菌纱布覆盖创口,剃净创口周围皮肤的毛发,先用毛刷蘸肥皂水刷洗创口周围皮肤、污垢、泥沙等(图 16-1),再用生理盐水冲洗(图 16-2)。取下覆盖创口的纱布,用生理盐水冲洗创口,去除创口内表浅异物,再用 3% 过氧化氢冲洗后,用生理盐水冲洗干净。如有活动性出血时予以止血,然后消毒铺巾。

2. 根据伤情,决定采用局部麻醉、硬膜外麻醉还是全身麻醉。麻醉后,对创口边缘不整齐的皮肤给予修剪,但尽量保存有活力的组织,以免缝合时张力过大。

3. 彻底切除坏死和失去活力的肌组织,以及明显损伤的创缘组织

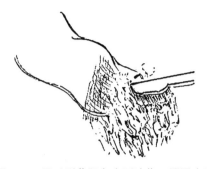

图 16-1　用毛刷蘸肥皂水刷洗伤口周围皮肤

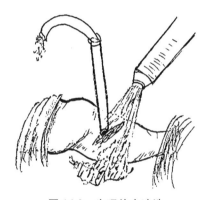

图 16-2　生理盐水冲洗

(图 16-3)。伤口彻底止血(图 16-4),再次用过氧化氢及生理盐水冲洗伤口,彻底去除坏死组织。

4. 缝合伤口,更换手术单、器械等物,重新消毒,逐层缝合(图 16-5),必要时放置引流。

5. 转移皮瓣。如皮肤缺损较大,可用邻近皮瓣转移修复,并置放胶皮膜引流(图 16-6~图 16-8)清洗要认真,伤口内止血应彻底、异物清洗要干净,勿留无效腔。

【手术技巧及注意要点】

1. 6~8 小时的伤口得到处理者,可一期缝合。

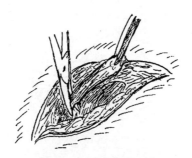

图 16-3 切除失活组织

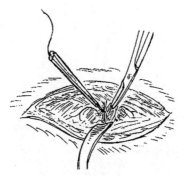

图 16-4 伤口止血

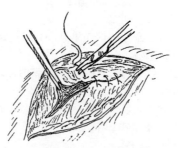

图 16-5 缝合创口

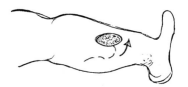

图 16-6　设计皮瓣转移的切取

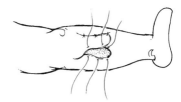

图 16-7　间断全层缝合皮瓣

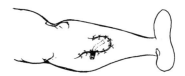

图 16-8　皮瓣缝合完成,置放胶皮引流

2. 如创腔内有神经、血管、肌腱和骨骼外露时,如当时条件有限不能一期缝合时,应用邻近组织覆盖并做简单缝合,以防显露的组织坏死或感染。

3. 一期缝合的创口张力大时,可减张缝合。

4. 如创口严重污染,清创时间较晚,清创不能满意者,可 4~7 天后缝合。更严重污染者清创后 10 天后再考虑缝合,目的是促进伤口的愈合。

5. 术中严格无菌操作,要注意勿造成副损伤。清创时对四肢伤口一般不用止血带,以免不易识别坏死组织。

6. 止血彻底,缝合层次准确,不留无效腔,必要时置放引流物。

【术后处理】

1. 定期换药,纱布浸湿后即更换敷料。

2. 肌内注射破伤风抗毒素,酌情使用抗生素。

3. 合并有血管、神经、肌腱损伤者,修复后局部应限制活动。

二、甲周炎及化脓性指头炎切开引流术

【适应证】

1. 单侧甲沟炎,全甲沟炎及甲下脓肿。

2. 手指末节指腹皮下软组织感染已形成脓肿者。

3. 感染虽未形成脓肿但局部张力高,疼痛明显者。

【术前准备】

清洁皮肤,剪短指甲,酌情应用抗生素。

【麻醉与体位】

指、趾神经阻滞麻醉,取患者舒适体位。

【手术步骤】

1. 甲周炎切开引流术

(1)沿患侧甲沟缘,行弧形切口(图16-9),长度不超过甲床基底面。用尖刀分离指上皮并将其掀开(图16-10),放出脓液。

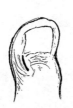 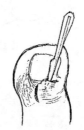

图16-9 在甲沟缘行   图16-10 用尖刀分离
　　弧形切口　　　　　　　手指上掀开

(2)如为双侧甲沟炎,则应双侧切开,用尖刀分离甲上皮,放置盐纱条或凡士林纱布引流(图16-11、图16-12)。

(3)如有甲下脓肿,则用直血管钳插入甲下至甲根、紧夹指(趾)向另一侧翻转,使甲脱离甲床(图16-13、图16-14)。甲床外覆盖凡士林纱布。

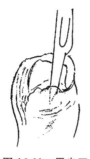

图 16-11 用尖刀
分离甲上皮

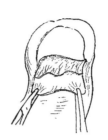

图 16-12 放置引流物

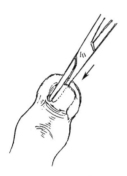

图 16-13 用直血管钳插入
甲下直至甲根部

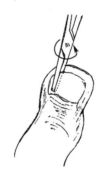

图 16-14 紧夹指甲翻
转脱离甲床

2. 化脓性指头炎切开引流术

（1）切口：在患指的末节端侧面掌侧做一纵向切口，切口近端最长不宜超过指末节的横纹处（图 16-15）。用尖刀片切穿脓腔，并切断脓腔内的纤维间隔，但不能靠近指骨，以免损伤指骨基底部的指深屈肌腱鞘，放出脓液，清洗脓腔。

（2）如脓腔较大，则需做对口引流，填塞凡士林纱条或盐纱条（图 16-16），包扎引流口。

153

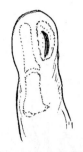 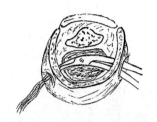

图 16-15 末节掌侧 图 16-16 填塞凡士林或盐纱条
纵向切口

【手术技巧及注意要点】

1. 分离甲根和上部皮肤时,切忌损伤皮肤,以免新生指(趾)甲畸形。

2. 如甲下积脓较多,同时还应拔甲。

3. 由于指腹皮肤与指骨骨膜间有许多垂直的纤维索,当发生感染时不易扩散,致使局部压力增高,疼痛剧烈,同时因血供障碍,易发生指骨骨膜炎,故应及早切开减压,不需待脓肿形成。术中切断脓腔内的所有纤维索,使之引流通畅。

4. 化脓性指头炎切开引流时,忌做指端的鱼嘴样切口,也不宜在指腹末节做任何切口,不但引流不畅,愈合后还会影响末节感觉功能。

【术后处理】

1. 患指抬高,应用镇痛药。

2. 使用抗生素。

3. 定时换药,检查伤口,肿胀消退后可不置放引流,行患指(趾)伸屈锻炼。

三、拔甲术及嵌甲切除术

【适应证】

1. 长期慢性甲沟炎局部肉芽组织增生或甲下积脓者。

2. 外伤性甲下出血或指(趾)甲与甲床分离者。

3. 甲癣经药物及局部长期治疗无效者。

4. 嵌甲易发生感染者,需做嵌甲切除术。

【术前准备】

1. 清洗干净患指(趾)的皮肤。

2. 局部感染严重者应先应用抗生素和局部换药,待炎症控制后行拔甲术或嵌甲切除术。

【麻醉与体位】

指(趾)根阻滞麻醉,患者平卧位,患肢置放于适当的位置。

【手术步骤】

1. 抽拔术　用手术尖刀片分离指(趾)甲上的皮层(图 16-17),再将尖刀片插入指(趾)甲与甲床间分离(图 16-18),用直血管钳夹住甲的中部水平方向拔出(图 16-19)。

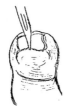 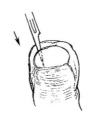

图 16-17　用尖刀片
分离指甲上皮层

图 16-18　尖刀片插入甲
与甲床之间分离

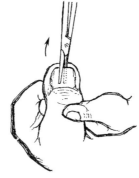

图 16-19　钳夹甲的中部向水平方向拔出

2. 卷拔法　患者如伴有肉芽组织增生,应同时切除,在甲床外覆盖凡士林油纱,适当加压包扎。

3. 嵌甲切除术

(1)施术者左手固定患指(趾),用手术尖刀将甲的上皮分离,继续分离嵌入的软组织,再将尖刀平行插入甲与甲床之间分离(图16-20),用组织剪将甲纵向剪开,直血管钳夹已分离的病侧指(趾)甲,平行拔除(图16-21)。

(2)切除甲根部分皮肤及皮下组织,显露出甲根,将该处的组织彻底刮出(图16-22)。

(3)用凡士林油纱覆盖,适当加压包扎。

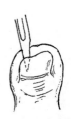 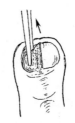 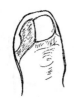

图16-20　用尖刀片 在甲与甲床间分离　　图16-21　钳夹指甲, 平行拔出　　图16-22　刮出甲根 部失活组织

【手术技巧及注意要点】

1. 分离甲床时,器械应紧贴指(趾)甲的深面,以保护甲床及甲上皮不受损伤,以免新生的指(趾)甲发生畸形。

2. 拔甲癣的指(趾)甲时,不宜用卷拔法。

3. 检查拔出的指(趾)甲是否完整,防止残留碎块,影响愈合。

4. 嵌甲症多为一侧,如为双侧应予手术切除。

5. 术中一定注意将甲根组织彻底刮除,否则术后甲组织继续生长,易复发。

【术后处理】

1. 术后休息,抬高患肢,2~3天换药,如发现甲床不平,可用刀片将其刮平,以利新生指(趾)甲的平整。

2. 可适当应用抗生素。

3. 术后第二天起可活动指(趾),有利于血液循环,促进创口的愈合。

四、脓肿及痈切开引流术

【适应证】

急性化脓性感染一旦形成脓肿,应切口引流,尤其颈部脓肿即可压迫呼吸道引起窒息,更应尽早切开引流。

【术前准备】

1. 清洗局部皮肤、备皮。

2. 检查患者有无糖尿病、肾病等。

3. 根据病情及全身情况应用抗生素。

【麻醉与体位】

局部麻醉,阻滞麻醉或全身麻醉。根据脓肿的部位不同,取适当的体位。

【手术步骤】

1. 常见浅表脓肿切开引流术

(1)先在皮肤隆起部做浸润麻醉,同时行脓肿穿抽,以进一步确诊。

(2)切开皮肤、皮下组织,到脓腔壁处时先切一小口,刀刃朝上反挑开脓腔开口(图 16-23),用止血钳伸入脓腔,如有分隔予以分开(图 16-24),排尽脓液,生理盐水纱条拭净脓腔坏死组织,以生理盐水纱条或凡士林纱布放置脓腔内,

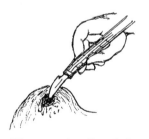

图 16-23　尖刀挑开脓肿

松紧适度,既能压迫止血又起到引流的作用(图 16-25)。

(3)盖上纱布缝扎。

2. 痈切开引流术

(1)切口:在肿胀明显部位做"十"字形切口或多条纵向切口,其长度应超过边缘正常皮肤,直达深筋膜。

(2)用组织钳提起皮瓣,潜行剪开皮下组织,游离皮瓣(图 16-26),清除皮下坏死组织,如深筋膜已坏死,应同时切除(图 16-27)。

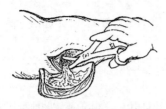

图 16-24 血管钳分开脓腔

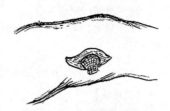

图 16-25 填塞纱条引流

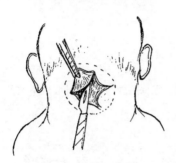

图 16-26 游离皮瓣

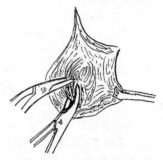

图 16-27 切除坏死深筋膜

（3）用过氧化氢及生理盐水冲洗创口内,用生理盐水纱条或凡士林纱布填塞,适当加压包扎(图 16-28)。

【手术技巧及注意要点】

1. 切口要足够大,其方向应与皮纹平行。

2. 如关节附的脓肿应做横切口,选择在隆起明显处和较低的部位切口有利于引流。

3. 如炎症明显,渗血较多,可用生理盐水纱条或凡士林纱布填塞。

4. 如创面较大,待肉芽组织新生后可植皮。

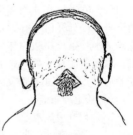

图 16-28 用生理盐水纱条填塞引流

【术后处理】

1. 应用抗生素控制感染,适当止痛。

2. 适当休息,减少局部活动,加强营养。

3. 如敷料浸透,应及时更换。

五、髂窝脓肿切开引流术

【适应证】

髂窝脓肿是指髂窝处的淋巴组织及其周围的疏松结缔组织化脓感染后形成的脓肿。一旦抽出脓液,应切开引流。

【术前准备】

备皮、先行穿刺,以确定脓肿的位置及深度。

【麻醉与体位】

一般采用局部麻醉,平仰卧位。

【手术步骤】

1. 常规消毒铺巾,在髂骨内侧一横指处用 1% 利多卡因 10ml,注射针垂直刺入,直达髂骨后,退针至腹内外斜肌之间,注入 1% 利多卡因 10ml,将注射针平向内侧推进,向下呈扇形注入 1% 利多卡因 10ml 左右。

2. 在髂前上棘内侧一横指处,腹股沟鞘上缘 2cm,与腹股沟韧带平行,做一长 5 ~ 6cm 的斜切口(图 16-29)。切开皮肤、皮下组织和腹外斜肌腱膜,显露出腹内斜肌(图 16-30)。用中弯血管钳钝性分开腹内和腹横肌纤维,显露出腹膜,用手指钝性推开腹膜,可见髂窝脓肿向前突起(图 16-31)。

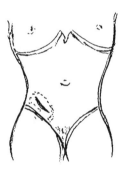

图 16-29　腹股沟韧带上斜切口

3. 用大针头穿刺针从脓肿突起部位垂直进针,抽出脓液后不拔针以留标记,用尖刀切开脓肿壁(图 16-32),用中弯或大弯血管钳分开脓肿吸净脓液(图 16-33)。用示指探及脓腔,用纱布拭净,置放橡皮管或烟卷引流,冲洗脓腔、切口,从切口引出(图 16-34),逐层缝合切口。

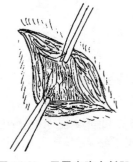 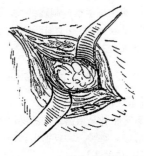

图 16-30 显露出腹内斜肌　　图 16-31 髂窝脓肿向前突起

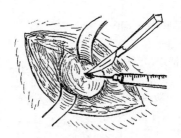

图 16-32 穿刺后切开脓肿

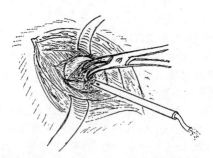

图 16-33 用大弯血管钳分开脓腔吸净脓液

【手术技巧及注意要点】

1. 切开脓肿前,必须先穿抽有无脓液,并沿穿刺针先做一切口,再用止血钳分开扩大切口。

2. 注意脓肿周围血管,切勿损伤。

3. 注意脓腔有无分隔,应彻底清出脓液坏死组织,冲洗脓腔。

4. 保持引流管通畅。如脓腔内渗血较多,可用生理盐水纱条或凡士林纱布填塞并作为脓腔引流物,一端留放体外。

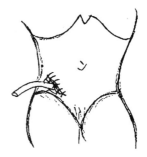

图 16-34 引流管另切口引出缝合固定

5. 如深部脓肿试穿时,不宜抽吸过多,以免脓腔缩小,不便寻找以避免造成副损伤。

【术后处理】

1. 术后继续应用抗生素,加强全身营养。

2. 保持引流通畅,直到无脓液时拔除引流物,引流不畅时,可注入生理盐水冲洗脓腔。

3. 必要时,戴上消毒手套,用手指探及脓腔,分开纤维隔,重新更换引流。操作时,切勿用止血钳盲目扩探。

六、腹腔穿刺术

【适应证】

1. 急腹症诊断不明或疑有腹腔内出血者。

2. 了解腹腔内积液性质。

3. 腹水过多者为了减轻腹胀。

4. 腹腔内注射药物。

【手术步骤】

1. 穿刺前膀胱排空,平卧位,稍侧向穿刺侧,在脐与髂前上棘连线中、外 1/3 处为穿刺点(图 16-35)。

2. 消毒皮肤,用连接 9 号普通针头的注射器垂直刺入腹腔,通过腹膜时有落空感,进腹后即可抽吸,如无液体吸出时,再边退边抽,或稍改变方向调整深浅。若为抽吸腹水减压,让患者取半卧位,局部浸润麻醉后,用较粗的穿刺针连接橡皮管进行穿刺抽吸,进针时注意先斜穿入皮肤,继而转为垂直穿过腹壁各层,以避免漏腹水(图16-36)。拔针后局部皮肤重新消毒,盖无菌纱布,用胶布固定。

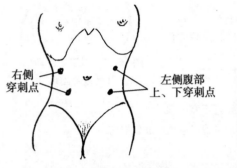

右侧穿刺点

左侧腹部上、下穿刺点

图16-35 常用腹腔穿刺点

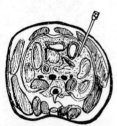

图16-36 腹腔穿刺进针

【手术技巧及注意要点】

1. 穿刺进入腹腔后需要调整方向时,切忌在腹腔内调整针尖方向,以免损伤肠管,正确的操作是将针尖退出腹腔后,在术者所需要方向进针。

2. 肠管高度扩张的患者禁忌腹腔穿刺,以免损伤脏器。

3. 急腹症者应先照腹部X线立卧位片后方才行腹穿。

4. 穿刺抽到的液体辨认困难时应行相关检验。

5. 一次性腹腔穿刺可能出现假阳性或假阴性结果,必要时应在不同的时间、不同的部位,甚至由不同的医师进行重复操作。

6. 若为腹水减压,注意进针时先斜插进入皮肤1cm后转为垂直穿过腹壁各层,以免高压的腹水漏出。

七、膈下脓肿切开引流术

（一）前侧腹膜外引流术

【适应证】

右肝上前间隙、右肝下、左肝上前及左肝下前间隙的脓肿。

【术前准备】

清洁术野皮肤。

【麻醉与体位】

局部麻醉或硬膜外麻醉，平卧位，季肋部垫高。

【手术步骤】

1. 取右肋缘下 2cm 斜切口，如脓肿在左侧，取左肋缘下斜切口，逐层切开皮肤、皮下组织、腹外斜肌、腹内斜肌、腹横肌及腹横筋膜，如脓肿靠内侧可切断腹直肌而不切断腹内斜肌，显露腹膜，但不切开腹膜。

2. 用手指在腹膜及膈肌之间向上分离。

3. 扪及脓肿后，先用针穿刺，如抽出脓液后，沿穿刺针切一小口，再用手指伸入脓腔，吸出脓液，放置引流管，并妥善固定（图 16-37、图 16-38），缝合切口。

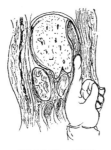 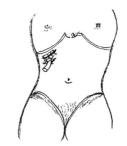

图 16-37 引流   图 16-38 放置引流管，缝合固定

【手术技巧及特别提示】

1. 要将脓腔的间隔分开，以保证术后引流通畅。

2. 术中如发现胸膜破裂，应予修补。

3. 如呼吸困难，则应安放闭式引流。

【术后处理】

1. 如有气胸并呼吸困难者,先抽出气体,必要时置放闭式胸腔引流。

2. 全身治疗。继续应用抗生素,再根据培养及药敏测定选择敏感抗生素。体弱患者应多次少量输入鲜血,以增加抗病力。加强营养饮食,鼓励患者起床活动,多做深呼吸运动。

3. 保持引流通畅。置引流管者,更换敷料时可用抗生素生理盐水冲洗,当脓腔缩小至 10ml 以下时,可拔除引流管,如置烟卷引流者,应及时更换被脓液浸透的敷料,根据排出脓液的多少及全身情况,逐步拔出引流条,行常规换药。

（二）后侧胸膜外腹膜外引流术

【适应证】

1. 右肝上后间隙脓肿,右肝下间隙以及腹膜外间隙脓肿,均可采用右右侧胸膜外腹膜外切开引流。

2. 左肝下后间隙脓肿,可采用左后侧胸膜外腹膜外切开引流(图16-39)。

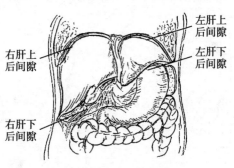

图 16-39 肝上、下间隙示意

【术前准备】

术野皮肤清洁。

【麻醉与体位】

可采用局部麻醉或全身麻醉,患者取左侧卧位,略向前倾斜 15°~

20°,垫起腰部。

【手术与步骤】

1. 切口。从胸口、腰、椎体棘突平面向腋后线做一斜形或弧形切口(图 16-40)。顺麻醉浸润处切开皮肤、皮下组织,拉开背阔肌和下后锯肌,显露出第 12 肋,顺肋骨切开骨膜,剥离骨膜并切除一段 5cm 左右肋骨(图 16-41)。

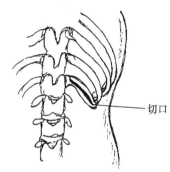

图 16-40　手术斜形切口

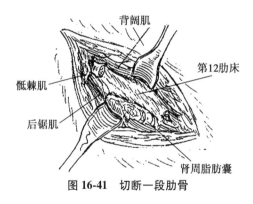

图 16-41　切断一段肋骨

2. 切除肋骨后,在齐第一腰椎平面处,横形切开第 12 肋骨后面骨膜,显露出深面的膈肌,切开脊柱附着部的膈肌,即为肾周脂肪囊上方,钝性分离即可见肾包膜的后壁(图 16-42)。

165

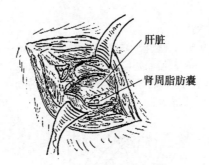

图 16-42 可见肾包膜的后壁

3. 用手指探查脓肿部位,将腹膜从膈面轻轻地推开向上分离,如为肝下肾前脓肿,应在肾上极向前向下分离(图 16-43、图 16-44),经上述方法分离后,明确脓肿部分。穿刺抽得脓液后,沿穿刺针切开一小口,用止血钳扩大,再用手指伸入脓腔,分开纤维隔。如脓腔较小,置放烟卷引流,脓腔较大应放入较大橡皮引流管(图 16-45)。

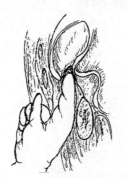 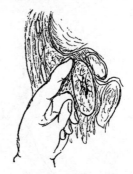

图 16-43 将腹膜从膈面轻轻 **图 16-44 在肾上极向前**
地推开向上钝性分离   **向下分离**

【手术技巧及注意要点】
需注意,在剥离肋骨骨膜时要特别小心仔细,尤其是肋骨的上肋缘和内面,以免损伤胸膜。其余的同"前侧腹膜外引流术"。

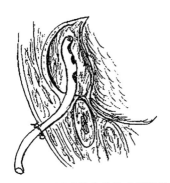

图 16-45　置放较大的橡皮引流管

【术后处理】

同"前侧腹膜外引流术"。

（三）经胸膈下脓肿引流术

【适应证】

右肝上高位脓肿,一般不采用此法引流。

【麻醉与体位】

可选用肋间局部麻醉或全身麻醉。患者取左侧卧位,向前倾斜 15°
左右,用布垫高腰部。

【手术步骤】

1. 根据脓肿的部位,沿第 8、第 9 或第 10
肋骨腋中线作一肋骨平衡的,长 8~10cm 的切
口,切除一段肋骨显露胸膜(图 16-46)。

2. 根据胸膜与膈肌有无粘连,可分为
一期和二期手术,如发现已有粘连,可行一
期手术,即直接在粘连部穿刺,抽出脓液后,
沿穿刺针切开粘连的胸膜和膈肌引流脓肿。
如无粘连,则用碘酒涂抹胸膜,再用纱布填
塞伤口(图 16-47),旨在给肋膈角胸膜与膈
肌产生粘连提供诱因。待 5 天左右粘连形
成而行二期手术,即从原切口进入,通过粘

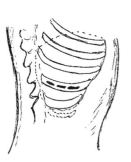

图 16-46　切口

（虚线所示）

连的胸膜膈肌,先用穿刺针抽取脓液后,沿穿刺针切开脓肿壁,血管钳扩开胸腔,用手指伸入脓腔,分离纤维隔,吸净脓液,放置引流物(图16-48)。

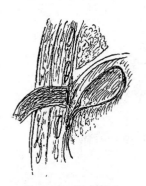 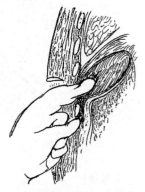

图 16-47　纱布填塞　　　　图 16-48　手指分离纤维隔

【手术技巧及注意要点】

脓腔间隔要分开,确保引流通畅。

【术后处理】

同"后侧胸膜腹膜外切开引流术"。

(四)经腹腔膈下脓肿切开引流术

【适应证】

肝间隙主要是肝下间隙脓肿。

【麻醉及体位】

局部或硬膜外麻醉,仰卧位。

【手术步骤】

1. 取肋缘下斜切口到腹膜。

2. 探查腹膜是否与脓肿壁粘连,如有粘连行穿刺抽出脓液后,沿穿刺针切开引流。如无粘连切开腹膜,找到脓腔部位,穿刺抽出脓液证实后,切开脓肿,吸引器伸入切口部位吸出,以避免脓液外溢,伸入手指探查,并分开纤维隔。

3. 脓腔内放置橡皮引流管,用盐纱条拭净术野,引流管可在腹壁另切口引出固定。

【手术技巧及注意要点】

同"前侧腹膜外引流术"。

【术后处理】

同"前侧腹膜外引流术"。

八、阑尾脓肿切开引流术

【适应证】

1. 诊断为阑尾脓肿确立,经抗生素治疗,脓肿不仅未缩小,反而增大者。

2. 阑尾脓肿并持续高热,并有明显中毒症状,肿块大并有明显波动感。

3. 一般采用非手术治疗,当疼痛明显,肿块边界清楚,叩诊实音,说明已与局部粘连。

【术前准备】

禁饮食,清洗皮肤,必要时安置胃管及尿管。

【麻醉与体位】

局部麻醉或硬膜外麻醉,仰卧位。

【手术步骤】

1. 在右下腹肿块隆起明显处做切口,位于髂嵴之上内方,长4~5cm,切开皮肤、皮下组织、腹外斜肌,分开腹内斜肌和腹横肌,显露出腹膜。

2. 如腹膜水肿、增厚、变脆,提示腹膜与脓肿有粘连,可用针试穿,确定抽出液是脓液还是肠液。如为脓液即可沿穿刺针切一小口(图16-49),将吸引器头伸入切口,使切口稍扩大,再用手指探查脓腔。

3. 根据脓腔情况,可适当扩大切。如寻找阑尾困难,不要勉强,如发现盲肠部有阑尾端断口的残端,应稍加清洗后,间断缝合。将其缝闭,如缝合困难不要勉强缝合,清除

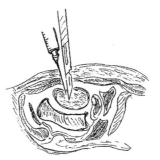

图16-49 穿刺抽出脓液后沿穿刺针切一小口

坏死物及阑尾,置放引流管即可。

【手术技巧及注意要点】

1. 切开腹膜后,如有大网膜覆盖可将其分离、结扎、切断,以显露出脓肿,如有肠管应仔细分开显露脓肿,切忌损伤肠管。

2. 切开脓肿前,必须先行穿抽,获得脓液后方可切开,以免损伤内脏。

3. 切开脓肿时,应充分吸出脓液,防止污染腹腔。

【术后处理】

1. 继续应用抗生素。

2. 引流物在术后 3~5 天开始逐渐拔除,5~7 天完全拔除。

3. 如切口发生感染,应及时拆除缝线,撑开切口,以资引流。

4. 如置放有导尿管应尽早拔除。

九、盆腔脓肿切开引流术

(一)经直肠盆腔脓肿切开引流术

【适应证】

小的盆腔脓肿,经保守治疗无效者。

【术前准备】

1. 术前一天禁食。

2. 术前晚灌肠通便,术晨再次灌肠清洁肠道。

3. 术晨留置尿管,排空膀胱。

【麻醉及体位】

肛周局部浸润麻醉,截石位。

【手术步骤】

1. 扩肛。用右示指伸入直肠,再次确定直肠前脓肿的部位和范围,然后用手指扩张肛门,使括约肌松弛直到能进入 4 指。

2. 脓肿穿刺。放入肛门镜,显露直肠前壁脓肿隆起的部位,用长穿刺针在隆起部位试行穿刺,当抽得脓液后,用尖刀头端顺穿刺针插入脓腔,切开直肠壁,排吸出脓液。

3. 用弯血管钳扩大切口,伸入手指分开脓腔内纤维隔,将脓液排尽后,于脓腔内放入橡皮引流管或香烟引流(图 16-50)。

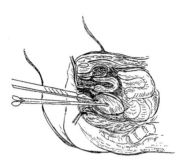

图 16-50 排净脓液后,于脓腔内放入橡皮引流管另切口引出

【手术技巧及注意要点】

1. 切开脓腔前必须先穿刺,抽出的液体应仔细鉴别。如穿抽为肠内容物,应改为经腹腔脓肿切开引流术。

2. 切开直肠前壁的方向应尽量向前上方及避免在肠壁上横切口,切开应大,位置应低,以利引流通畅。

3. 腹腔脓肿间隔要分开,保证术后引流通畅,但分离血管钳操作时,切忌损伤盆腔内脏。如男性患者,可从尿管内注入生理盐水 200~300ml,是否有从切口流出,如有生理盐水流出,说明有膀胱破损,应放置引流后,开腹修补膀胱。

【术后处理】

1. 术后 48 小时内进流食。

2. 半卧位,以利引流,术后 3 天如无脓液流出,检查引流物是否通畅。

3. 必要时可用手指扩大引流口,如通畅又无脓液,可以不再放置引流物。

(二)经阴道盆腔脓肿切开引流术

【适应证】

1. 同"经直肠盆腔脓肿切开引流"。

2. 已婚女性的盆腔脓肿,后穹隆突出明显者。

【术前准备】

同"经直肠盆腔脓肿切开引流"。

【麻醉与体位】

一般无须麻醉,必要时骶管麻醉,体位同前。

【手术步骤】

1. 扩开阴道并常规消毒,用子宫颈钳夹住宫颈后唇向前提起,在后穹隆处用长针进行穿刺。

2. 穿刺抽得脓液后,用一有槽探针顺穿刺针插入脓腔,拔除穿刺针头,用尖刀头沿针槽切开脓腔(图 16-51)。

3. 用右手指伸入脓腔,扩大切口,分开脓腔纤维隔,吸净脓液,置放香烟引流物或橡皮乳胶引流管。

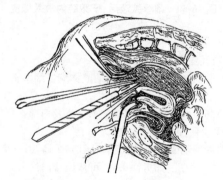

图 16-51　用尖刀沿针槽切开脓腔

【手术技巧及注意要点】

同"经直肠盆腔脓肿切开引流术"。

【术后处理】

同"经直肠盆腔脓肿切开引流术"。

(三)经腹切开引流术

【适应证】

1. 脓肿较浅,在耻骨上可触及。

2. 直肠指诊不易扪清脓肿的位置。

3. 需要进行盆腔探查的患者。

4. 经直肠或阴道切开时,疑有副损伤者。

5. 盆腔脓肿较大且占据范围较宽者。

【术前准备】

同"经直肠盆腔脓肿切开引流术"。

【麻醉与体位】

局部麻醉或椎管麻醉,平仰卧位。

【手术步骤】

1. 在耻骨上做正中切口,长 5~7cm。

2. 切开腹壁后,先找到膀胱或子宫并向前下方推开,保护好盆腔。

3. 探查时沿直肠前壁向下至直肠膀胱或直肠子宫膀胱陷凹,用大弯血管钳分开脓腔,吸净脓液,或冲洗脓腔后拭净,置放橡皮引流管于脓腔底部,引流管另切口引出固定(图 16-52)。

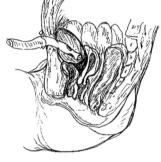

图 16-52 经腹引流管固定

【手术技巧及注意要点】

1. 开腹后见有小肠与脓肿粘连时,应仔细分离以免损伤肠壁。

2. 手指探查脓腔,分离纤维隔,吸净脓液。

3. 一般不需冲洗脓腔,拭净即可,以免污染腹腔。

【术后处理】

保持引流通畅,引流量较少,5~7 天后可拔除引流管,过早拔除,有发生残余脓肿的可能,故在拔管前应再次确认。

十、大腿深部脓肿切开引流术

【适应证】

大腿股部脓肿是好发部位,一旦股部肿胀,B 超检查及穿刺抽得脓液者,均应切开引流。

【术前准备】

1. 合理应用抗生素。

2. 全身情况衰弱者,应加强全身支持治疗。

【麻醉与体位】

1. 成人一般情况下以局部浸润麻醉为宜。

2. 如全身情况欠佳,门诊手术室条件较好,可选用腰部阻滞麻醉。

3. 小儿可采用静脉麻醉辅加局部浸润麻醉。体位为平卧位或俯卧位。

【手术步骤】

以股内侧深部脓肿为例:

1. 皮肤消毒铺无菌巾。

2. 局部穿刺抽得脓液后留针,切口方向应根据脓肿部位,与股动脉、股静脉和股神经或其他主要血管、神经走行方向平行,以免损伤(图16-53)。

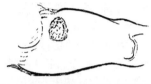

图 16-53 选定切开引流的部位

3. 分开肌层,切开脓肿。切开皮肤、皮下组织后,注意避开大隐静脉,股静脉和股动脉或其他主要血管、神经,找到肌层深部脓肿的部位,将脓肿壁做一纵向小切口,用止血钳分进脓腔内排出脓液,再用手指伸入脓腔分离纤维间隔,再扩大脓肿壁切口,使之引流通畅(图16-54~图16-57)。

4. 置放引流条。如创口有出血用血管钳夹后结扎,一般情况脓腔内用盐纱条填塞既可止住小的渗血,又可达到引流作用。

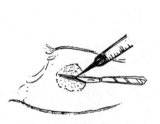

图 16-54 穿刺抽吸证实有脓液后、切开皮肤

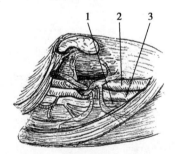

图 16-55 注意避开股神经血管

1. 股神经;2. 股静脉;3. 股动脉

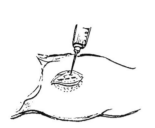

图 16-56　在脓肿壁切
一小口

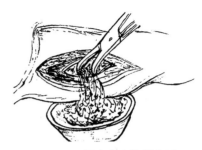

图 16-57　用中弯血管钳分开
脓肿切口,排出脓液

【术中注意要点】

1. 深部脓肿切口的方向应与动静脉和神经的走行平行,以免损伤血管神经。

2. 切开脓肿前,应注意邻近重要组织的解剖关系,尤其是不能损伤神经和血管。

3. 如股内侧深部脓肿,应注意股动静脉和神经,腘窝脓肿要注意腘动静脉和胫神经等。

【术后处理】

术后第 2 天更换敷料,根据脓液的多少、脓腔的大小、肉芽组织的生长及色泽来选择填塞脓腔的引流物,直至愈合为止。其间注意营养的支持,减少或减轻活动度。

十一、新生儿皮下坏疽切开引流术

新生儿皮下坏疽是新生儿时期特有的严重感染症之一,细菌多为金黄色葡萄球菌,偶尔为铜绿假单胞菌或草绿色链球菌,这类细菌在皮下脂肪和结缔组织内,引起广泛坏死,对患儿的生命威胁极大。病变常发生于腰骶、背及臀部。治疗方法除控制感染、提高全身免疫抵抗力外,应及早在病变处做充分引流,减轻炎性张力;切忌等待病变处出现波动再做切开引流(图 16-58)。

【适应证】

1. 新生儿皮下坏疽者都应切开引流。

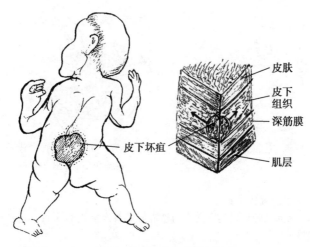

图 16-58 新生儿皮下坏疽

2. 婴幼儿皮下蜂窝织炎并积脓者应切开引流。

【术前准备】

1. 术前应用抗生素。

2. 有条件的医院应备新鲜血 30~50ml，以补充切开引流时的失血。

3. 为减少术中渗血，缩短手术时间，应于术前预先将小的凡士林纱条做好，以便引流时用（图 16-59）。

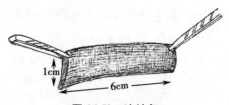

图 16-59 油纱条

【麻醉与体位】

基础麻醉辅以面罩给氧。体位一般采用俯卧位，一侧垫高，面部转向垫高侧。

【手术步骤】

1. 皮肤消毒铺无菌巾。

2. 在病变中心用尖刀电沿皮纹做长 1~1.5cm 的多个小切口,切口之间距离 2~3cm,各切口应交错排列,不在一个平面上。边切开边放凡士林引流条,以减少失血量(图 16-60)。

3. 也可做两个切口间的对口引流(图 16-61、图 16-62)。切开的范围应切至病变区与正常皮肤交界的边缘部分(图 16-63)。最后用敷料包扎。

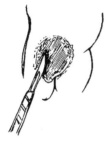

图 16-60　在正常皮肤与病变
交界处切口引流

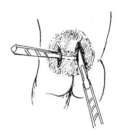

图 16-61　对口引流切口

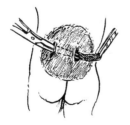

图 16-62　对口引流

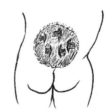

图 16-63　多切口引流完成

【术中注意要点】

1. 新生儿的胸壁较薄,切开引流时用弯血管钳的尖端应向上,以免在分离背部皮肤时误刺入胸腔。

2. 病灶区皮肤不要完全分离,以免引起大块皮肤坏死。

3. 手术操作要轻柔,不要反复在病灶区挤压,尽可能地缩短手术时间。

【术后处理】

1. 全身适当地应用抗生素,继续控制感染。

2. 提高全身抵抗力,增强营养,补充维生素 B、维生素 C、维生素 K,必要时输全血或血浆。

3. 精心治疗与护理,以防止并发败血症与硬肿症等。

4. 术后 24 小时首次换药,去除外层敷料,擦净切口周围的外层分泌物后,松动引流条,更换敷料包扎,一般术后 48 小时可取出引流条。根据分泌物多少和病变区炎性反应情况,决定是否重新放置凡士林纱布小条引流。每天换药 1 次,一周后炎症多能消退,伤口逐渐愈合,如皮肤创面较大,待创口肉芽新鲜清洁后,可行皮瓣移植,以缩短愈合时间。

20 世纪 80 年代初,笔者曾收治一例 3 岁的男性患儿,因颈背部蜂窝织炎并发皮下组织化脓感染积脓,行颈背部切开排脓后,盐水纱布填塞(图 16-64)1 周后不但脓腔未缩小,且向下至腰骶部扩散。因此,在上级医师的指导下,患儿行腰骶部病变处切口,上、下对口长条盐水纱布填塞引流(图 16-65),均每日或间日更换敷料,1 个月后愈合出院。

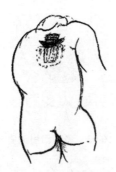 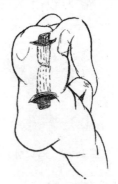

图 16-64 颈背部脓肿切开　　图 16-65 腰骶部切口,上下
　　纱布填塞引流　　　　　　　对口纱布填塞引流

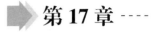

第17章

体表肿物切除术

一、浅表小肿物切除术

【适应证】

皮肤皮下结节性肿块,皮脂腺囊肿无感染者,皮肤疣状痣,皮肤乳头状瘤,皮肤纤维瘤,皮肤良性肿瘤或肿物等。

【手术步骤】

1. 患者仰卧位,或舒适,有利于肿物暴露的体位,皮肤消毒,铺无菌巾,局部浸润麻醉。

2. 沿皮纹方向,以肿物为中心做菱形切口,切除皮肤的宽度以缝合后皮肤平整为宜,注意不可破损肿物,要紧靠肿物的组织进行分离,直至完整切除(图17-1~图17-3)。

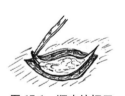

图17-1 顺皮纹切口

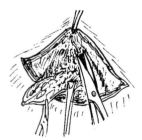

图17-2 分离病变周围组织

3. 间断缝合切口,缝合时切口内可带少许基底组织(图17-4),如较大的肿物可于皮下放置橡皮引流物(图17-5)。切口覆盖无菌敷料,

179

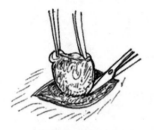

图 17-3　紧靠肿物分离

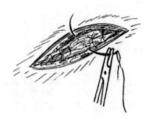

图 17-4　缝合基底部组织

图 17-5　皮下置放橡皮引流间断缝合切口

适当加压包扎。

【注意要点】

此类小手术应保证完整切除病灶的前提下,尽可能地保留正常皮肤,以防伤口张力过大缝合困难,影响美观。

二、鸡眼与胼胝切除术

【适应证】

痛感明显,行走不便,经保守治疗无效者。

【术前准备】

1. 术前 3 天起,停用局部外用药,每天温水洗脚并修剪趾甲。

2. 术前 30 分钟用温水泡脚,使皮肤软化。

3. 如有合并感染,需控制感染后手术。

【麻醉与体位】

局部浸润麻醉,俯卧位有利于足掌向上。

【手术步骤】

1. 距鸡眼边缘约 2mm,以鸡眼为中心做梭形切口,其纵轴应与皮纹一致,切口深达皮下组织(图 17-6)。

2. 用有齿镊子提起切开的皮肤,逐一切除鸡眼,如有小血管出血,无须处理,将皮肤和皮下组织一起缝合即可止血(图 17-7、图 17-8)。

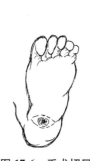

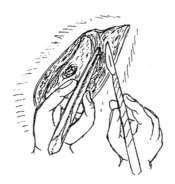

图 17-6 手术切口
（虚线所示）

图 17-7 逐一切除鸡眼病灶

3. 如顽固性鸡眼,其基底部往往并有骨性隆起,可适当凿除部分隆起的骨质,然后缝合切口,勿留孔腔(图 17-9、图 17-10)。

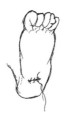

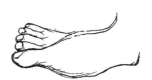

图 17-8 将皮肤及皮下组织
一并缝合以利止血

图 17-9 骨性隆起

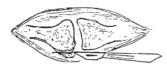

图 17-10 适当凿除部分隆起的骨质

4. 足掌跆指关节的足掌面也是鸡眼的好发部位;应沿鸡眼周围分离直至根部,如根部断裂,可用尖刀剔出,不可残留,以免再发,出血点需结扎,缝合切口即可止血。可用大弯三角针 4 号丝线缝合切口(图17-11~图 17-13)。

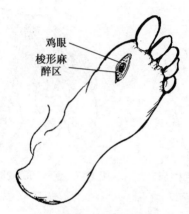

图 17-11 局部浸润麻醉

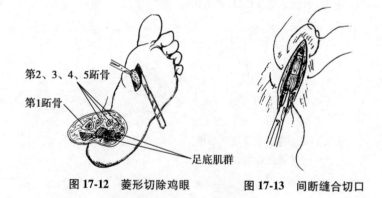

图 17-12 菱形切除鸡眼 图 17-13 间断缝合切口

【手术技巧及注意要点】

1. 切除应紧靠鸡眼缘,尽量保留正常皮肤,间断缝合。

2. 切除要彻底,否则易复发。如皮肤过紧应做挖除术,让其自行愈合。

3. 如多处鸡眼需手术,一次切除以不超过 3 个为宜。

【术后处理】

1. 术后 3 天内尽可能休息。

2. 定期换药,术后 11~12 天拆线。

3. 术后宜穿宽松鞋,以防止鸡眼复发。

三、寻常疣切除术

【适应证】

1. 经冷冻、激光治疗后效果不佳或复发者。

2. 影响美观或工作者。

【术前准备】

1. 术前 3~4 天停外用药,清洁局部皮肤。

2. 术前 30 分钟用温水浸泡,以软化角质层。

【麻醉与体位】

局部浸润麻醉,根据病变部位取适当位置。

【手术步骤】

1. 常规消毒后,在疣的基底部位浸润麻醉。

2. 钝性剥离法　用短平镊在疣的周围与正常皮肤交界处用力加压,直至疣与正常皮肤分离,完全脱离为止。消毒加压包扎。

3. 切除法　在疣的边缘增厚的皮质层外缘切开,最好取梭形切口,钝性分离皮下组织,将疣基底部与皮下脂肪一并切除,间断缝合皮肤(图 17-14)。

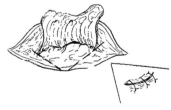

图 17-14　将疣的基底与皮下脂肪一并切除,间断缝合皮肤

【手术技巧及注意要点】

如遇有足趾或手指端伴有外生性骨疣的寻常疣,应同时切除或用咬骨钳咬除骨疣,以免复发。

【术后处理】

适当休息,抬高患肢,切口较小的可不缝合,用凡士林纱布填塞,加压包扎即可。

四、皮肤肿瘤切除术

(一)乳头状瘤切除术

【适应证】

皮肤乳头状瘤治疗方法较多,临床约有 10% 的患者发生恶变,因此,在治疗上应手术切除。

【术前准备】

清洁术野皮肤。

【麻醉与体位】

局部浸润麻醉,根据病变部位取适当体位。

【手术步骤】

从肿瘤的基底部连同皮肤全层切除,全层缝合切口包扎。

【手术技巧及注意要点】

如肿瘤基底部较细者,可在局部麻醉下采用电烙或激光切除即可。

【术后处理】

定期换药,7~9 天拆线。

(二)基底细胞乳头状瘤切除术

【适应证】

基底细胞乳头状瘤又名老年疣,无临床症状者无特殊治疗,但仍有癌变的可能,治疗最佳方法是手术切除。

【手术步骤】

常规消毒,局部浸润麻醉,从基底部连同全层皮肤一并切除,也可局部冷冻疗法。

【术后处理】

定期换药。

（三）皮脂腺囊肿切除术

【适应证】

皮脂腺囊肿反复继发感染,或不能排除恶性变的可能者。

【麻醉与体位】

一般采用局部浸润麻醉,根据病变部位选用适当体位。

【手术步骤】

1. 做一以囊肿为中心的梭形切口,切开皮肤,轻柔地分离,即用弯蚊式钳轻轻地分开切口两侧,再顺囊壁分开皮肤(图 17-15、图 17-16)。

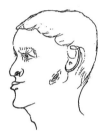

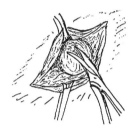

图 17-15　以囊肿为中心的　　图 17-16　顺囊壁分开皮肤
梭形切口

2. 用刀片或剪刀扩大切口,用小弯血管钳顺囊壁分离直至分出囊肿,无感染的囊肿都能顺利完整切除(图 17-17)。

3. 间断缝合皮下组织及皮肤,如残留腔较大可置放引流。如面部无残留无效腔,可用可吸收线皮内缝合,以避免影响美观。

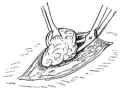

图 17-17　完整切除囊肿

【手术技巧及注意要点】

1. 因囊壁周有一层较致密的纤维组织,应细心剥离,完整切除,如有囊壁残留,术后可能复发。

2. 原则上并发较重的感染暂不能手术,如术中发现有囊肿合并感染,可不缝合,放生理盐水纱条引流。

3. 术中分离不慎囊壁破裂,应钳夹住破口,擦拭净囊内流出物,继续手术。

【术后处理】

定期换药,术后 5 天左右拆除切口缝线。如有复发,可择期手术。

(四)脂肪瘤切除术

【适应证】

1. 诊断明确的脂肪瘤。

2. 影响劳动和美观者。

3. 部脂肪垫为脂肪组织浸润性增生,一般不要手术切除。

【麻醉与体位】

局部浸润麻醉,根据病变取适当体位。

【手术步骤】

1. 切开皮肤,用蚊式或中弯血管钳扩开切口,即见淡黄色团块突出,即为脂肪瘤。

2. 用中弯血管钳钝性分离,直达脂肪包膜,脂肪瘤一般均有完整的包膜,可用示指包膜外钝性分离,直至将脂肪瘤完整摘除(图 17-18~图 17-21)。示指分离更适于肿瘤较大或位置较深的脂肪瘤,分离时要注意顺瘤体分叶形态进行,以防止遗漏。

3. 如较大的脂肪瘤基底部常有较大的营养血管,应妥善结扎。

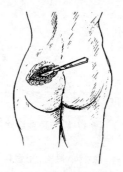 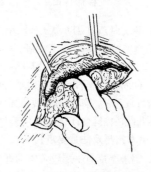

图 17-18　沿皮纹切开皮肤　　图 17-19　手指分离脂肪瘤

【手术技巧及注意要点】

1. 术前准备后,在麻醉时,应正确判断脂肪瘤的位置,防止浸润麻醉后组织的肿胀分辨切口线路不清,可先于皮肤表面划线定位。

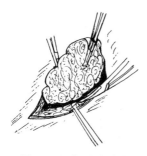

图 17-20　切除脂肪瘤

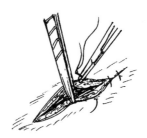

图 17-21　缝合切口

2. 对于腹股沟部的脂肪瘤,应当注意鉴别大网膜与股疝的粘连,查体时易误认为脂肪瘤。

3. 如为分叶状的脂肪瘤,瘤体切除不彻底,术后可复发长大,如术中肿瘤界限不清,宁可切除可疑脂肪瘤组织,也不要残留肿物。

4. 止血彻底,否则术后易发生皮下血肿。

5. 较深的切口创面应放置橡皮引流。

【术后处理】

1. 定期更换敷料。

2. 术后 24~48 小时拔除引流物。

3. 术后 7~9 天拆除缝线。

（五）神经纤维瘤及纤维瘤切除术

【适应证】

1. 神经纤维瘤起源于神经纤维鞘膜,多为单发,手术切除效果满意。

2. 如为多发,不适于手术,但病变巨大又局限者,也可考虑手术。

3. 纤维瘤是由纤维组织构成的良性肿瘤,病理检查边界虽清楚,但无明显包膜,且与低恶性纤维肉瘤不易鉴别,故一旦诊断明确,应早期手术切除为宜。

【术前准备】

清洁术区,备皮。

【麻醉与体位】

一般选局部麻醉,体位适当即可。

187

【手术步骤】

1. 沿皮纹或肿瘤长轴做切口,切开皮肤、皮下组织,仔细分离到肿瘤的表面(图 17-22),肿瘤与神经相连,呈纺锤形,白色,质地较硬,沿肿瘤做钝性分离,紧靠神经将瘤体切除(图 17-23),逐层缝合切口。

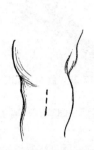 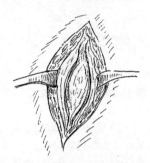

图 17-22　虚线示切口　　**图 17-23　紧靠神经肿瘤切除瘤体**

2. 纤维瘤切除术　在局部麻醉下,切开皮肤及皮下组织,切除肿瘤周围适量组织,创口彻底止血,全层逐一缝合切口。

【手术技巧与注意要点】

1. 肿瘤发源于较粗大的神经支,不要损伤神经,如不慎损伤神经需做修复术。如术中发现肿瘤发源于小的神经支,可连同肿瘤一并切断,不会引起功能障碍。

2. 纤维肿瘤无包膜,切口应稍大些,切下的肿瘤必须做病理检查。

3. 如病理检查为低度恶性纤维肉瘤,则应做局部广泛切除。如纤维瘤切除术后复发,也应视为最低恶度的纤维肉瘤,行再次局部广泛切除。

【术后处理】

定期换药,术后 7~9 天拆线。

五、血管瘤切除术

【适应证】

1. 血管瘤生长较快者。

2. 经放射、冷冻和硬化剂治疗无效者。

【术前准备】

1. 对血管瘤的范围、大小及其与邻近组织的关系,术前应明确,必要时血管造影了解是否合并动静脉瘘的形成。

2. 如遇有较大的深动脉瘤,术前应备血。

【麻醉与体位】

较小的血管瘤可选用局部麻醉,较大的血管瘤根据部位的不同可选用臂丛阻滞麻醉或腰椎麻醉、全身麻醉。体位应易显露位置。

【手术步骤】

1. 沿血管瘤表面纵轴做一与瘤体大小相近的皮肤切口,如皮肤被肿瘤侵及,应取梭形切口(图 17-24)。

2. 在皮下组织中找到紫红色,似桑椹状的血管瘤,再从其周围正常组织中进行钝性和锐性结合分离,结扎切断与血管瘤相交通的血管(图 17-25)。

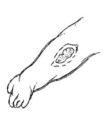

图 17-24　梭形切口
（虚线所示）

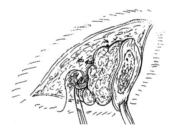

图 17-25　钳夹切断与血管瘤
相交通的血管

3. 将血管瘤完整切除,彻底止血,缝合残腔,必要时置放引流。

【手术技巧及注意要点】

止血彻底以防止复发,术中宜分离血管,不要过多钳夹,钳夹易引起出血,可用细针线缝扎止血。

【术后处理】

1. 为防止出血致感染,必要时加压包扎。

2. 术后 7~9 天拆线,术后应限制局部活动。

3. 术后有复发的患者,可先放射、冰冻或激光治疗,必要时行二次手术。

六、淋巴结活检术

【适应证】

1. 诊断不明确,长时间的淋巴结肿大,质地较硬者。

2. 既往有癌肿病史,区域内出现淋巴结肿大者。

【术前准备】

清洁局部皮肤,选择适当淋巴结并做好标记。

【麻醉与体位】

局部浸润麻醉。置于适当体位便于操作。

【手术步骤】

1. 根据拟切取淋巴结的位置,以淋巴结为中心,做沿皮纹方向一致切口(图17-26)行钝性分离,以显露将要切除的淋巴结。

2. 用平镊轻轻地夹提淋巴结,逐一游离切除(图17-27)。

3. 创面止血,缝合切口。

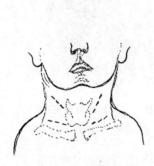

图 17-26 做沿皮纹方向
一致切口(虚线所示)

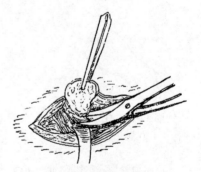

图 17-27 轻轻地钳夹淋巴结,
逐一游离切除

【手术技巧及注意要点】

1. 原则上应完整切取淋巴结,不要部分切除,以防止淋巴结瘘,影响愈合。

2. 术中尽量不要夹碎淋巴结,以免影响病理诊断。切取时可用平镊轻轻地夹或缝牵引线,以便于切取淋巴结。

3. 如患者将被切取的淋巴结位于胸锁乳突肌的中部外侧,应注意不要损伤副神经,在锁骨上窝切取时勿损伤颈内静脉等结构。

【术后处理】

抗炎,切口局部包扎,视情况 7 天左右拆线。

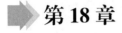

第18章

腋臭切除术

腋臭亦称"狐臭",又称局部臭汗症,主要为腋下大汗腺分泌物经皮面附生细菌作用后,产生不饱和脂肪酸而放出异常气味。

治疗的方法多,如药物、X线、冷冻、激光和手术治疗等。手术切除是彻底的治疗方法,既往多采用有毛区的单纯梭形切除,将创缘拉拢缝合的方法治疗腋臭。但因此法缝合创口张力大,影响伤口愈合,以及上肢活动不适,故一般都不宜采用。根据多年的临床经验及文献论证,以下几点方法临床疗效满意,患者乐于接受。

一、梭形皮肤切除Z形成形术

【适应证】

腋臭。

【术前准备】

剃去腋毛,清净腋下皮肤。

【麻醉与体位】

局部麻醉,平卧,头颈及肩部垫高,上肢外展上举,手掌置放于头后部,充分显露腋窝三角处。

【手术步骤】

1. 常规消毒术野,铺无菌巾。

2. 将腋下皮肤的有毛区做一梭形切口,切开皮肤、皮下组织,彻底止血,在切口两侧,分别做一不在同一水平的侧切口,形成两个A、B三角形皮瓣,基顶角约60°(图18-1)。

3. 切口止血后将皮瓣移位,缝合皮下组织、皮下和皮肤,包扎切口(图 18-2)。

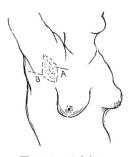

图 18-1　手术切口

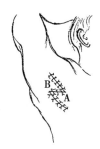

图 18-2　皮瓣移位、缝合皮下和皮肤

二、S 形皮瓣真皮层切除术

【适应证】

本术式适于腋毛范围较大,估计梭形切除 Z 形成形术缝合切口的张力大者。

【术前准备】

同"梭形皮肤切除 Z 形成形术"。

【麻醉与体位】

同"梭形皮肤切除 Z 形成形术"。

【手术步骤】

1. 于腋窝腋毛处做一 S 形切口(图 18-3)。翻起 S 形上半部皮瓣,用组织剪式刀片切除有毛处真皮层,即将全部所属的汗腺及毛囊去除,仅留下中厚层皮瓣(图 18-4)。

2. 用同样方法处理 S 形下部皮瓣(图 18-5)。

3. 至此,腋窝大部分真皮层和汗腺已被切除。将创口彻底止血,缝合皮肤(图 18-6),用敷料覆盖,加压包扎。

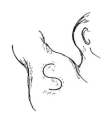

图 18-3　S 形切口

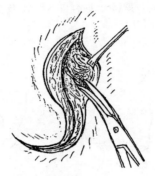

图 18-4 切除毛囊汗腺、仅留下中厚层皮瓣

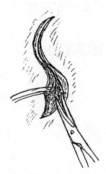

图 18-5 同法处理
S 形下部的皮瓣

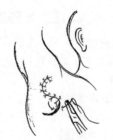

图 18-6 间断缝合皮肤

三、梭形皮瓣真皮层切除术

【适应证】

腋臭。

【术前准备】

同前。

【麻醉与体位】

同前。

【手术步骤】

1. 先于腋窝处做好梭形范围的标记线。

2. 将梭形范围三等份画两条平行线,麻醉后按平行线做一"//"形切口。

3. 先翻起"//"形的上半部,再中部及下部皮瓣,用组织剪或刀片切除所属范围的真皮层,将全部汗腺及毛囊切除,只留下中厚层皮瓣。腋窝的大部分真皮和汗腺切除后,彻底止血,缝合皮肤,覆盖敷料,加压包扎切口。

四、各半表皮瓣切除、真皮刮除术

【适应证】

腋臭。

【术前准备】

同前。

【麻醉与体位】

同前。

【手术步骤】

1. 在局部麻醉前,先用标记笔画好切口,即 1/2 梭形表皮瓣切除,1/2 皮瓣真皮刮除。

2. 先从梭形切口中线切开,切去切口线内侧或外侧一半皮肤和皮下组织。翻起皮瓣另半侧,剪去皮下组织后,再用刀刃刮去真皮面,直至出现多乳头状突起为止。

3. 创面彻底止血,缝合皮瓣,用敷料覆盖,加压包扎。

【手术技巧及注意要点】

1. 腋臭手术是多毛区范围。术前备皮及清洁皮肤不可忽视。

2. 手术小,注意无菌操作,彻底止血,以防感染和瘢痕挛缩,不但影响美观,还出现肢体活动不适等。

3. 做切口前要做好评估,以恰当的应用梭形切除、1/2 皮瓣切除、Z 形切口成形术。如切口缝合有张力者,应采用 S 形切口。

4. S 形切口、"//"形切口和 1/2 皮瓣切除的翻转皮瓣范围宜大一些,应把有毛区皮肤真皮层切除。

5. 腋窝三角内有腋动脉、静脉和臂丛神经等重要的组织结构,切口不宜过深,以免损伤重要组织。一旦不慎有损伤出血,应仔细止血,必要时修复血管等。

6. 创面止血彻底,加压包扎适当。

【术后处理】

1. 术后腋窝覆盖敷料,可用强力绷带包扎,上肢轻度外展,有利于敷料的固定。

2. 注意伤口感染,可酌情应用抗生素。

3. 术后 9~14 天分次拆线。

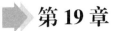

第 19 章

腹外疝手术

一、小儿腹股沟斜疝修补术

【适应证】

小儿腹股沟斜疝多为先天性腹膜鞘突未闭所致,疝囊与精囊和睾丸紧密相依。小儿处于发育过程,所以手术时,仅需高位结扎疝囊,也不需切除疝囊和修复腹股沟管后壁。常用方法有腹股沟疝囊高位结扎,此法为首选。另一方法经腹腔疝囊高位结扎。

【术前准备】

1. 常规术前检查,除外手术禁忌证。

2. 术区备皮,注意勿划伤皮肤,以免影响愈合。

3. 必要时在术前置放尿管,排空膀胱,便于手术。

【麻醉与体位】

局部麻醉或基础麻醉。仰卧位。

(一)经腹股沟疝囊高位结扎术

【手术步骤】

1. 切开,显露疝囊　在耻骨上相当于腹直肌外缘处的皮肤自然皱襞做斜切口,较成人的切口略高和稍平(图 19-1)。切开皮下浅筋膜后,可见腹外斜肌腱膜及较成人比例为大的外环口。小儿腹股沟管较短,多在 1cm 左右,用小拉钩向上外方向拉开外环,用止血钳分开提睾肌,显露出精索和疝囊(图 19-2)。

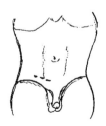

图 19-1　手术切口
（虚线所示）

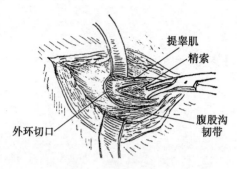

图 19-2 显露精索及疝囊

2. 分离疝囊 用止血钳提起剪开,以扩大疝囊切口,并将其边缘用止血钳提起,平铺展开,在内环和外环之间,用一把止血钳伸到疝囊壁和精索之间,环绕疝囊分离并将疝囊壁横断(图 19-3)。上半段疝囊可用纱布或手指将其与精索钝性分离至疝囊颈部(图 19-4)。

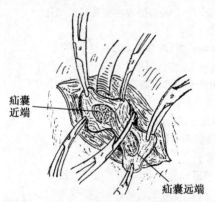

图 19-3 钝性分离疝囊并将疝囊壁横断

3. 结扎疝囊颈 用左手示指伸入疝囊,将囊内容物推回腹腔,再将疝囊颈部拧绞后贯穿缝扎(图 19-5)。剪去多余的疝囊,下半部疝囊止血后放回原位。检查精索,不要扭曲,以防睾丸血运障碍。

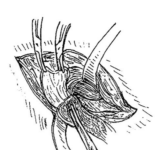

图 19-4 分离疝囊至疝囊颈部

4. 缝合切口 仔细止血后,缝合提睾肌和腹外斜肌腱膜(图 19-6)。逐层缝合皮下组织和皮肤。

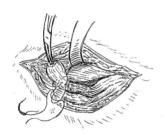

图 19-5 缝扎疝囊颈部

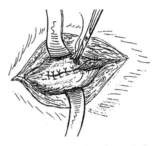

图 19-6 缝合腹外斜肌腱膜

【术中注意要点及术后处理】
同"腹股沟斜疝修复术"。

(二)经腹腔疝囊高位离断术

【手术步骤】

1. 切口 该切口比经腹股沟路径的切口稍高,在病侧腹股沟管内环口上方约0.5cm 处,做长 3~4cm 的横切口(图 19-7)。切口的内侧端起于腹直肌外缘,切开皮肤和浅筋膜后,根据切口的大小切开腹外斜肌腱膜(图 19-8)。顺肌纤维方向切开腹内斜肌,线性分离,上下拉开。沿皮肤切口横向切开腹横机和腹膜进入腹腔。

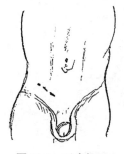

图 19-7 手术切口

（虚线所示）

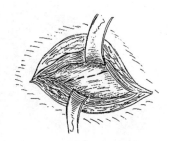

图 19-8 切开腹外斜肌腱膜

2. 显露疝囊口 用蚊式钳或中弯止血钳提起切口下缘的腹膜向下牵拉,即可见内环口处的疝囊口,伸入小指探查疝囊内的情况。剪断疝囊口后壁腹膜,沿后壁后侧即疝囊口的下侧分离并横向剪断腹膜(图19-9)。

3. 缝合腹膜 间断或连续缝合剪断疝囊后壁的腹膜下缘与腹膜切口上缘,闭合腹腔(图19-10)。内环口可缝闭或旷置在腹腔外,达到高位处理疝囊的目的。

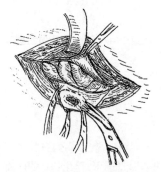

图 19-9 间断疝囊口后唇腹膜

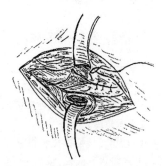

图 19-10 缝合腹膜以闭合腹膜腔

4. 逐层缝合腹壁切口。

【手术技巧及注意要点】

本术式适用于婴幼儿先天性腹膜鞘状突未闭而形成的腹股沟斜疝，或用其他方法修复后的复发性斜疝。手术中，切口的位置很重要。如切口过高、太低或太内、太外均不易找到内环口处。在剪断内环后壁的腹膜时，必须将腹膜与腹膜外结缔组织分开，否则会误伤输精管、腹壁下血管和膀胱。其余技巧及要点同"腹股沟斜疝修补术"。

【术后处理】

同"腹股沟斜疝修补术"。

二、腹股沟斜疝修补术

【适应证】

1. 不伴有严重的内科疾病的成人腹股沟斜疝，一经确诊应尽早手术。

2. 小于 1 岁的婴儿有自行愈合的可能，如无嵌顿或绞窄者，可暂不手术。

3. 如伴有腹内压增高的因素，如慢性支气管炎、咳嗽、顽固性便秘致排便困难、前列腺增生致排尿困难、大量腹水等因素，解除后方可手术。

【术前准备】

1. 术前常规检查，除外手术禁忌证。

2. 巨大疝回纳疝内容物后，需休息 3 天，使局部组织松弛，辅助术后愈合的机会。

3. 术区备皮时切记保护皮肤，不能损伤，以免感染影响术后愈合。

4. 术前留置导尿管，排空膀胱，以避免手术时损伤膀胱。

【麻醉与体位】

局部麻醉、腹股沟区域阻滞麻醉、硬膜外或腰麻、骶椎管内麻醉。小儿或高龄患者可采用基础加局部麻醉或全身麻醉。仰卧位。

【手术步骤】

1. 疝囊高位结扎术

(1) 切口：经腹股沟韧带的中点上一横指处（内环口）至耻骨结节

上缘(外环口)做一平行腹股沟韧带的斜切口,其上端超过内环1~2cm(图19-11)。

(2)切开皮肤、皮下组织,显露腹外斜肌腱膜及外环,在腹外斜肌腱膜的中部切一小口,用组织剪经这一小口顺肌纤维方向上下剪开,上超过内环口,下剪开外环,注意保护走行在腹外斜肌腱膜深面的髂腹下神经和髂腹股沟神经(图19-12)。

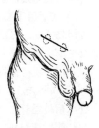

图19-11 切口

(3)提起腹外斜肌腱膜,在其深面进行钝性分离,显露出腹股沟韧带、联合腱和腹内斜肌下缘(图19-13)。

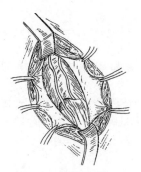

图19-12 注意保护髂下神经和髂腹股沟神经

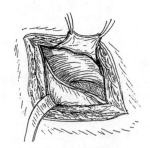

图19-13 显露出腹股沟韧带、联合腱和腹内斜肌下缘

(4)打开腹股沟管前壁,显露精索,髂腹股沟神经附着于精索,注意保护,顺着肌纤维方向纵向切开提睾肌和精索内筋膜,在精索前内侧可见灰白色膜状组织即为疝囊,如辨别疝囊困难,可嘱患者咳嗽以增加腹内压,使疝囊隆起或有疝内容物滑动突起,即可证实为疝囊(图19-14)。提起疝囊,小心切开,注意勿损伤疝内容物(图19-15)。探查以证实是否为斜疝,术中区别直疝、斜疝的方法为示指伸入疝囊内,触摸腹壁下动脉,如疝囊颈位于腹壁下动脉的外侧即为斜疝。相反,疝囊颈位于腹壁下动脉的内侧即为直疝(这是鉴别直疝和斜疝的证据,手术记录时不能忘记这一重要的依据)。

(5)如疝囊较大,远端已进入阴囊者,横断疝囊,断面止血,碘伏涂抹后送还阴囊(图 19-16)。近端疝囊用左手示指伸入顶住疝囊壁,右手示指裹住生理盐水纱布,将疝囊周围的精索组织及脂肪组织推开,直达疝囊颈部(图 19-17),疝囊颈部的标志是见到腹壁前脂肪。

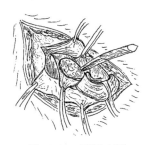 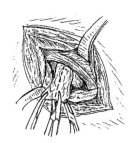

图 19-14　显露疝囊　　　　　图 19-15　剪开疝囊

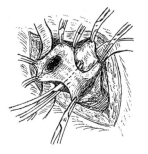 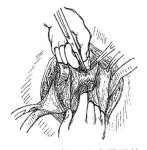

图 19-16　横断疝囊远端　　　　图 19-17　推开疝囊周围的
　　　　　送还阴囊　　　　　　　　　组织,直达疝囊颈部

(6)推开腹内斜肌和腹横肌的弓状下缘,在疝囊颈部做荷包缝合或"8"字缝扎(图 19-18、图 19-19),荷包缝合时疝囊内的针距要小,疝囊外面针距要大,以避免术后复发,在外面结扎缝线。同时,要注意结扎时一定要结扎在疝囊颈的高位,否则残留部分疝囊亦是复发的原因之一。

（7）游离精索，钝性分离提睾肌，将精索白筋膜床上游离，远端到阴囊口，近端达内环处，并用纱条牵引。

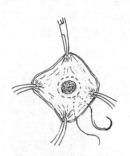

图 19-18　荷包缝合
疝囊颈部

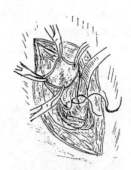

图 19-19　"8"字缝扎
疝囊颈部

（8）修补疝环：提起精索，分离内环的提睾肌，以显露扩大内环，用 4 号丝线由内环的下缘开始，将内环的内缘及外缘的腹横筋膜向上做结节缝合 2~3 针即可，此重建内环后能容纳术者指尖为度，切勿过紧以免压迫精索（图 19-20）。如无须修补腹股沟管后壁及前壁。彻底创面止血后，逐层缝合至皮下组织和皮肤。

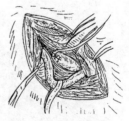

图 19-20　结节缝合内环
内外缘的腹横筋膜

2. 疝修补术　疝修补术的方法很多，常用以下几种：

（1）巴西尼法（Bassini）：此法主要加强腹股沟管后壁，主要适于青壮年、腹横筋膜缺损、腹股沟管后壁薄弱者以及较小的老年人疝者。

1）在精索的后方，将联合腱、腹内斜肌与腹股沟韧带用 7 号丝线间断缝合 4~5 针，缝合后逐一结扎（图 19-21）。在最下方一针要将弓状缘连同陷窝韧带一同缝合于腹股沟韧带上，甚至将耻骨结节附近的骨膜一同缝合在内，最上方一针不要压迫精索，以能通过示指尖为宜。

2）结节缝合切开的提睾肌，将精索复位，在精索的前方缝合腹外斜肌腱膜。此时,新建的外环能容纳示指尖为宜,过紧则压迫精索(图19-22)。

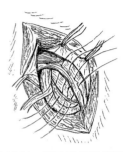

图 19-21　用 7 号丝线将联合腱,腹内斜肌与腹股沟韧带间断缝合

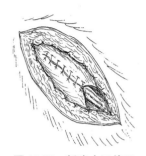

图 19-22　新建皮下外环

3)逐层缝合皮下组织和皮肤。

(2)麦克威法(Mc Vay's method):主要加强腹股沟管后壁,适于腹股沟区肌肉严重薄弱的巨大斜疝、复发疝、股疝和直疝。

1)牵开精索,在腹股沟管的后壁,显露出深面的腹横筋膜,隔着腹横筋膜可触摸到耻骨上支内缘,钝性分离腹横筋膜,避开深面的腹壁下血管,多为闭孔静脉的分支,示指向下推开疏松组织,显露耻骨梳韧带(图19-23)。

2)用 7 号丝线将联合腱、腹内斜肌及腹横筋膜的内侧叶缝合在耻骨梳韧带上,即间断缝合 3~5 针(图19-24)。注意的是,最后针要缝在陷窝韧带上,缝最外一针时,用示指挡住股动、静脉,以避免损伤血管,缝合完后逐一结扎。再将腹横筋膜的外侧叶重叠缝合在联合腱上。

3)在精索前面逐层缝合股外斜肌腱膜、皮下组织、皮肤。

(3)哈斯特德法(Halsted):此法是经巴西尼法修补术后,在精索后方缝合腹外斜肌腱膜,将精索移位到皮下,适用于腹股沟直疝和老年人腹股沟管后壁明显薄弱的斜疝。

1)切口和疝的修补同巴西尼法。

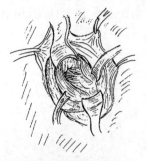

图 19-23 显露耻骨梳韧带

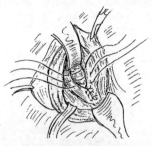

图 19-24 将联合腱、腹内斜肌及腹横筋膜的内侧叶缝合在耻骨梳韧带上

2)将腹外斜肌腱膜内上叶缝合在腹外斜肌外下叶的内侧面(图 19-25)。

3)再将外下叶重叠缝合在内上叶上,精索移位在腹外斜肌腱膜的浅面(图 19-26)。

4)为保护精索,有术者将腹外斜肌腱膜的外下叶在精索上方缝合在内上叶上,使精索位于腱膜之间(图 19-27)。

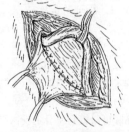

图 19-25 间断缝合腹外斜肌腱膜上叶及外下叶

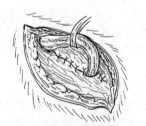

图 19-26 精索移位在腹外斜肌腱膜的浅面

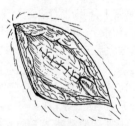

图 19-27 精索位于腹外斜肌腱膜之间

（4）无张力疝修补术：前述的几个疝修补方法是腹股沟区均有张力，且不易愈合。最近 20 多年来兴起应用人工材料行疝修补术，局部无张力，术后复发率低。根据有无充填塞，分为平片无张力疝修补和疝环充填式无张力疝修补两种方法。

1）平片无张力疝修补术：选用一大小相当的补片材料置于腹股沟管后壁，适于疝环周围组织完整性好，腹股沟管后壁坚实的疝（图 19-28）。

a. 切口的选择及显露精索同"腹股沟斜疝修补术"。切开提睾肌并游离精索将疝囊游离到疝囊颈处（图 19-29）。将疝内容物还纳腹腔。如巨大的疝，于中部横断，近端缝合回纳腹腔，远端用碘伏消毒后开放留置。

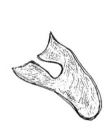

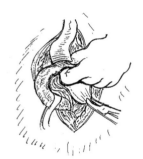

图 19-28 补片材料　　**图 19-29 将疝囊游离到疝囊颈处**

b. 在腹外斜肌浅面游离腹外斜肌腱膜，其宽度能容纳 6~8cm 宽的补片，补片需覆盖腹内斜肌并超越 Hesselbach 三角的外侧缘 2~3cm（图 19-30）。向上牵引精索，用不吸收线把补片的圆角固定在耻骨梳韧带上，补片的下缘与腹股沟韧带缝合，上缘与腹内斜肌及弓状缘缝合，外侧将精索放置于圆孔中，结节缝合，注意勿压迫精索过紧（图 19-31）。

c. 将精索放置于补片的上方，依次缝合腹外斜肌腱膜、皮下、皮肤。

2）疝环充填式无张力疝修补术：用一个伞形充填塞入疝环中，并予以缝合固定，再用补片置于精索后加强腹股沟管后壁，适用于缺损大于 2.5cm 的疝环（图 19-32）。

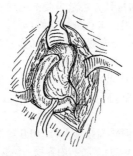

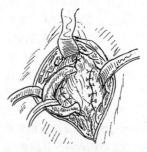

图 19-30　补片覆盖腹内斜
肌并超越 Hesselbach
三角外侧缘

图 19-31　结节缝合松紧
适度,勿压迫精索

　　a. 切口选择及切开显露精索同"腹股沟斜疝修补术"。

　　b. 确认腹横筋膜的紧张程度,将充填物全部塞于疝环内,伞面与疝环平齐,再将充填的伞面边缘与疝环周围组织间断缝合,针距在1cm 左右(图 19-33)。

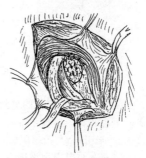

图 19-32　伞状疝
环充填物

图 19-33　间断缝合充
填伞面边缘

　　c. 于精索后方固定数针,方法同平片无张力修补术。

【手术技巧及注意要点】

　　1. 高位疝囊结扎到位。修补疝环确切,加强腹股沟管后壁,是修补疝手术的成功及避免术后复发的关键所在。

2. 疝囊剥离面止血要彻底,否则可能导致阴囊肿胀及切口感染。

3. 避免损伤髂血管及神经、精索、膀胱以及疝内容物等。

【术后处理】

1. 术后卧床 2~3 天,膝关节下方垫一小枕,使髋部微屈,可减轻切口疼痛,有利于愈合。

2. 切口用沙袋压迫 6~8 小时,防止渗血和阴囊水肿,注意沙袋的重量要适度。

3. 将阴囊托起,以改善血运和淋巴回流,防止阴囊肿胀。

4. 预防和治疗腹内压增高的因素,如咳嗽、便秘、排尿困难等。

5. 术后 7~9 天折线,3 个月内避免重体力劳动。

三、腹股沟直疝修补术

【适应证】

不伴有严重的内科疾病者。

【术前准备及麻醉】

同"腹股沟斜疝修补术"。

【手术步骤】

1. 切口　与腹股沟斜疝相同。

2. 分离和处理疝囊　分离腹膜外脂,显露出疝囊。直疝呈半球形,其颈部宽大,有时疝囊不明显,仅在腹股沟管后壁间腹横筋膜向前呈弥漫状的隆起。分离疝囊时用血管钳夹住疝囊顶部提起,沿疝囊壁将疝囊与膀胱做钝性分离,最后将疝囊完全分出,这样既可估计其范围的大小,又可稳妥地切开疝囊进一步处理(图 19-34)。

3. 切开疝囊　无论是行斜疝还是直疝修复,都要切开疝囊。如果仅在疝囊颈部做简单的结扎,既不能达到高位结扎的目的,又可能误伤疝内容物(内脏)。应切开疝囊底部,回纳疝内容物,探查疝囊与周围组织的关系,特别要注意腹壁下动脉的搏动在疝囊颈的内侧还是外侧,如示指探查,腹壁下动脉搏动在内侧证实为腹股沟直疝,否则证实为腹股斜疝(图 19-35)。

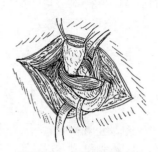

图 19-34 切开疝囊回纳
疝囊内容物

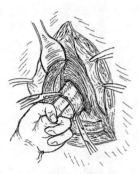

图 19-35 探查疝囊与
周围的组织关系

4. 切除疝囊,缝合疝囊颈 因直疝的疝囊颈一般较宽,不容易行内荷包缝合或单纯的缝扎,故通常间断缝合关闭,即缝合时宜先用 4 号丝线第一层间断缝合,第二层可间断"8"字形缝合(图 19-36)。如疝囊小于 3cm,可不切开腹横筋膜及疝囊,只在隆起处的腹横筋膜处缝合一排内翻,使隆起部分折叠内翻(也有学者将疝囊隆起处做 2~3 个荷包缝合,由远到近逐一结扎缝线将疝囊埋入)。再按

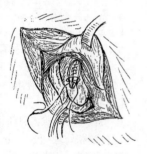

图 19-36 间断"8"字缝合

巴西尼法、哈斯特德法、马克威法或补片无张力疝修补术来选择方法。

5. 逐层缝合腹外斜肌腱膜、皮下组织和皮肤。

6. 手术技巧及注意要点和术后处理,同"腹股沟斜疝修补术"。

四、滑动性疝修补术

腹股沟滑动性疝的临床特点为:多数患者是男性,平均年龄在 40 岁以上,以右侧多见,疝内容物多为盲肠及其相连的回肠、阑尾、升结肠等(图 19-37);左侧多为乙状结肠与降结肠。滑动性疝块较大,通常下降到阴囊,有部分患者不能还纳,构成难复性疝。手术目的除了疝囊,

缩小疝环,加强和修补腹股沟管外,还要将脱出的结肠还纳入腹腔。手术后容易复发,故应特别注意加强腹股沟管的修补,修补的方法目前常有以下几种供选用。

（一）哈特齐开斯特法（Hotch Kiss's method）

【适应证】

适于右侧滑动性疝的患者。

【术前准备】

1. 同"腹股沟斜疝或直疝修补术"。

2. 术前一天禁食。

3. 必要时术晨灌肠,置放尿管、胃管。

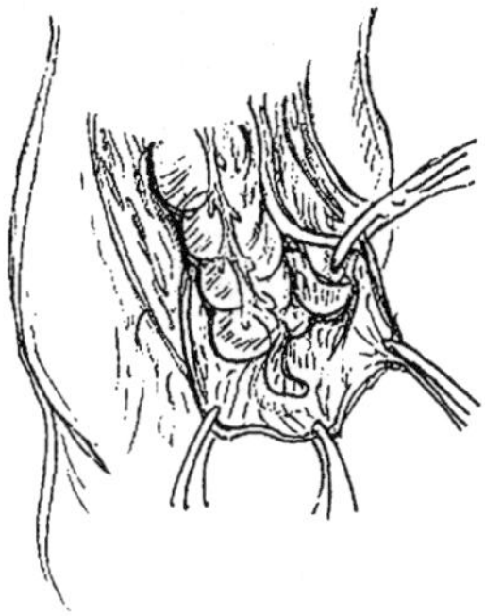

图 19-37　滑动性疝示意

【麻醉与体位】

同"腹股沟斜疝或直疝修补术"或硬膜外麻醉。

【手术步骤】

1. 切口和疝囊的显露同"腹股沟斜疝修补术"。

2. 在疝囊前面切开疝囊壁,显露出结肠,注意保护肠壁及其肠系膜血管,在距结肠附着部约 1cm 处,沿疝囊颈做环状切开（图 19-38）。

3. 将脱出的结肠向后上方翻起,以显露出结肠的后壁,用不吸收丝线缝合结肠两侧余留的囊壁,使之形成新的结肠后壁系膜（图 19-39）。

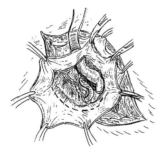

图 19-38　沿疝囊颈做环状切开

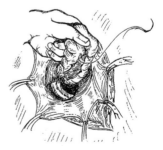

图 19-39　缝合结肠两侧的余留囊壁以形成新的结肠后壁系膜

4. 将残留的疝囊切口连续缝合(图 19-40),还纳结肠回腹腔,选内环处囊颈部用中号不吸收缝线做荷包缝合结扎,再做一个荷包缝合,结扎后剪除多余的疝囊壁(图 19-41)。

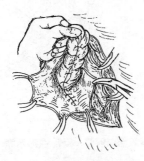

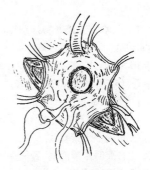

图 19-40　连续缝合疝囊
残留的切口

图 19-41　荷包缝合后剪除
多余的疝囊壁

5. 其他手术步骤与斜疝修补术相同。

(二)齐默尔曼法(Zimmerman's method)

【适应证】

适用于右侧滑动性疝。

【手术步骤】

1. 切口和疝囊的显露与腹股沟斜疝修补手术相同。

2. 切开疝囊后,发现是滑动性疝,在靠近结肠周围的疝囊上行荷包缝合,再剪去多余的疝囊(图 19-42)。

3. 将疝囊与后面的精索组织钝性分开,使疝块还纳回腹腔(图 19-43),提起精索,将腹横筋膜缝于腹股沟韧带的倾斜缘上,以闭锁内环(图 19-44)。疝修补的其他步骤与一般疝修补术相同。

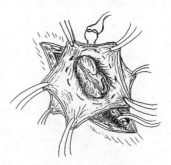

图 19-42　荷包缝合再
剪除多余的疝囊

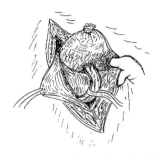
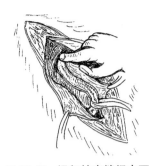

图 19-43　钝性分开疝囊之后的精索　图 19-44　提起精索缝闭内环

（三）拉罗求法（La Roque's method）

【适应证】

适用于左侧滑动性疝的患者。

【手术步骤】

1. 切口及疝囊的显露与"腹股沟斜疝修补术"相同。

2. 切开疝囊,发现为乙状结肠滑动性疝,则需在内环口上方另做一腹部切口;切开腹外斜肌、腹内斜肌、腹横肌及腹膜(箭头所示),经此切开拉出结肠(图 19-45)。

3. 经上述切口拉出乙状结肠后,裸露出疝囊的外侧,相当于疝囊壁切开处的后面(图 19-46)。

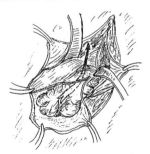
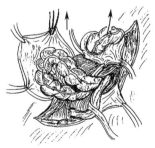

图 19-45　经箭头所示的
切口拉出结肠

图 19-46　裸露出疝囊的外侧

213

4. 缝合裸露的外侧面后,形成新的肠系膜,将乙状结肠还纳入腹腔(图 19-47)。分层缝合内环上方切口处的腹膜。

5. 缝紧内环(图 19-48)。根据术中情况,选用巴西尼法或麦克威法修补腹股沟管。

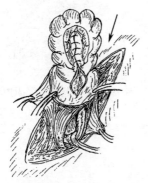

图 19-47　将乙状结肠还纳入腹腔　　图 19-48　缝闭内环

【手术技巧及注意要点】

1. 滑动性疝囊可大可小,甚至于没有。因此,在没有找到疝囊前切口不可开大,以免损伤到内脏。

2. 分离结肠时,除避免分破肠壁外,还应注意在疝囊后面有脱出结肠的供应血管,避免损伤。在切除疝囊或高位缝扎疝囊颈时,特别注意。

3. 滑疝术后易复发,还应注意内环处腹横筋膜缺损未得到妥善的修复,或没有将结肠分离至内环口以上就做缝扎,并残留腹膜突起等因素。

4. 脱出的乙状结肠脂肪垂和阑尾不宜切除,以免造成感染或肠瘘。

5. 在疝囊的内侧缘分离或切开前,应先行穿刺,以避免损伤膀胱。一旦发现误伤切开,应立即缝合,并放留置导尿管,引流至拆线后拔除留置尿管。

【术后处理】

同"腹股沟斜疝修补术"。

五、股疝修补术

【适应证】

股疝的发病率约占整个腹外疝的 5%,而且好发于中年以上的女性。股疝发生嵌顿的机会较多,应及早手术治疗。已发生嵌顿和绞窄股疝的应急诊手术治疗。

【术前准备】

同"腹股沟斜疝修补术"。

【麻醉与体位】

局部麻醉或硬膜外麻醉,仰卧位。

【手术步骤】

1. 经腹股沟修补法

(1)切口:与腹股沟斜疝修补术相同,最好斜向下内方并适当延长。如股疝较大时可补加直切口以充分暴露。

(2)切开腹外斜肌腱膜后,将子宫圆韧带或精索向内上方牵开。显露腹股沟管的后壁。在腹壁下动脉内侧,平行腹股沟韧带切开腹横筋膜,推开腹膜外脂肪组织,显露疝囊颈(图 19-49、图 19-50)。

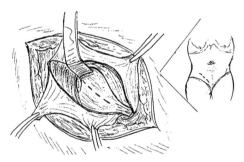

图 19-49　切开腹横筋膜

(3)沿着疝囊颈周围钝性分离,显露出疝囊,也可经腹股沟韧带浅面向腹部皮下层分离疝囊外的各层组织,并将疝囊推回切口内(图 19-51、图 19-52)。

（4）靠近疝囊颈部切开疝囊，确认疝内容物正常后还纳腹腔。如有肠坏死，应行肠切除肠吻合术。如疝内容物有嵌顿不能还纳，可剪开部分陷凹韧带，必要时切断腹股沟韧带内侧，松解股环，手术完成时再修复腹股沟断端。在疝囊颈部高位荷包并以结扎，利用此线再缝扎疝囊颈部，切除远端疝囊。

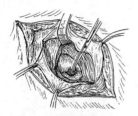

图 19-50　推开腹膜外脂肪显露疝囊颈

（5）在腹股沟韧带内侧端与耻骨梳韧带缝合 2~3 针，缝闭股环（图 19-53）。根据手术情况即疝囊的大小，选择马克威法或平片无张力疝修补法加强腹股沟管后壁。如有肠坏死则不能应用平片无张力疝修补法。

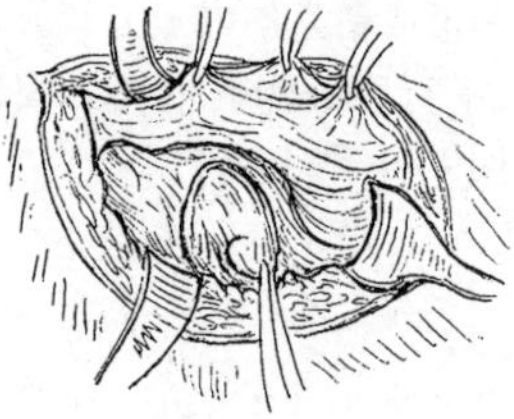

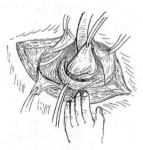

图 19-51　显露疝囊

图 19-52　分离疝囊外各层组织后将疝囊推回切口内

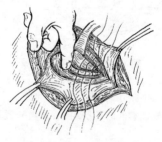

图 19-53　腹股沟韧带内侧与耻骨梳韧带缝合 3 针

2. 经股部修补法 此法操作简单,但术野显露较差,适用于较小的股疝或年龄较大的患者。

(1)切口:经腹股沟韧带内侧下方斜行切口(图 19-54)。以股疝为中心的斜行切开,适用于较小的可复性疝。切开皮肤、皮下组织,剪开筋膜,显露疝囊,向上钝性分离疝囊,使疝囊与大隐静脉和股静脉分开,直至疝囊颈部(图 19-55)。

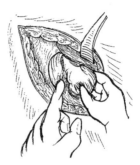

图 19-54 经腹股沟韧带内下方斜形切口　　**图 19-55 钝性分离疝囊至疝囊颈部**

(2)切开疝囊,检查疝内容物正常还纳入腹腔,如还纳困难应切开部分陷凹韧带或切断腹股沟韧带,向下牵拉疝囊,于疝囊高位贯穿缝合结扎(图 19-56)。剪除多余疝囊壁,使残端缩回至股环上方。

(3)以示指保护静脉,缝合腹股沟韧带与耻骨梳韧带 2~3 针,以缝闭股环。将腹股沟韧带与耻骨梳韧带、陷窝韧带、股静脉内侧的纤维荷包缝合一起,闭锁股环(图 19-57)。

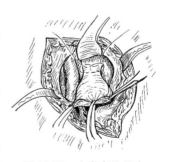

图 19-56 疝囊高位贯穿"8"字缝合

(4)间断缝合镰状韧带与耻骨肌筋膜,闭合股管(图 19-58)。

(5)逐层缝合皮下组织和皮肤。

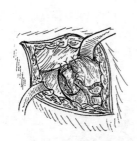 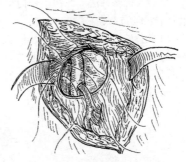

图 19-57　缝合闭锁股环　　　图 19-58　缝合闭锁股管

【手术技巧及注意要点】

1. 绞窄性肠坏死时,应于腹腔内切除坏死肠段,行肠吻合。

2. 必要时经腹直肌切口进腹,将坏死肠管移到切口内,再行肠切除肠吻合,以避免原切口的污染。

3. 缝合腹股沟韧带与耻骨梳韧带时,最内侧一针应包括陷窝韧带,最外侧一针应离开股静脉,以防损伤和结扎后压迫股静脉,引起下肢血回流受阻。

【术后处理】

1. 注意观察切口,如有血肿或感染应及时拆除 1~2 针缝线,充分引流。

2. 术后 3~5 天可下床活动,3 个月内禁止重体力劳动。

六、脐疝修补术

脐疝的发病原因常有脐部发育不全,脐环没有完全闭合或脐部瘢痕组织薄弱等。

【适应证】

经保守治疗无效,年龄在 3 岁以上,脐疝没有愈合或较大者。成人脐疝应手术治疗,以免发生嵌顿或绞窄。

【术前准备】

同"腹股沟斜疝修补术"。

【麻醉与体位】

同"腹股沟斜疝修补术"。

（一）小儿脐疝修补术

【手术步骤】

1. 在脐疝下缘的皮肤皱褶处做一半月形切口,切开皮肤、皮下组织,将皮瓣和脐部向上方掀起,剥离疝囊,以显露出疝囊颈部和周围的筋膜缘层,清除腹直肌前鞘表面的脂肪组织(图 19-59、图 19-60)。

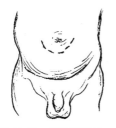
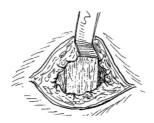

图 19-59　脐下弧形切口　　图 19-60　清除腹直肌前鞘表面的脂肪组织

2. 切疝囊,还纳疝内容物,缝扎疝囊颈(图 19-61、图 19-62)。如发现肠袢与疝囊颈粘连,仔细分离后送回腹腔,如为大网膜粘连,可与疝囊一并切除。

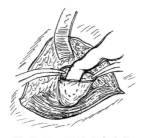
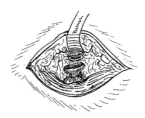

图 19-61　还纳疝内容物　　图 19-62　结扎或缝扎疝囊颈

3. 距脐环口边缘 1.5cm 处,用 7 号丝线间断重叠缝合腹直肌前鞘(图 19-63),最后逐一结扎缝线。将脐孔皮肤的内面缝在相应的腹直肌前鞘上,以恢复脐部的外观,缝合皮肤。

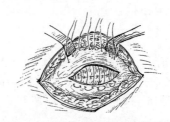

图 19-63 用 7 号丝线间断缝合腹直肌前鞘

(二)成人脐疝修补术
【手术步骤】

1. 围绕脐疝基底部做横向或纵向菱形切口(图 19-64)。切开皮肤、皮下组织,往深处分离,直至腹直肌前鞘筋膜,如体积较大的脐疝,可先从切口的上部往深处分离,因脐疝的上部很少有内容物突出到腹直肌鞘平面外。围绕脐疝上、下、左、右进行分离,充分显露腹直肌前鞘筋膜,围绕疝环,清除筋膜前脂肪组织,直至疝囊颈部。

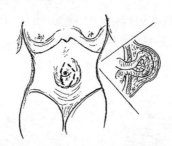

图 19-64 围绕脐疝做纵向菱形切口

2. 沿疝口上方约 2cm 处环行切除疝囊颈部,先切一小口,伸入手指探查粘连情况,并为切除疝囊做引导。对于粘连的肠袢应仔细分离后还纳腹腔,粘连的大网膜可予切除(图 19-65)。分离出腹直肌前鞘,腹直肌和腹膜(图 19-66)。

220

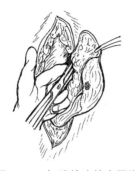

图 19-65　切除粘连的大网膜

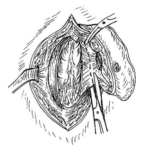

图 19-66　分离出腹直肌
前鞘、腹直肌和腹膜，
切除疝被盖

3. 切除疝被盖，将腹膜与后鞘作为一层缝合，前鞘筋膜折叠缝合
（图 19-67、图 19-68）。

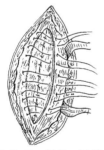

图 19-67　间断一层缝合
腹膜与后鞘

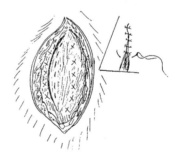

图 19-68　前鞘筋膜折叠缝合

4. 尽量少缝合其余各层。这种单纯脐疝修补适于一般大小的脐
疝，因环周围各层组织完整，在缝合时无明显张力者。

5. 如为巨大疝应做疝成形术。移植自体筋膜或尼龙布等修补腹
壁缺损处。逐层缝合皮下、皮肤。

【术后处理】

同"腹股沟斜疝修补术"。

221

七、腹壁白线疝修补术

脐上白线疝又称为上腹部疝,脐下白线疝又称为下腹部疝,统称为白线疝。上腹部疝多见于20~40岁的男性,下腹部疝罕见,可能是脐上的白线较宽的因素,且此疝很少绞窄。白线的主要症状是上腹痛,活动时加重,休息时减轻。检查时在脐上偏左处可触及1.5cm×1.5cm左右大小的结节状肿物。嘱患者在站立位咳嗽的同时,检查者的手指可感觉到有碎裂声(Crepitaiom Littenugh 症)。如有症状或逐渐增大者应手术治疗。

(一)腹膜外修补术

【适应证】

小的白线疝或腹膜前脂肪瘤。

【术前准备】

很小的可复性疝,术中不易寻找,因此术前在疝的部位做好标记。

【麻醉与体位】

局部麻醉或椎管内麻醉。仰卧位。

【手术步骤】

1. 在疝的部位做一稍长的垂直切口或横切口,切开皮肤、皮下组织,仔细往深处分离,直至辨认疝或其突破口(图 19-69)。

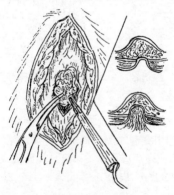

图 19-69 仔细分离疝囊寻找突破口

2. 如发现疝块有脂肪组织存在于腹膜外,应将其分离开,以确定有无疝囊。如有疝囊应予切开,还纳其内容物后,分离疝囊,在腹膜平面高位结扎,剪除多余疝囊壁。

3. 将疝囊结扎的残端等组织,全部推入白线筋膜裂口下面,疝环的筋膜鞘向上,下面纵向剪开以形成左、右两瓣,便于用丝线拉拢缝合或重叠缝合(图 19-70)。分层缝合皮下组织的皮肤。

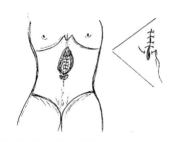

图 19-70　用 7 号丝线缝合疝环筋膜

(二)腹膜内修补术

【适应证】

白线内含有内脏组织或绞窄性疝。

【术前准备】

同"腹股沟斜疝修补术"。

【麻醉与体位】

同"腹股沟斜疝修补术"。

【手术步骤】

1. 在疝的左或右侧做正中旁切口(图 19-71),潜行分离组织,使皮瓣朝对侧翻起(图 19-72)。分出腹白线疝的疝囊,切开疝囊将疝内容物还纳腹腔,切开的长度根据腹腔探查的需要而定(图 19-73)。

2. 如探查腹腔内无异常,可将腹膜、疝囊口和白线分别用不吸收线连续或间断缝合(图 19-74)。

3. 用不吸收线分层缝合皮下组织和皮肤(图 19-75)。

【术后处理】

同"腹股沟斜疝修补术"。

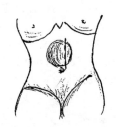

图 19-71 手术旁正中切口

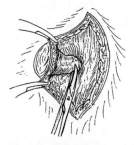

图 19-72 潜行分离组织致使
皮瓣向对侧翻起

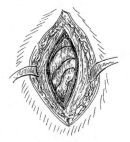

图 19-73 还纳疝内容
物回腹腔

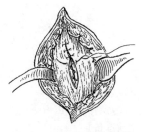

图 19-74 逐层缝合腹膜
疝囊口和腹白线

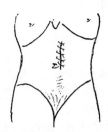

图 19-75 分层缝合皮下组织和皮肤

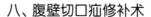

八、腹壁切口疝修补术

腹壁切口疝系指发生在腹部手术切口部位的疝,多发生在纵向切口之后,尤其是腹直肌旁的切口易发生。

【适应证】

腹壁切口疝较大,且没有便秘、排尿困难和顽固性咳嗽等增加腹压的因素存在者,均应考虑手术。

【术前准备】

同"腹股沟斜疝修补术"。

【麻醉与体位】

硬膜外麻醉,必要时全身麻醉。仰卧位。

【手术步骤】

1. 以上腹正中切口为例。梭形切开皮肤和切除手术瘢痕(图 19-76),要注意的是,疝囊往往在皮下层中,勿切破疝内容物。

2. 在切口上下端的正常组织处,显露腹直肌前鞘和腹白线,沿其浅面清除脂肪组织,显露疝囊颈,切开疝囊还纳疝内容物,多余的疝囊及皮肤瘢痕组织一并切除(图 19-77、图 19-78)。

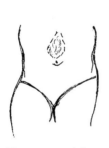

图 19-76 手术切口
(虚线所示)

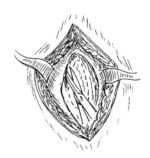

图 19-77 清除脂肪组织
显露疝囊

3. 完全切除疝环周围的瘢痕组织,露出正确的组织层次。用疝囊颈周围游离 2cm 腹膜结节缝合,以闭锁疝囊颈(图 19-79)。

4. 用 7 号丝线间断缝合腹膜和腹直肌后鞘,再间断缝合腹直肌前

225

鞘(图 19-80、图 19-81)。分别缝合皮下组织及皮肤。

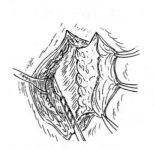

图 19-78　一并切除多余的
疝囊和皮肤瘢痕组织

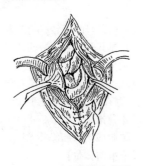

图 19-79　结节缝合腹膜
闭锁疝囊颈

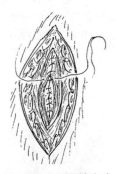

图 19-80　间断缝合腹
直肌后鞘

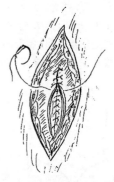

图 19-81　结节缝合腹
直肌前鞘

【手术技巧及注意要点】

1. 如疝环周围瘢痕组织较重,无法分离清组织层次时,可做一层缝合。

2. 必须在无张力的情况下行疝修补术。为了减少张力,也可在两侧腹直肌前鞘纵向切开,也可行减张缝合。

3. 如腹壁缺损较大,难以拉拢时,应做疝成形术,即补片修补缺损术。

4. 必须彻底清除瘢痕组织。

5. 腹壁放置细硅胶管做负压引流,3~5天拔除。

【术后处理】

1. 为防止腹胀,必要时放置胃肠减压,直至肛门排气后拔除胃管。

2. 腹部包扎腹带,根据腹壁疝的大小而定包扎时间。通常情况在3周左右。

3. 术后2周左右折线。术后2个月左右恢复一般的活动。

第20章

急性单纯性阑尾炎切除术

急性单纯性阑尾炎是外科最常见的一种疾病,而阑尾切除术是普通常见的手术之一,但不可忽视的是有时很困难。因此,均需认真对待每一例手术。

【适应证】

1. 急性阑尾炎诊断明确,慢性阑尾炎急性发作,均应手术治疗。

2. 小儿、老年性阑尾炎应早期手术治疗。

3. 妊娠阑尾炎,早期即3个月内应行手术治疗;中晚期不能用抗生素者应手术治疗。

4. 阑尾周围脓肿经手术引流或非手术治愈3~6个月后可以行阑尾切除术。

5. 其他病变,如阑尾类癌,周围病变累及阑尾者。

【术前准备】

1. 纠正水、电解质紊乱。

2. 如伴有腹膜炎者,术前应用广谱抗生素。

3. 妊娠期阑尾炎应适当给予镇静药和黄体酮,以减少子宫收缩,防止流产及早产。

【麻醉与体位】

局部麻醉,硬膜外麻醉,小儿应全身麻醉。仰卧位。

【手术步骤】

1. 切口的选择。如诊断明确者,应选用麦克伯尼切口(又称麦氏切口);右腹直肌切口适于诊断尚不明确或病情复杂的患者(图20-1),如麦氏切口显露不充分,可将切口内侧的腹直肌前后鞘切开一部分,如再需扩大切口,可沿腹直肌外缘切开,向上、下延长(图 20-2)。

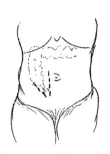

图 20-1　手术切口的选择

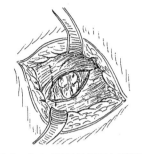

图 20-2　向上、下延长切口(虚线所示)

2. 切开腹膜,以麦氏切口为例,长 6~8cm,依次切开皮肤、皮下组织,腹外斜肌腱膜,钝性分离腹内斜肌和腹横肌,直达腹膜,顺切口方向切开腹膜进入腹腔。

3. 寻找阑尾是手术的关键。阑尾的位置是多变的,但阑尾根部与盲肠的位置关系是固定的(图 20-3),先找到升结肠,沿结肠带至回盲部,三条结肠带汇合处即时阑尾的根部所在(图 20-4),如切口深部被大网膜与小肠占据,影响寻找结肠带,可用盐纱布垫沿右侧腹壁将其推向左侧,并用拉钩即充分显露。

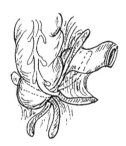

图 20-3　阑尾位置
多变的解剖图

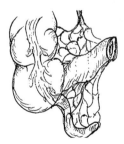

图 20-4　三条结肠带即结肠
带汇合处是阑尾的根部

4. 如阑尾炎症较轻,可直接用大平镊将其提出,如组织炎症水肿较

229

重,组织脆弱,切勿挤压以免破溃,阑尾穿孔,可用血管钳夹阑尾尖端系膜,将其提出(图20-5、图20-6),可采用先断系膜的顺行阑尾切除术;如炎症较重,阑尾粘连固定不易提起或阑尾系膜过短,则先离断阑尾根部的逆行阑尾切除术。

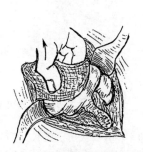

图 20-5　用纱布覆盖提起盲肠

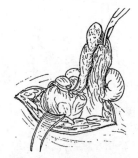

图 20-6　用血管钳钳夹阑尾尖端系膜提出阑尾

5. 切除阑尾

(1)顺行切除阑尾

1)提起阑尾,用血管中弯钳穿透阑尾根部系膜,并带过两根4号丝线(图20-7),一次将系膜结扎,于两结扎线之间切断系膜(图20-8),如系膜水肿增厚,可分两次结扎。

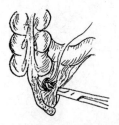

图 20-7　用血管钳穿过阑尾根部系膜带两根4号丝线结扎系膜及其血管

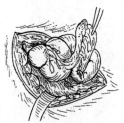

图 20-8　于两结扎线间切断系膜

2) 距阑尾根部 1cm 的盲肠壁上用 1 号丝线做浆肌层荷包缝合，暂不结扎。荷包缝合时注意勿穿透盲肠壁，提起阑尾，距根部 0.5cm 处，用直血管钳钳夹阑尾，再用 7 号或双 4 号线于该处结扎（图 20-9）。在结扎线的远端用止血钳钳夹阑尾，在钳与结扎线间切断阑尾，移出病变阑尾，可用电刀灼烧阑尾残端黏膜，并用碘伏消毒（图 20-10）。

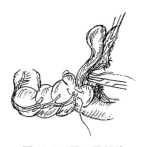

图 20-9　用 7 号丝线
结扎阑尾根部

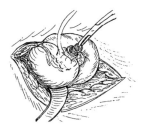

图 20-10　用电刀灼烧阑尾
残端或碘伏消毒

3) 助手用左手持无齿镊子提起荷包外的结肠壁。另一手用无齿镊夹住阑尾残端向盲肠内按压，术者收拢荷包线结扎，使阑尾残端包埋于荷包缝合内（图 20-11），荷包缝合线不剪断，利用此线将阑尾系膜或周围肠脂垂结扎于荷包缝线结扎处，以加强阑尾残端的覆盖（图 20-12）。有时炎症水肿较重，残端包埋不理想，可加浆肌层结节缝合包埋残端。如阑尾根部炎症水肿不重，而盲肠壁水肿重，此次可用粗丝线适度结扎阑尾根部，残端常规处理后，不需荷包缝合包埋阑尾残端，仅用附近网膜覆盖并用结扎阑尾线结扎加固即可。

（2）逆行切除阑尾

1) 沿结肠带找到阑尾根部，将其与周围的粘连分离，用中弯止血钳穿过阑尾根部系膜钳夹 7 号丝线，结扎阑尾根部（图 20-13），再于其上方 1cm 处用 7 号丝线结扎，于两线结扎间切断阑尾，常规处理阑尾残端。

2) 绕阑尾残端做荷包缝合，包埋阑尾残端（图 20-14）。

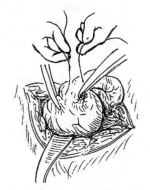

图 20-11 荷包缝合包埋阑尾
残端于荷包缝合内

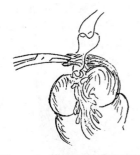

图 20-12 将阑尾系膜覆盖于
阑尾残端并缝合固定

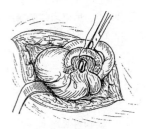

图 20-13 7号丝线结扎
阑尾根部

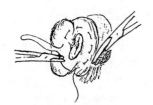

图 20-14 荷包缝合
包埋阑尾残端

3)由阑尾根部开始逐步向阑尾尖端分离,切断阑尾系膜,出血点钳夹止血,直至切除阑尾(图 20-15)。阑尾系膜应钳夹、贯穿缝合,结扎止血(图 20-16)。

4)用温热盐纱布渍净腹腔内渗出液。如腹腔内有大量渗出液或有粪臭、阑尾残端处理不理想可能发生粪瘘、阑尾未能完全切除,炎症重。有出血渗血的可能者,应毫不犹豫地放置引流管,有利于引流和观察,一般引流管可放置在右髂窝,如出液多应放置一根在直肠膀胱陷凹,均另切口引出。

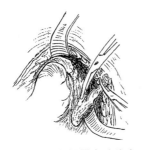

图 20-15　向阑尾尖端分离
阑尾直至切除阑尾

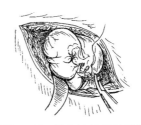

图 20-16　缝合结扎阑尾系膜

5）逐层缝合切口，必要时冲洗切口，皮下放置引流条另切口引出。

【手术技巧及注意要点】

1. 寻找阑尾是手术的关键之一，如阑尾位于盲肠后位，尖端难以显露，或尖端粘连重难以提起时，可行逆行切除。如果术中沿结肠带找不到阑尾，应想到阑尾是否为特殊位置，如盲肠壁浆膜下位或腹膜外位阑尾等。如为浆膜下阑尾，观察不到，可于盲肠壁上触摸到硬条索状物，将盲肠浆膜切开即可显露出阑尾（图 20-17）。

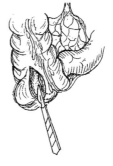

图 20-17　将盲肠
浆膜层切开显露阑尾

2. 如阑尾位于盲肠后腹膜，须切开盲肠外和盲肠下的后腹膜（图 20-18），用手指从后腹膜壁钝性分离后，将盲肠掀起，即可显露出阑尾（图 20-19）。

3. 找到阑尾时，不要钳夹阑尾，应夹系膜，以免破损溢脓或引起门静脉炎及肝脓肿。

4. 结扎阑尾系膜要可靠，以防术后阑尾动脉出血。

5. 阑尾残端不宜过长，以防遗留荷包缝合后形成脓肿或残端综合征。如盲肠壁充血水肿严重，不宜做荷包缝合，阑尾残端仅做结扎或双重结扎即可，以免损伤肠壁，结扎后用邻近网膜覆盖阑尾残端。这是防

233

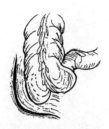

图 20-18 切开盲肠
外下的后腹膜

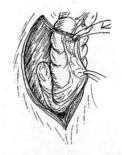

图 20-19 钝性分离后腹膜
掀起盲肠显露出阑尾

止损伤肠壁引起肠瘘的可行方法。

6. 小儿阑尾炎手术时的切口,因小儿肋缘与髂骨间距离较近,切口应偏外上便于显露。妊娠期阑尾切除,因子宫增大,使阑尾上移,应以压痛点明显处做切口,显露阑尾较方便。

【术后处理】

1. 术后麻醉允许下为半卧位,肠蠕动恢复排气后进流食。

2. 术中放置有引流物者,一般情况下术后 24~72 小时拔除。如引流未净,应根据情况延迟拔引流物时间。

3. 纠正水盐失衡,应用广谱抗生素。术后 7~9 天拆除切口缝线。

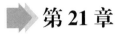

第21章

肛门直肠的手术

一、低位脓肿切开引流术

直肠肛门周围软组织内或其间隙内发生急性化脓性感染,并形成脓肿,称为肛管直肠周围脓肿。根据脓肿的位置不同,可分为肛门周围脓肿、坐骨直肠间隙脓肿、骨盆直肠脓肿等(图21-1)。其特点是破溃或手术切开引流后多形成肛瘘,临床上最为常见。

【适应证】

1. 皮下间隙脓肿,肛管前后浅间隙脓肿。

2. 诊断明确的肛周脓肿。

3. 即使脓肿向外穿破,引流也不畅,故应在波动最明显或隆起处切开引流。

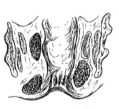

图 21-1　肛管直肠
周围脓肿

【术前准备】

1. 肛周备皮,清洁皮肤。

2. 术前禁饮食。

3. 有发热者应给予抗生素。

【麻醉与体位】

局部麻醉,骶管麻醉,鞍区麻醉均可选用。俯卧位最好操作,但不便于麻醉管理。多用侧卧位或截石位。

【手术步骤】

1. 在脓肿的中心位置或波动感最明显处,做一放射形切口,即可放出脓液。

2. 如脓液多,脓腔大,可用示指分开其间隔(图 21-2)。

3. 必要时将切口边缘的皮肤切除少许,以利引流,最后用凡士林纱布或生理盐水纱条放入脓腔引流(图 21-3)。

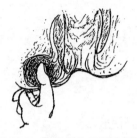

图 21-2 用示指分开脓肿间隔　　图 21-3 脓腔内置放引流物

【术后处理】

1. 肛门排气后进流食。

2. 患者当日不排大便,以后每次便后,盐水清洗创面,外敷化毒散软膏。

3. 隔日门诊复查,换引流条,约 2 周局部炎症消退后,可考虑择机行肛瘘术。

二、低位脓肿 I 期根治术

【适应证】
同"低位脓肿切开引流术"。

【术前准备】
同"低位脓肿切开引流术"。

【麻醉与体位】
同"低位脓肿切开引流术"。

【手术步骤】

I 期切除术:

(1)放射状切开皮瓣,方法同切开引流术。

(2)用圆头的探针向切口伸入,在肛门内示指的引导下,探查到内口的位置并引出肛门外(图 21-4)。

（3）沿着圆头探针送入槽形探针,沿槽面切开内、外口间的皮肤及皮下组织。清除基底坏死腐烂组织,修剪皮瓣,使引流通畅,结扎出血点,填塞引流条,包扎(图 21-5)。

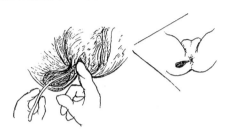

图 21-4　在肛门示指引导下探到内口的位置

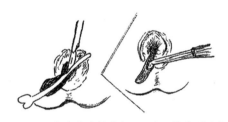

图 21-5　清除脓腔基底坏死组织,堵塞引流条

【术后处理】

同"低位脓肿切开引流术"。

三、肛裂切除术

肛裂是齿状线下肛管皮肤层小溃疡,其方向与肛管纵轴平行,长 0.5~1.0cm,呈菱形或椭圆形,常引起剧痛,愈合困难。肛裂多发生在肛管后正中线上,其次是前正中处(女性多见),侧方极少见。若发现侧方有肛裂,或多个肛裂口应想到肠道炎性疾病,如克罗恩病、肠结核病、溃疡性结肠炎的早期表现,特别是克克罗恩病更有此特点。

肛裂的治疗目的是减少疼痛和促进溃疡愈合,早期肛裂保守治疗常可痊愈,若保守失败应手术治疗。

【适应证】

1. 慢性溃疡性肛裂,或伴有瘢痕组织形成,经长期非手术治疗无效者。

2. 伴有肛乳头肥大,哨兵痔及慢性肛瘘者。

3. 肛裂切除可将病理性改变彻底清除,使创面愈合而得到根治。

【术前准备】

1. 禁饮食,排尽大便、小便。

2. 肠道准备,必要时灌肠。

3. 清洁肛门周皮肤、剃毛等。

【麻醉与体位】

局部麻醉或腰骶麻醉。截石或侧卧位。

【手术步骤】

1. 逐渐扩张肛门到 4 指。

2. 自齿状线围绕溃疡做三角形切口,切开皮肤,底端起自肛缘外 1.5cm,顶端达齿状线上 0.3cm,底宽 0.5cm 左右(图 21-6)。

3. 用组织钳提起预切的皮肤,锐性分离皮下坚硬的纤维化组织,全部切除前哨痔,肥大的乳头及溃疡,电灼或结扎出血点(图 21-7)。

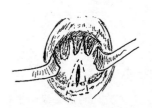

图 21-6 做三角形切口

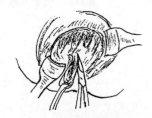

图 21-7 锐性分离切除坚硬纤维化等病灶组织

4. 用肛门镜或隐窝钩探查,如发现肛裂与隐窝钩相通或有潜行的黏膜边缘,应一并切除(图 21-8)。

5. 切断外括约肌的皮下组织,由于肛裂常导致括约肌长期痉挛,结果肌纤维化,其中肛门外括约肌皮下组织首先受累变硬而去弹力,有碍于裂口的引流,在创面中部可扪及一条横行索状物,可在近齿线处将其切断(图 21-9)。

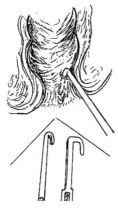
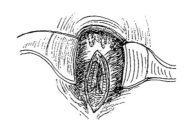

图 21-8　用隐窝钩探查
肛裂与隐窝相通

图 21-9　在齿状线处切断
横行的索状物组织

6. 检查创面无活动性出血,凡士林纱布包扎。

【手术技巧及注意要点】

1. 肛裂切口必须深达溃疡肉芽的基层,才能全部切除肛裂的溃疡。

2. 必须切断肛门外括约肌皮下组织,以减轻术后括约肌痉挛引起的疼痛,且还利于引流和创面愈合。

3. 切断括约肌的方向应与肌纤维垂直,切断括约肌后再用手指扪及索状物已消失,注意切口上端不要切得过深。

【术后处理】

1. 术后观察 2~3 小时,伤口无渗血,患者离开医院门诊观察室。

2. 保持大便通畅,便后坐浴后更换敷料。

3. 隔日复查创面愈合是否从基底部开始,如创口表面有粘连,有形成桥状愈合趋势时,应将其分开,以免再感染而拖延愈合。

239

四、肛瘘手术

肛瘘主要侵犯肛管,很少深及直肠,它是与肛周皮肤相通的感染性管道,内口位于齿线附近,外口位于肛周皮肤上,经久不愈的常见病。肛瘘的分类方法较多,目前多按瘘管与括约肌的关系将肛瘘分为四类(图21-10)。临床上常简单地将肛瘘分为低位或高位两类;前者是瘘管位于肛管直肠环以下,后者是瘘管在肛管直肠环以上。肛瘘的分类有利于手术方法的选择。因为肛瘘不能自愈,必须手术治疗。

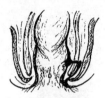

（1）括约肌间肛瘘
（约占70%）

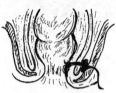

（2）经括约肌肛瘘
（低位至高位约占25%）

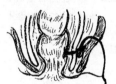

（3）括约肌上肛瘘
（高位约占5%）

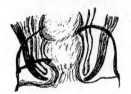

（4）括约肌外肛瘘
（肛管直肠瘘,占1%）

图21-10 四类主要的肛瘘(Parks 分类)

（一）肛瘘瘘管切开术

【适应证】

1. 低位单纯肛瘘。

2. 瘘管纤维化不严重。

3. 瘘管弯曲,其内口至外口探针不能通过,并有分支的复杂瘘。

【术前准备】

1. 瘘管有急性感染时,先引流,抗炎后手术。

2. 清洁灌肠

3. 瘘管内注入亚甲蓝,以利于探查瘘管。

【麻醉与体位】

局部麻醉、骶管麻醉、硬膜外麻醉均可选用。截石位,肘膝位或侧卧位。

【手术步骤】

1. 扩肛,直肠内填入盐纱布,从肛瘘外口处注入少量亚甲蓝溶液,以确定瘘管的行径和内口位置。

2. 右手持圆头探针由外插入瘘管,左手示指伸入肛门协助寻找内口,将探针前端引出肛门外。

3. 沿探针将瘘管从内口至外口完全切开,再用刮匙刮除瘘管壁的坏死组织和肉芽组织,切除创口边缘,使创面敞开以利引流,创面敷盖凡士林纱布(图 21-11)。

【手术技巧及注意要点】

1. 如果内口找不到,可沿着染有蓝色的瘘管走行方向,逐步切开。

2. 如果瘘管穿过括约肌,切开时应与肌纤维成直角(图 21-12),一次只能切断一处,使用探针寻找内口时不宜用力过大以免造成假道。

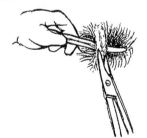

图 21-11 沿探针将瘘管的内口至外口完全切开

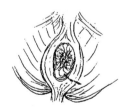

图 21-12 切开时肌纤维呈直角

3. 两个以上的内口和瘘管的肛瘘,先切开一个内口和瘘管,切断括约肌,其余瘘管挂线或二期切开。

【术后处理】

1. 保持排便通畅,必要时口服泻剂,使恢复期大便通畅,以防止肛裂。

2. 保持肛周清洁,必要时应用广谱抗生素。

3. 更换敷料时方法要正确,始终保持创口底小,面大,即防止创口面过早愈合,再次形成新的瘘管。

（二）肛瘘瘘管切除术

【适应证】

适于低位瘘管,管壁纤维化严重的肛瘘者。

【术前准备】

同"肛瘘瘘管切开术"。

【麻醉与体位】

同"肛瘘瘘管切开术"。

【手术步骤】

1. 手术步骤及方法同肛瘘瘘管切开术。

2. 探针从外口插入,经内口穿出。

3. 用组织钳夹住瘘管外口皮肤,沿瘘管走行,连同内外口将全部瘘管切除,包括瘘管表面皮肤及瘘管周围的瘢痕组织,创面彻底止血后,用凡士林纱布覆盖,创口不予缝合（图21-13）。

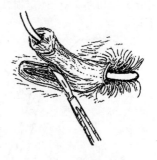

【手术技巧及注意要点】

1. 正确的寻找到内口,尤其是复杂的肛瘘者,应仔细探查真正的内口所在,切忌防止假道瘘口,操作时不宜用力过猛。

2. 处理好瘘管与括约肌的关系,如为高位肛瘘,不宜一期手术切除。

图 21-13　沿瘘管走行全部切除瘘管

3. 如有两个以上的内口者,可先切除主要的瘘管,待括约肌断端已有周围瘢痕组织固定,创面已大部分愈合时,再切除其他瘘管。

4. 切除肛门前方蹄铁形肛瘘时,不宜切除过多的组织,因该处的肌肉较为薄弱。

5. 如肛门后方蹄铁形肛瘘者,手术时应注意勿损伤肛尾韧带,以免造成肛门前移。

【术后处理】

同"肛瘘瘘管切开术"。

（三）肛瘘挂线疗法

利用橡皮筋(或丝线)的张力分次收紧结扎线的办法,它将缓慢地将瘘管切开,随着切开的走行,伤口逐渐愈合。

【适应证】

1. 适于瘘管在肛管直肠环以上,或穿过肛管直肠环的肛瘘。

2. 距肛门 5cm 以内,可探及内口的肛瘘。

3. 复杂性高位肛瘘的辅助方法。

【术前准备】

同"肛瘘瘘管切除术"。

【麻醉与体位】

同"肛瘘瘘管切除术"。

【手术步骤】

1. 将尾端带有丝线的探针头端插入瘘管,由外口进入,沿瘘管走行方向通过内口进入直肠并弯曲的牵引出肛门(图 21-14)。

2. 由肛门向外拉出探针,将丝线留于瘘管内,将线头由肛门拉出,切开瘘管内外口间的皮肤(图 21-15),收紧线的两端做活结结扎。每隔 2~3 天紧线一次,直至挂线脱落,瘘管也随之愈合。

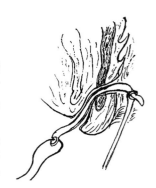

图 21-14　沿瘘管走行将带有线的探针引出肛门

3. 橡皮筋挂线是将橡皮筋系于丝线一端,用上述方法将丝线穿入瘘管内,再牵出丝线使橡皮筋进入瘘管,两端分别由肛门和外口牵拉出(图 21-16)。

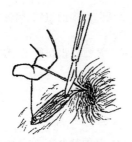

图 21-15 切开瘘管内、
外之间的皮肤

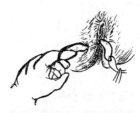

图 21-16 将带线的橡皮筋
经瘘管的内外口牵拉出

4. 切开皮肤,拉紧橡皮筋两端,在血管钳下方靠近皮肤以粗丝线将橡皮筋双重结扎(图 21-17、图 21-18)。创口用油纱条敷料包扎。

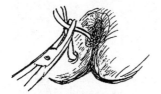

图 21-17 血管钳夹住
橡皮筋

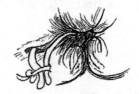

图 21-18 在血管钳夹处靠近
皮肤粗丝线双重结扎橡皮筋

【手术技巧及注意要点】

1. 寻找内口要仔细,避免形成假道。

2. 橡皮筋结扎及丝线结扎松紧要适度,切忌一次结扎过紧,因括约肌的肌纤维坏死较多,局部尚未形成纤维组织增生及粘连,可能引起肛门失禁。

3. 术后换药时分次紧线,以免切开过速,肌纤维回缩过多,也可引起肛门失禁。

4. 如果探针尖端只能探至肛门隐窝黏膜下,确实找不到内口时,可穿通黏膜进行挂线,常可获得满意的疗效。

【术后处理】

1. 术后保持大便通畅,可口服通便剂。保持肛门清洁,便后

1 : 5000 高锰酸钾溶液坐浴。

2. 术后肛门疼痛较重,可给予止痛药。

3. 每天换药。如创口有粘连,应及时分开,以防止假性创面愈合。

五、单纯结扎及痔切除术

【适应证】

Ⅱ ~ Ⅲ期的内痔、混合痔的内痔部分。

【术前准备】

通便洗肠,清洁肛门。

【麻醉与体位】

局部麻醉,截石位或侧卧位。

【手术步骤】

1. 内痔单纯结扎术

(1)消毒肛周皮肤和肛管,菱形局部麻醉肛管,以肛门镜纳入肛内,查清痔核的位置及数目,显露痔核,选择位置靠下的先行手术。

(2)用中弯止血钳自齿线上的 0.2cm 左右处夹持痔核上提,以 10 号丝线在钳下结扎(图 21-19)。

(3)依上述方法同时结扎 3~5 个痔核,在各个结扎点之间至少要保留 1cm 的正常黏膜间隙(图 21-20)。

(4)最后检查结扎线是否适度,有无出血,指诊检查肛管有无狭窄,然后肛内填塞入痔疮栓和油纱条,肛外包扎固定。

2. 内痔开放切除术

(1)牵开肛门,局部浸润麻醉,可减少局部出血,并使痔环与其下方内括约肌分离(图 21-21)。钳夹痔块,将其脱出肛门,充分显露,沿肛周皮肤向上到肛管内切 2~3cm 的倒 V 形切口(图 21-22)。

(2)将脱出的痔核与下方外括约肌皮下部和内括约肌分离,直至痔块的根部(图 21-23)。

(3)贯穿结扎痔蒂后,切除痔组织(图 21-24),其他痔块以相同方法切除,开放伤口,填塞凡士林纱条。

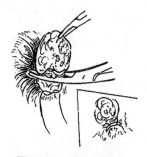

图 21-19 用 10 号丝线
在钳夹处下结扎

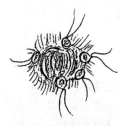

图 21-20 结扎点之间保留 1cm
以上的正常黏膜间隙

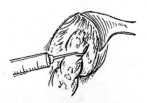

图 21-21 注射麻醉剂

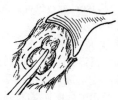

图 21-22 行 V 形切口

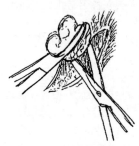

图 21-23 分离痔核
直至其根部

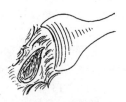

图 21-24 贯穿结扎痔蒂
切除痔核组织

3. 血栓性外痔切除术 适于起病急,剧烈疼痛,48 小时内不缓解者。

（1）在肿块表皮做一放射状梭形切口，切除一条皮肤（图 21-25），将全部血块向外挤出（图 21-26）。

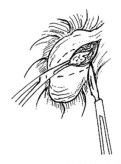

图 21-25　行放射状梭形
切口切除一条皮肤

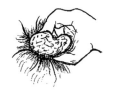

图 21-26　向外挤出血

（2）也可用组织钳和血管钳沿皮肤和血块之间分离，将血块完全切除（图 21-27）。

（3）如有出血，可贯穿创底缝合 1~2 针（图 21-28）。

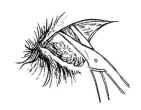

图 21-27　在皮肤下和
血块之间进行分离

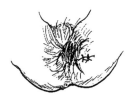

图 21-28　贯穿缝合
创底 1~2 针

【手术技巧及注意要点】

1. 各个痔核的结扎线之间要保留 1cm 以上的正常黏膜，防止肛管狭窄。

2. 切口和钳夹痔蒂的方向与肛管直肠纵轴平行，两切口之间保留一部分黏膜和皮肤，以防止肛管狭窄。

3. 认真止血,如术后出血进入肠腔则不易发现,造成休克。

【术后处理】

1. 观察创面有无出血,及时发现、及时处理。

2. 保持大便通畅。

3. 坐浴,保持肛门部皮肤清洁,干燥。

六、黏膜柱状结扎术

【适应证】

Ⅱ~Ⅲ度直肠黏膜脱垂。

【术前准备】

术前 2~3 小时温热肥皂水灌肠。

【麻醉与体位】

鞍区麻醉或骶管麻醉。截石位。

【手术步骤】

1. 常规消毒铺巾后,用 0.1% 苯扎溴铵消毒液消毒灌肠。

2. 首先用直血管钳于齿状线上 1.5cm 的直肠黏膜 4~5cm,翻转出浆膜外,再钳夹到黏膜下层注射枯痔液或其他硬化剂,至膨隆为度,注意不要钳夹到肌层(图 21-29)。

3. 缝扎黏膜基底部,在钳夹前、后端分别贯穿缝合,两针之间做褥式缝合(图 21-30),待 3 针缝合完毕后,去除血管钳,分别结扎缝线。

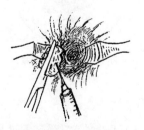
图 21-29 注射枯痔液

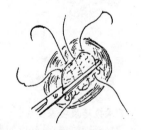
图 21-30 贯穿缝扎黏膜基底部

4. 用上述方法分别在 11 点和 3 点处缝扎(图 21-31),再用油纱条固定。

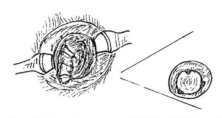

图 21-31 分别在 11 点和 3 点处缝扎,再用油纱布固定

【术后处理】

1. 控制大便 2 天,少渣流质,保持大便通畅。

2. 每天便后坐浴,肛门内放置紫草油纱条。

3. 必要时适当应用广谱抗生素。

七、直肠脱垂注射疗法

（一）直肠黏膜下点状注射法

【适应证】

直肠黏膜脱垂,部分Ⅱ度脱垂。

【术前准备】

1. 药物准备,包括 5% 鱼肝油酸钠、5% 石炭酸植物油、6%~8% 明矾注射液、消痔灵注射液等。

2. 术前禁饮食。

3. 术前排尽大便,清洁洗肠。

【麻醉与体位】

一般不需麻醉。截石位或侧卧位。

【手术步骤】

1. 用 0.1% 苯扎溴铵消毒肛门和肠腔,铺巾。

2. 嘱患者深吸气,增加腹内压使直肠黏膜明显脱出肛门,再次消毒,用两把组织钳夹住脱出的直肠黏膜,向外有一定张力的牵拉。

3. 可选用定点注射法,即在齿状线上 1.0cm 处黏膜的左右前后 4 处,分别向黏膜下层注药,注药的剂量取决于术者选用的药物使用量;如 5% 石炭酸植物油为例,每个定点注射 2ml。

4. 如遇到黏膜脱出 3 ~ 5cm,采用多点注射法,即从齿状线上方 0.5 ~ 1.0cm 以上开始,可在不同平面斜行交叉,每个点相距在 1.0 ~ 1.5cm,每个点注药 0.3 ~ 0.5ml 即可(图 21-32)。

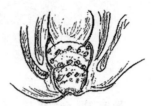

图 21-32 每个点注入药物 0.3 ~ 0.5ml

【术后处理】

1. 控制大便 2 ~ 3 天。

2. 保持肛门周清洁干燥。

3. 可口服抗生素。

（二）直肠黏膜下柱状注射法

【适应证】

直肠黏膜Ⅰ~Ⅱ度脱垂。

【术前准备】

1. 药物准备,包括 5% 石炭植物油、5% ~ 8% 的明矾注射液、消痔灵注射液、5% 鱼肝油酸钠等。

2. 术晨禁饮食,清洁肛门周皮肤。

3. 术前排尽大便或灌洗肠。

【麻醉与体位】

骶麻或局部麻醉。截石位或侧卧位。

【手术步骤】

1. 常规消毒会阴及肠腔,铺手术巾。

2. 先适度扩肛,用组织钳夹住齿线上方黏膜,左示指引导,用长针头在齿线上方 1cm 处进针黏膜下层,从上到下,边注药边退针,使黏膜下层形成柱状串珠样注射区(图 21-33)。

3. 再分别在直肠前后左右做 4 条柱状注射后,放置氯己定于肛内,外用纱布包扎固定。

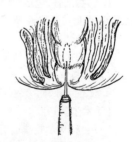

图 21-33 边注射边退针,使黏膜下层形成柱状串珠样区

【术后处理】

同"直肠黏膜下点状注射法"。

（三）直肠周围注射法

【适应证】

直肠脱垂 Ⅱ ~ Ⅲ 度。

【术前准备】

1. 药物准备,包括消痔灵、5%鱼肝油酸钠、95%乙醇等。

2. 清洁灌肠排便。

3. 术晨禁饮食。

【麻醉与体位】

骶麻或局部麻醉。截石位。

【手术步骤】

1. 常规消毒铺巾后。

2. 骨盆直肠间隙注射法。于截石位 3 点肛门外侧 1.5cm 处进针。选用长针和 20ml 注射器,进针 4 ~ 5cm 时针尖遇到阻力,即达肛提肌,继续进针有落空感即进入直肠间隙。

3. 术者左手示指进入直肠壶腹,触及针头部位确定针尖在直肠壁外侧,以针尖可自行滑动为准,再进针 2.0cm,如患者为肥胖者可再进直到 8 ~ 9cm,回抽无血时缓慢注入药物。术者选用药物及用量。乙醇的注射量控制在 6ml 左右为宜。对侧肛门外侧 9 点位用同样分法处理（图 21-34）。

4. 直肠后间隙注射法。在尾骨尖至肛门缘的中点进针,在手引导下进针 6 ~ 8cm,当证实未进入肠壁骶前筋膜后,边注药边退针,注射药物的剂量为骨盆直肠间隙注射法一侧的 50% 即可（图 21-35）。

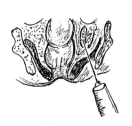 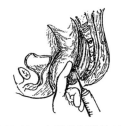

图 21-34　直肠周围注射法　　图 21-35　直肠后间隙注射法

【术后处理】

进无渣饮食 1~2 天,控制大便 2~3 天,卧床休息 5~7 天。

（四）直肠瘢痕支持固定术

【适应证】

Ⅰ度直肠脱垂。

【手术步骤】

1. 手术区常规消毒、铺巾。

2. 局部浸润麻醉后,消毒肛门及直肠下段,扩肛以松弛肛门。

3. 在齿状线上 1.5cm 处,分别在截石位的 2、6、10 点处,用长直血管沿直肠纵向垂直夹住直肠黏膜 5~6cm（图 21-36）。

4. 在止血钳夹住的黏膜上注入复方明矾液使黏膜膨胀,变成灰白色,稍待片刻后,再用止血钳夹住被夹住的黏膜挤压使之成片状（图 21-37、图 21-38）。

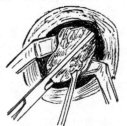

图 21-36 沿直肠纵向钳夹黏膜

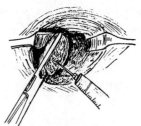

图 21-37 在夹住的黏膜上注入药物

5. 用圆针 4 号线在血管钳夹黏膜后方,按三等份贯穿缝合 2~3 针,分段结扎,三处依次同法操作（图21-39、图 21-40）。

6. 缝合结扎完成后,直肠内再消毒一次,肛门内填塞消炎止痛膏,外盖无菌纱布,胶布固定（图 21-41）。

【手术技巧及注意要点】

1. 用止血钳夹直肠黏膜时,要保持

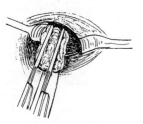

图 21-38 夹瘪黏膜使之成为片状

沿直肠垂直,切忌夹住直肠肌层。

2. 药物不能注入肌层。

3. 贯穿缝合时,不宜过深进入肌层,结扎时每处均不宜累及母痔区,并且每个结扎点之间应保留足够的黏膜。三处结扎点距齿状线不能在一个水平线上。

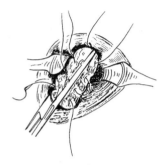

图 21-39　缝扎基底部

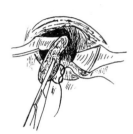

图 21-40　结扎紧缝合

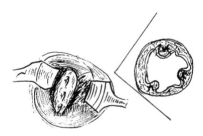

图 21-41　完成手术

【术后处理】

1. 术后卧床休息,保持会阴干净。

2. 进少量半流质。

3. 必要时给予镇痛药及适当应用抗生素。

八、肛门紧缩术

【适应证】

直肠脱垂并发肛门松弛和肛门失禁。目的是使肛门外括约肌的紧张度增强,可以巩固直肠脱垂的疗效。

【手术步骤】

1. 手术区常规消毒铺巾。

2. 局部浸润麻醉,于肛门正后方距齿状缘 1.5~2cm 处由 3~9 点肌缘做椭圆形切口,长度按肛门松弛程度而定;如肛门松弛三横指以上者,紧缩肛门周径的 1/2;如肛门松弛 3 横指以下者,可紧缩肛门周径的 1/3。

3. 切开皮肤及皮下组织,暴露出肛门外括约肌浅层及肌层韧带,将皮瓣钝性分离至齿线,显露出肛门后三角(图 21-42~图 21-44)。

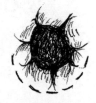

图 21-42　切口

4. 将皮瓣推入到肛门内,用 2-0 号铬制肠线,将左、右两侧外括约肌浅层做褥式缝合 2~3 针,以闭合肛门三角(图 21-45~图 21-46)。

5. 将皮瓣从肛门内拉出,做菱形切除,切口上端至齿线,然后将肛门、肛管皮肤做全层缝合,可伸入一示指为度。

6. 用消炎止痛膏油纱条部分塞入肛门内,覆盖创面,敷料包扎固定。

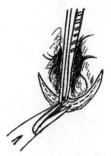

图 21-43　分离皮瓣

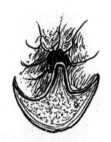

图 21-44　提起皮瓣推入肛内

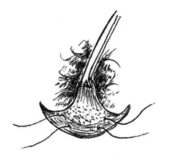

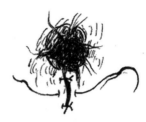

图 21-45　纵向缝合　　　　图 21-46　肛门紧缩术完毕

九、肛门环缩术

【适应证】

适用于肛门松弛和收缩无力的直肠脱垂患者,也可用于治疗肛门失禁者。

【手术步骤】

1. 膀胱截石位。常规消毒铺巾,局部浸润麻醉后,消毒肛门和直肠下段。

2. 用尖刀片在肛门前方和后方距肛门缘 2~3cm 处各做一纵形小切口,长约 0.5cm,深约 2cm,用大弯止血钳或弯成半圆形的长穿刺针,从后侧切口插入,通过肛门一侧括约肌外缘的皮下组织,到前侧切口穿出,将聚乙烯海绵网带置入针孔,退出穿刺针引出聚乙烯海绵网带(图 21-47)。

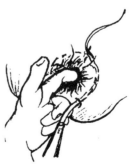

图 21-47　先在肛门左侧
穿针引进网带

3. 再将对侧穿刺针引过聚乙烯网带经对侧皮下后侧切口引出,使之皮下形成环状环(图 21-48)。

4. 助手将一示指伸入肛管,牵紧网带两端,缩窄肛管,将网带一端穿过另一端的小切口内,并折回与网带缝合固定,埋藏于皮下组织内,缝合切口(图 21-49)。

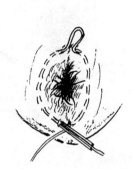 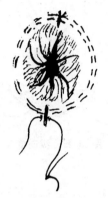

图 21-48　右侧引进网带　　图 21-49　拉紧聚乙烯海
绵网带后缝合切口

【手术技巧及注意要点】

1. 埋藏在皮下组织中的聚乙烯海绵网带不能太浅,以病感觉不出明显异物的存在为度。

2. 拉紧网带时,肛门的松紧度应以紧贴示指为度,太紧了将造成排便困难。

3. 肛门前后的小切口应在拔出肛门内手指以前缝合,以免污染切口。

【术后处理】

早期离床活动,保持大便通畅。

十、纵切横缝术

纵切横缝术是指肛裂纵形切除,创面横形缝合,使肛裂伴有肛管狭窄者的病灶同时得到治疗。

【适应证】

适用于陈旧性肛裂伴有肛管狭窄者。

【术前准备】

同"肛裂切除术"。

【麻醉与体位】

同"肛裂切除术"。

【手术步骤】

1. 常规消毒肛周皮肤和肛门,局部扇形局部浸润麻醉生效后,在肛裂的正中做一纵向切口(分开切口),上自齿状线上 0.3cm,下至肛缘外 1cm,切开肛裂纤维化溃疡面及部分外括约肌,哨兵痔、肥大肛乳头,如有潜行瘘也一并切除(图 21-50)。

2. 缝针 7 号丝线从切口的上端进针,稍带创腔基底组织,从切口下端穿出(图 21-51)。

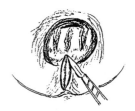

图 21-50　切除陈旧性肛裂

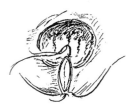

图 21-51　缝针切口上端
进针,下端穿出

3. 收紧缝线结扎,使纵向切口呈横行切口样变,依次间断缝合,创面包扎固定(图 21-52)。

【术后处理】

1. 控制排便 48 小时,补液、进全流食。

2. 每天观察伤口,更换敷料,5~8 天拆线。

3. 嘱患者排便时,下蹲时间不能太长。

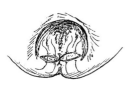

图 21-52　依次间断
缝合结扎

十一、直肠息肉切除术

直肠息肉有腺瘤(乳头状和绒毛状)、幼年性息肉、炎症息肉和家族性息肉病等,腺瘤性息肉有恶变的可能,应积极及时切除,并做病理检查。根据其病理检查结果考虑下一步处理方法。本节仅对腺瘤性息

257

肉切除予以叙述。

经直肠镜息肉切除术

【适应证】

1. 经直肠镜或结肠镜检查出的上段直肠或下段乙状结肠带蒂息肉,均可切除。

2. 多发性息肉不用此法。

3. 疑有息肉恶变者不用此法。

【术前准备】

1. 术前1天进流质,晚餐后禁食,并服用番泻叶等导泻。

2. 术前2~3小时清洁灌肠。

3. 术前排尽小便。

【麻醉与体位】

一般不需麻醉。膝胸位或截石位。

【手术步骤】

1. 患者采用膝胸位或膀胱截石位,臀部垫一用湿纱布包好的电极板。

2. 直肠镜或结肠镜检查,缓慢地插入直肠,吸出残存的粪便液,再次观察息肉的多少和确切部位。将肠镜向内置放时尽量少充气,以免扩张肠管引起患者腹胀和腹痛,从而影响显微镜检查或切除手术。

3. 切除息肉,对于有蒂的息肉,可用连接有效电极的长柄插入直肠镜或乙状结肠镜,将蒂部灼断止血(图21-53、图21-54)。如有圈套器,则可将其套在息肉蒂部,轻柔地吸紧圈套后切除(图21-55)。

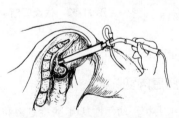

图21-53 从息肉蒂部切除息肉

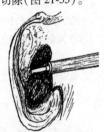

图21-54 切除息肉蒂部

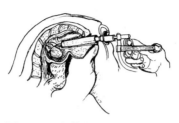

图 21-55　有蒂息肉电圈器切除术

4. 如息肉基底部宽,可先用活检组织钳切除数块组织做病理检查,然后用电圈器将其余部分全部切除,如息肉过大,可分期切除(图 21-56、图 21-57)。

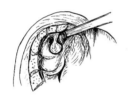 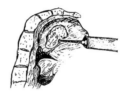

图 21-56　用活检组织钳　　图 21-57　电切基底部
**　　　　分块切除息肉**

5. 如息肉位于乙状结肠时,可用纤维结肠镜高频切除息肉。当结肠纤维镜等找到息肉后,经结肠纤维镜活检口插入切除圈套器,在经息肉蒂 3mm 处套住息肉,缓慢地收圈,收圈后不要过度牵拉,此时应尽量抽吸肠腔气体便开始切除,注意通电后不能收圈过猛,以防电力不充足而致残端出血。同时,还需注意电切不能过深,以防创面过大、过深而导致晚期继发性出血。

【手术技巧及注意要点】

1. 息肉蒂部应全部切除,但电量又不应过大,以免术后肠壁坏死、穿孔;在腹膜反折以上的肠管尤其要注意。

2. 电物时如果看不清息肉的基底部,可用直肠镜或乙状结肠镜的管口轻轻地推开息肉,使其蒂部得以显露。

3. 息肉易出血,操作时应轻而准确到位,如用活检组织钳将息肉分块切除时,会有较多的出血,应迅速用电凝切除彻底止血。

4. 注意使用活检组织钳时,不应夹取肠黏膜,以免出血不止,甚至发生穿孔。

【术后处理】

1. 术后应在门诊观察室静卧 1~2 小时,如无肛门出血,即可回家,如有出血,应再次处理。

2. 术后保持大便通畅,以免大便干燥引起出血。

3. 如后 1 周左右发生出血,应考虑可能有电切过深,组织坏死继发出血的可能性,除及时止血外,应严密观察有无腹膜炎的情况,以便及早处理。

4. 术后 4~6 周做直肠镜或乙状结肠镜复查,观察其治疗效果。

5. 切除的息肉做病理检查,如发现有局限的早期恶变者,应定期严密随诊观察,如基底部已发生恶变,应住院做直肠肛管切除术。

十二、经肛门息肉切除术

【适应证】

直肠下段息肉。

【术前准备】

术前 2~3 小时用盐水或肥皂水灌肠。

【麻醉与体位】

局部浸润麻醉,胸膝卧位。

【手术步骤】

1. 胸膝卧位,扩松肛门括约肌。

2. 提起息肉,如息肉有蒂,而且离肛门很近,可以通过肛门镜用长镊或组织钳将其轻轻地夹住后提出肛门外操作(图21-58),如息肉位置较高或基底较宽,则可插入自动扩张肛门镜后,在肛门内提起息肉进行操作。

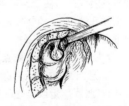

图 21-58　行肛门镜检查了解息肉的位置情况

3. 切除息肉,在息肉基底部做双重结

扎(图 21-59),在结扎处远端切断息肉蒂部,取出息肉(图 21-60)。

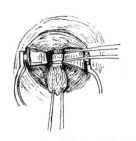 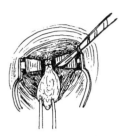

图 21-59 提出息肉,在息肉基底部做双重结扎或缝扎   **图 21-60 切断息肉蒂部,取出息肉**

4. 如息肉基底部较宽,则可用弯血管钳纵向夹住基底部后切除。然后用可吸收缝线绕止血钳连续缝合,抽出止血钳后,拉紧缝线,直接将内外端缝线拉拢结扎(图 21-61、图 21-62)。

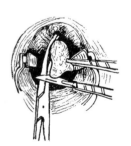 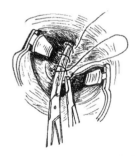

图 21-61 中弯血管钳夹息肉基底部后切除息肉   **图 21-62 连续缝合后内外端缝线拉拢结扎**

【手术技巧及注意要点】

1. 向外提起息肉时操作要轻,以免拉断蒂部造成出血。

2. 对于体积较大,基底部较宽的息肉,可用组织钳夹住,轻轻向外拉出肛门,沿基底由一端逐步切开四周黏膜,分离黏膜下层,将息肉切除。

3. 如息肉基底部较宽,也可边切边用可吸收线或丝线间断缝合黏膜层。

【术后处理】

同"息肉纤维结肠镜切除术"。

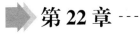

第22章

包皮切除术

一、包皮环切术

【适应证】

1. 包皮过长或不易翻转。

2. 包皮口狭小影响排尿或造成勃起时疼痛。

3. 包皮内板与阴茎头、尿道口形成不同程度的粘连。

【术前准备】

1. 术前1天及术晨嘱患者清洗阴茎及头部。

2. 并发包皮及阴茎头发炎时,待炎症彻底消退1~2周后,再行包皮环切术。

【麻醉与体位】

平卧位后,阴茎根部阻滞麻醉或海绵体麻醉;在阴茎根部背神经通过处,相当于10点及2点的位置上各做一皮丘后,刺入皮下(图22-1)即用1%普鲁卡因液3~4ml,或1%利多卡因4~5ml围绕阴茎根部各注射半周,再深刺注入不超过同等麻醉剂到阴茎海绵体筋膜下。最后在阴茎根部的腹侧,尿道海绵体和阴茎海绵体间隙中各注射2~3ml

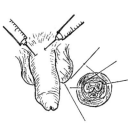

图22-1 在阴茎根部背神经通过处行阻滞麻醉

麻醉剂(图22-2),轻揉阴茎2分钟即可起效。小儿可采用基础麻醉。

【手术步骤】

1. 切开和剥离 在包皮包住阴茎头的自然状态下,采用在外板做一和冠状沟大致平行的切口。然后将包皮外板从皮下组织上剥下来,将剥下的包皮向上翻转,使内板面向外。如果包皮外口狭小不能翻转,可在剥下的外板做纵向切开,经过小的包皮口便可翻转外板。在内板距冠状沟 0.5~1.0cm 处做一环状切口,系带处留一个 V 形皮瓣,使两边各为约 1cm 的等腰三角形,并将内外板两个切口线之间的一圈皮肤剥离切除,使阴茎头完全外露(图 22-3~图 22-5)。

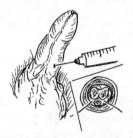

图 22-2 在尿道海绵体和阴茎
海绵体间隙注射 2~3ml 麻醉剂

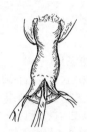

图 22-3 环状
包皮切口

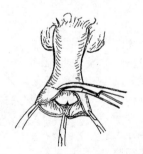

图 22-4 距冠状沟 0.5~1.0cm
处环状切除包皮

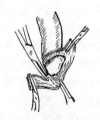

图 22-5 系带处留
一个 V 形皮瓣

2. 创面止血 较小的出血点可随时用止血钳捻挫止血;较大出血点处用 3-0 的丝线或尼龙线结扎,线头尽量剪短,以防术后形成皮下硬结,止血时应特别注意将阴茎背侧正中的阴茎背浅静脉结扎(图 22-6)。用细丝线先在环形切口的背、腹、左、右处各缝合一针,结扎不要太紧,缝线不剪断以留着固定敷料用。再于每两针缝线之间缝合 1~2 针,缝针靠近切缘穿出(图 22-7)。

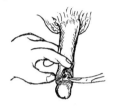 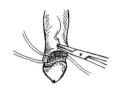

图 22-6　结扎阴茎背浅静脉　　**图 22-7　缝针靠近切缘处穿出**

3. 包扎　将一条凡士林纱布条环绕包皮切口处,用留长的缝线固定(图 22-8),然后用数层纱布敷盖。

【手术技巧及注意要点】

1. 包皮内、外板的长度要适当,如切除过多,术后可能影响勃起;如切除不足,可能达不到治疗的理想效果。内板切开设置 V 形皮瓣的意义在于系带皮下有小动脉,损伤易出血,留出 V 形皮瓣可避免此血管的损伤,还可使包皮切口延长,并可避免因系带短缩,勃起时阴茎头被牵拉向下弯曲。

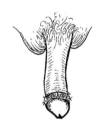

图 22-8　用留长的缝线固定凡士林油纱条

2. 手术刀要锐利,创缘要切得整齐,否则术后将出现凹凸不平的瘢痕。

3. 如内板与阴茎头粘连时,轻者可向包皮口内插入探针,与阴茎头表面平行滑动进行剥离。重者可向粘连处注入液体(生理盐水或普鲁卡因溶液),以行水压分离,并结合小纱布球贴近内板钝性分离。如阴茎头剥离而有少量渗血时,轻压多可自行止血。

【术后处理】

1. 保持局部干燥和清洁。

2. 为了避免术后因勃起而导致血肿形成或手术创口裂开,可在手术当天起给予镇静药物或己烯雌酚,连用3~5天。

3. 术后早期局部发生水肿多能自行消退,如果严重,可用注射针头向已消毒过的水肿处进行穿刺数个针孔,再用无菌干纱布包绕,用手握住阴茎并稍加压挤出淋巴液,可使水肿很快消退。

4. 一旦创口出现血肿或感染,应及早拆线,使创口开放以利于引流促使炎症消退,并给予抗感染药物。

5. 术后恢复顺利,3天左右可去掉敷料,5~6天可拆除缝线。

二、包皮环套术

【适应证】

3~8岁的小儿包茎或包皮过长。

【手术步骤】

1. 取仰卧位,双下肢稍向外分开。

2. 安尔碘消毒皮肤,铺无菌巾。

3. 阴茎神经阻滞麻醉,对于不合作的小儿,可用镇静剂加局部麻醉。

4. 用4把止血钳分别夹住包皮口11点、1点、5点和7点处提起包皮,施术者将已涂有抗生素软膏的塑料环套器关入包皮口,将过长的包皮覆盖环套器(图22-9),松紧适宜。助手以7号丝线顺环套器凹槽缠绕一圈,结扎牢靠。

5. 将结扎线远端多余的包皮修剪,掰断环套器手柄,手术操作完成。

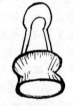

图22-9 包皮环套器

【注意要点】

结扎线在打结前调整好套器的位置;保留好包皮系带;环套器不应遮盖尿道口影响排尿。

【术后处理】

术后每天以安尔碘或新洁尔灭消毒创面,保持干洁。一般12~14天环套器自行脱落,创口即告愈合。

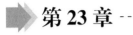

第23章

精索及鞘膜积液的手术

一、精索内静脉高位结扎术

【适应证】

1. 精索静脉曲张及其伴随症状明显者。

2. 经非手术治疗无效,影响日常工作者。

3. 同时伴有腹股沟疝或鞘膜积液者一并手术。

【术前准备】

剃净皮毛,清洁手术区域皮肤。

【麻醉与体位】

腰麻或硬膜外阻滞麻醉。

【手术步骤】

1. 切口及显露精索。于腹股沟韧带中点上 3cm 处做长 5~6cm 斜切口,分开皮下脂肪,沿肌纤维走行将腹外斜肌腱膜切开分离,显露出精索(图 23-1、图 23-2)。

2. 分离结扎精索内静脉。在深环附近找到精索内静脉(图 23-3),精索内静脉在此处多汇合成一条,偶尔可汇合成 2~3 条,剥离出后行双重结扎、切断(图 23-4)。

3. 上述步骤完成后,如有腹股沟疝或鞘膜积液予同时手术。缝合手术切口。

【手术技巧及注意要点】

1. 将精索与周围组织行钝性分离至腹股沟管深环。在深环附近切开精索筋膜后,常可找到汇集成一支或分为 2~3 支的精索内

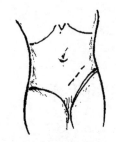

图23-1　手术切口
（虚线所示）

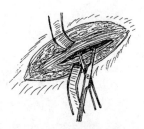

图23-2　分开腹外斜肌
腱膜显露精索

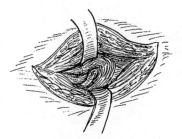

图23-3　在深环处
找到精索内静脉

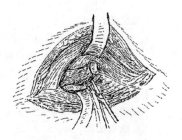

图23-4　剥离出后行
双重结扎,切断精索内静脉

静脉。

2. 精索内静脉壁菲薄,剥离时要注意避免撕裂出血,切勿伤及精索血管。

3. 剥离后双重结扎。切断后近端自行向腹膜后退缩,远端有时出现曲张静脉明显减退。应注意,勿损伤保留的不曲张静脉,以利睾丸的静脉回流。

【术后处理】

术后用丁字带或紧身内裤托起阴囊,以减少阴囊水肿的机会。腹股沟手术切口区可用沙袋压迫8~12小时后移去。

二、睾丸鞘膜积液手术

【适应证】

1. 成人睾丸鞘膜积液。

2. 较大的睾丸鞘膜积液。

3. 先天性或多囊性鞘膜积液。

【术前准备】

备皮,剃除阴毛,用肥皂水洗涤外阴皮肤。

【麻醉与体位】

局部麻醉或腰麻。

【手术步骤】

1. 切口　以左手固定病侧阴囊,在阴囊前壁的上部做一纵向切口(图 23-5)。切口可达阴囊的底部,仔细止血,结扎显的出血点。

2. 分离鞘膜囊　切开皮肤、内膜和皮下组织,沿鞘膜壁层表面分离鞘膜囊,然后将其挤出阴囊口,继续沿鞘膜壁层广泛分离(图 23-6)。切开鞘膜囊前壁,将囊内液体吸尽,再扩大鞘膜切口(图 23-7),完全敞开囊腔,此时要注意鞘囊上端是否与腹腔相通,以免遗漏并存的腹股沟斜疝等。

3. 剪除多余鞘膜囊　用剪刀剪除多余鞘膜囊壁,将残余的鞘膜囊翻转到附睾后面距睾丸约 1.5cm(图 23-8),残余创面出血点止血可靠。

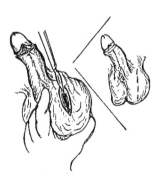

图 23-5　在阴囊前上部
做一纵向切口

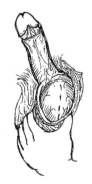

图 23-6　鞘膜切口(虚线所示)

269

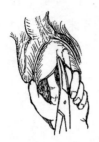

图 23-7 扩大
鞘膜切口

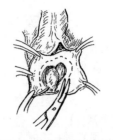

图 23-8 剪除多余的鞘
膜壁(虚线所示)

4. 鞘膜翻转缝合 将残留的鞘膜翻转到附睾和精索的后面,用 1-0 号线连续或间断缝合,将睾丸下方的残余鞘膜缝合几针固定在后方的筋膜处,以防精索扭转(图 23-9)。检查创面止血完善后,将睾丸放回阴囊。

5. 用 1-0 号丝线间断外翻缝合皮肤,针距可稍密些以使切口对合良好,切口下端置橡皮片引流(图 23-10)。

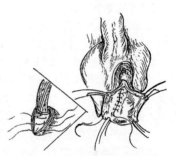

图 23-9 缝合翻转的残余鞘膜
以防精索扭转

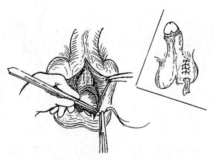

图 23-10 缝合皮肤,切口下置橡皮引流条

【手术技巧及注意要点】

1. 继发于睾丸、附睾病变如结核、肿瘤等的症状性积液不适于此种手术。

2. 鞘膜翻转手术虽为常见的手术,但组织疏松、血管丰富,术中要严密止血,尤其对鞘膜切缘小血管出血不加注意,以及引流不充分时,术后可能发生阴囊大血肿并发感染。因此,手术的成功关键在于止血。

3. 分离鞘膜壁层应紧贴囊壁进行,以减少组织损伤和出血,还应注意避免损伤输精管和精索血管。

4. 如鞘膜增厚和坚硬者,应将囊壁全部切除。将睾丸放回阴囊时,注意在正确的层次间,不要扭转。放置引流条应在阴囊的最低位。

5. 如合并有交通性鞘膜积液及腹股沟疝者,可采用腹股沟切口,以利于进行鞘膜翻转术和疝修复术。

【术后处理】

1. 术后将阴囊加压包扎,用提睾带兜起,以防形成血肿。

2. 引流条可在术后 24 小时拔除。

3. 如术后恢复顺利,在 5~7 天拆线。

三、睾丸鞘膜抽液注药术

睾丸鞘膜积液是各种类型的鞘膜积液中最常见的一种,多见于20~40 岁。其临床的重要性在于鞘膜内长期积液,内压增高,可导致睾丸缺血。睾丸鞘膜积液主要的治疗方法是采用手术治疗,预后良好。本方法主要通过药物刺激使鞘膜脏层和壁层粘着而闭塞鞘膜腔或抑制过度渗出,达到治疗的目的。方法简单,容易掌握,无须住院。复发率较高为其主要缺点。

【适应证】

1. 原发性鞘膜积液,积液量少,囊壁较薄者。

2. 年老、体弱不耐受手术或不愿接受手术者。

3. 炎症性鞘膜积液近一年内无发作史者。

4. 丝虫病或血吸虫病性鞘膜积液者。

【禁忌证】

1. 交通型、疝型鞘膜积液者。

2. 鞘膜血肿者。

3. 肿瘤、结核、梅毒引起的鞘膜积液。

【术前准备】

用肥皂水或配制好的洁尔灭液清洗皮肤,刮除阴囊上的阴毛。准备好注射药物。

【麻醉与体位】

局部麻醉,平卧位。

【手术步骤】

1. 1‰的苯扎溴铵消毒外阴皮肤。

2. 铺无菌孔巾,充分暴露阴囊,严格无菌操作。

3. 术者左手握紧睾丸及拉紧阴囊皮肤,于阴囊前方中下 1/3 交界处选择无血管区穿刺针入鞘膜囊内抽吸液体(图 23-11)。

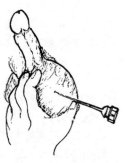

图 23-11 左手握紧睾丸牵拉阴囊皮肤,于无血管区穿刺

4. 吸净液体后保留并固定好穿刺针头,最好用事先准备好的针管注入药物,常用的药物为奎宁乌拉坦溶液 4ml(盐酸奎宁)12.5g,乌拉坦 6.25g,盐酸普鲁卡因 0.5g,加注射用水 100ml 和 5%鱼肝油酸钠。

【手术技巧及注意要点】

1. 掌握好适应证及禁忌证。

2. 选择好穿刺进针部位及深浅,抽吸积液后,一定要固定好针头,避免损伤睾丸组织及其血管。

3. 根据鞘膜积液的情况掌握注入的药量。

【术后处理】

1. 平卧位休息,将阴囊垫高,30 分钟后可离院。

2. 保持外阴的卫生,一周内禁止性生活并避免过度活动,注意休息。

3. 严密观察局部和全身反应,必要时给予抗生素预防感染。

4. 每隔 1~2 周注射 1 次,4~6 次为一个疗程。如无效或复发应考虑手术治疗。

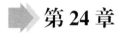

第24章

输精管的手术

一、输精管结扎术

输精管结扎绝育术,方法简便,效果良好,并发症少,是节育中一项稳妥而又有效的措施。但如果解释工作不够,准备不充分以及手术操作欠巧,不细致,不熟练,可能增加并发症。

【适应证】

1. 不再继续生育者。

2. 虽无子女,但女方因其他原因不宜生育者。

3. 前列腺切除及尿道术后,需要长期保留尿道导尿管时,做输精管结扎以防止沿输精管感染引起附睾炎。

【术前准备】

1. 做好解释和思想工作,使其明了绝育的原理,以解除思想顾虑。

2. 术前清洗阴囊、阴茎和会阴,剃除阴毛,用1‰苯扎溴铵或碘伏消毒阴囊。

3. 注意保持手术室的温度,避免冷刺激引起的提睾肌收缩而影响手术。

【麻醉与体位】

局部麻醉。平卧位。

【手术步骤】

1. 手法固定输精管　术者站在受术者的右侧,以左手拇、示指和中指固定输精管并张开阴囊皮肤,同时推开精索血管,在局部麻醉和分离过程中应保持手指的固定,以免输精管滑脱。先做结扎一侧后,再做另一侧结扎。

2. 选择穿刺部位与麻醉 穿刺部位选在阴囊的上部,距附睾尾部稍远,用细针头穿刺,注入 0.5%~1.0%普鲁卡因溶液在输精管旁,浸润周围组织。

3. 分离输精管 用输精管钳插入阴囊皮肤各层,张开分离钳,使穿刺孔扩大至 0.4cm 左右(图 24-1)。将输精管固定钳从皮肤裂口插入并张开钳圈,触到输精管后,在左手中指的配合下,用血管钳夹住输精管扣紧(图 24-2)。

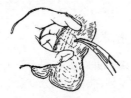

图 24-1 用输精管分离钳
插入分开皮肤

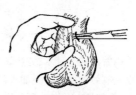

图 24-2 用输精管固定
钳固定输精管

4. 提出输精管 将输精管提出裂口,纵向分离开精索内膜及输精管外膜,即可露出乳白色的输精管壁,可用输精管提出钩将输精管提出切口外(图 24-3、图 24-4)。

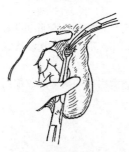

图 24-3 分开精索内
筋膜及输精管外膜

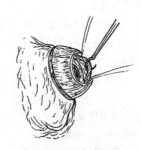

图 24-4 提出输精管

5. 分离、结扎输精管 分离出约 2cm 长的一段输精管,用 1-0 丝线结扎近附睾侧的输精管,结扎但暂不剪断结扎线,在输精管远端用结扎线绕过且暂不结扎。

6. 注射杀精子溶液 在两结扎线间用平头针插入输精管的精囊方向的输精管腔,缓慢地注入杀精溶液(如 1:3000 的苯扎溴铵溶液 3ml,注入时受术者有想排尿感,如无感觉应注意有无外溢(图 24-5)。

7. 结扎输精管远端,线头先不剪断,将输精管剪断,在近端反折再度结扎,切除反折的输精管多余段 1.0~1.5cm(图 24-6)。

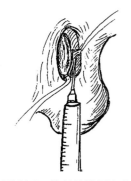 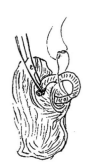

图 24-5 注射杀精子溶液   图 24-6 反折结扎输精管

8. 切口处理 提起输精管两端结扎线,检查无出血后剪断结扎线,将输精管放回阴囊内,用两手指紧压穿刺孔的皮肤使之对合,覆盖小纱布,胶布固定于阴囊壁上。

【手术技巧及注意要点】

1. 在局部麻醉后切开皮肤前,也可直接用输精管固定钳经皮肤外固定输精管,提起固定钳皮肤即可看到输精管,分离输精管结扎。此法比单手容易固定输精管,也可省力、省时。

2. 结扎输精管前也可不注射杀精子的溶液,但术后避孕时间应延长。

3. 输精管远端可不做反折结扎,有可能引起硬结反应,但应切除输精管 1cm 以免再通。

【术后处理】

1. 术后观察 1~2 小时,局部无肿胀、出血后方可离去。

275

2. 休息 1 周,避免剧烈活动,如发生出血、肿胀等,应及时检查处理。

3. 术后 1 个月内应使用阴茎避孕套,有条件时最好查精液,证明无精子后可停止避孕。

二、输精管吻合术

【适应证】

1. 输精管结扎后要生育者。

2. 输精管意外损伤需要吻合者。

3. 结扎术后出现性功能障碍或顽固性附睾疼痛者。

【术前准备】

术前两天起保持会阴部干净,余同输精管结扎术。

【麻醉与体位】

局部麻醉或硬膜外麻醉。

【手术步骤】

1. 将输精管结扎的结节用手指固定靠近中线部位的阴囊前壁皮下(图 24-7)。

2. 切开、分离输精管。切开皮肤、皮下后,用弯血管钳或爱利斯钳夹住精索结节(图 24-8),用丝线缝扎,拉出切口。再用蚊式钳分出结节上、下的正常输精管各 1.0~1.5cm(图 24-9),沿着两端输精管向其结节处会师游离,将血管束和阴囊的筋膜分开,并将结节连同相邻的 0.3~0.4cm 的正常输精管一并切除。用蚊式钳夹住断端输精管周围筋膜以免退缩(图 24-10)。可见睾丸断端流出稀薄精液,说明通畅,而在精囊端可注入少量麻醉药或生理盐水。

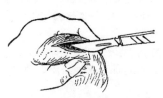

图 24-7 固定输精管于阴囊前壁的皮下

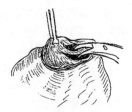

图 24-8 用弯血管钳夹住输精管结节

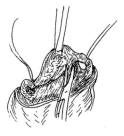

图 24-9　用蚊式钳分出
结节的上下

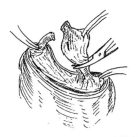

图 24-10　钳夹住断端输精管
周围筋膜以防退缩

3. 用 1 号针头从睾丸侧断端管腔内插入约 1cm 后,将针头穿出管壁再穿出阴囊壁,再把细尼龙线逆行插入针头腔内(图 24-11)。退出针头后将尼龙线继续插入精囊端输精管内 10~15cm(图 24-12),用 3-0 细丝线吻合输精管断端,一般缝合 3~4 针,再将输精管周围筋膜对拢缝合 2~3 针,以减少张力,防止扭曲(图 24-13)。

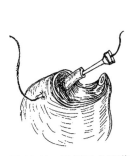

图 24-11　用细尼龙线逆
行插入骨头腔内

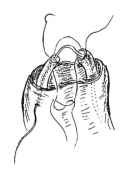

图 24-12　退出针头后将尼龙线
插入精囊端输精管内 10~15cm

4. 用同样的方法吻合对侧输精管,逐层缝合伤口,缝线固定尼龙线支架(图 24-14),托起阴囊,用绷带做成丁字带轻压包扎。

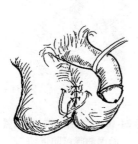

图 24-13 对端吻合
缝合输精管

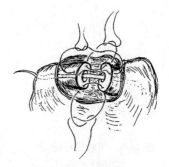

图 24-14 缝线固
定在尼龙线支架上

【手术技巧及注意要点】

1. 分离输精管时不宜过长或过短,以避免缺血或受张力影响,不利输精管吻合的愈合。

2. 分离输精管时,注意勿损伤睾丸动脉。

3. 当支架线置入后及时固定在皮肤上,以防不慎被拉出。

【术后处理】

1. 卧床休息 3~5 天,7 天拆线,8~9 天拔除尼龙支架线。

2. 局部保护,保持干净。

3. 必要时应用抗生素。

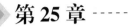

第 25 章

前尿道手术

一、导 尿 术

【适应证】

1. 解除下尿路梗阻所致尿潴留与尿闭。

2. 留取无菌尿标本做培养及特殊检查。

3. 产后或手术后不能自解小便者。

4. 危重及昏迷患者尿量监测。

5. 盆腔内器官手术前准备。

6. 外伤患者有无尿道断裂、膀腔破裂的判断。

【手术步骤】

1. 导尿前洗净会阴部。

2. 患者仰卧,分开两腿,臀下垫橡皮布及治疗巾。

3. 持镊子夹 0.1%苯扎溴铵棉球,以尿道为中心,由上而下,由内至外消毒尿道口及外阴部 2 次。

4. 施术者戴无菌手套、铺孔巾,左手持住阴茎或分开小阴唇,右手持镊子夹棉球,再次消毒尿道口 1 次。置放导尿盘于两腿之间。

5. 将前端涂以无菌液状石蜡的导尿管缓慢地插入尿道,插入深度男性为 20~23cm,女性为 6~8cm。

6. 导尿完毕后拔除尿管。如需要留置导尿管者,用胶布固定并连接尿瓶。若为 FOLEY 代尿管,则向水囊内注入无菌生理盐水 5~10ml。

【手术技巧及注意要点】

1. 男性患者有前列腺增生或尿道狭窄,导尿管插入困难者。可配制金属探条(图 25-1),其硬度如尿道探子,套入导尿管内作为支撑物,以方便插入,但切忌暴力插入,以避免损伤或形成假道。

2. 如尿管误入阴道或脱出,则需更换并重插。

3. 动作应轻柔,勿损伤尿道黏膜。

4. 如膀胱高度充盈者,每次放尿不超过 600~800ml。

5. 需留尿培养者,无菌试管口于留尿前可火焰灭菌。

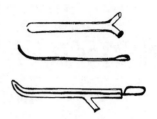

图 25-1 金属导管探条做导尿管内支撑物

二、耻骨上膀胱穿刺术

【适应证】

1. 急性尿潴留导尿失败者。

2. 禁忌导尿而又无条件施行耻骨上膀胱造瘘术者。

3. 暂时排出尿液以缓解膀胱内压力。

【手术步骤】

1. 会阴部常规消毒皮肤。

2. 患者取平卧位,下腹部皮肤消毒,铺无菌巾。

3. 用 1%~2% 的普鲁卡因或 1% 的利多卡因在进针处做局部浸润麻醉。

4. 用腰椎穿刺针或腰椎硬脊膜外穿刺针,于正中线上距耻骨联合 3~4cm 部位进针直至有尿液流出(图 25-2)。

5. 当抽吸尿液量与明显充盈(膨胀)的膀胱不相符时,应再将穿刺针缓慢地推进,针尖向下移动直至抽出尿液为止。

6. 术毕拔针,穿刺针孔用碘伏消毒,无菌纱布覆盖。

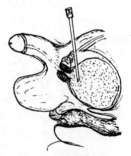

图 25-2 耻骨上膀胱穿刺

【手术技巧及注意要点】

1. 严格掌握适应证,只有证实膀胱极度膨胀,不能排尿且无法导尿时方才考虑膀胱穿刺。

2. 正确选择穿刺针和穿刺的部位,穿刺点不宜过高,进针勿过深,否则易穿破腹膜伤及膀胱。

3. 放出尿液不宜过快,以防膀胱内压骤降而发生休克或膀胱壁出血等。

三、处理尿道结石

尿道结石在 20 世纪 80 年代前是常见病。尿道结石均由膀胱结石排入尿道,发病时症状明显,患者感觉痛,小儿排尿时尖叫。一般就诊较早,尿道结石往往有较大的活动度。后尿道结石利用尿道探子或膀胱镜可以将结石推回膀胱,再按膀胱结石处理。前尿道结石亦可推回膀胱,但可能造成尿道黏膜的损伤。前尿道相对较宽,仅外口处较窄,且体外可触及,可以在尿道内注入润滑剂的情况下,用手自后向前推挤结石,使之接近尿道外口,再钳夹取出。用钳子无法置入时,也可用细钢丝弯曲成 U形插入尿道勾出结石(图 25-3)。对于结石嵌顿在尿道内时间较长者,尿道

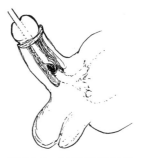

图 25-3　制备 U 形钢丝勾出尿道内结石

黏膜水肿严重,不可用上述方法取石,以免造成尿道黏膜损伤,导致出血、水肿、狭窄等并发症。因此,宜选用合适的碎石器,在膀胱镜下粉碎取出结石。有学者采用气压弹道碎石的方法。操作方便,尿道损伤小,效果好。

四、前列腺穿刺术

【适应证】

1. 对于性质不明的前列腺肿块,需抽吸组织做细胞学检查者。

2. 前列腺局部需注射药物者。

【禁忌证】

急性前列腺炎症者,全身出血性疾病患者。

【手术步骤】

1. 经会阴穿刺法 取膝胸卧位。用 0.1%氯己定消毒会阴,左手示指伸入直肠,触及前列腺拟穿刺处,以作为穿刺引导。用 1%~2%普鲁卡因或 1%利多卡因局部浸润麻醉,由会阴中线刺入,注意进针方向与直肠内指尖相对应,达肿块后边抽吸边退出,拔针后立即用棉球压迫穿刺针孔 3~5 分钟,防止出血及皮下血肿形成。将抽出的组织物立即涂片送检。如需要注射药物时,则可将预先准备好的药物注射前列腺组织内。

2. 经直肠穿刺法 术前 2 天起口服肠道杀菌药物,术前晚点进流质,穿刺前做清洁灌肠。取膝胸卧位,一般情况应在肛门周阻滞麻醉下进行,0.1%氯己定消毒会阴,助手用拉勾扩开肛门,消毒直肠肠内。术者伸入左手示指,触及前列腺肿块处,再次消毒直肠黏膜,右手持连接9 号针头穿刺针的注射器,斜向前列腺肿块进针,达肿块后边抽边吸边退出,拔针后用干棉球按压针孔 3~5 分钟,防止出血。采集方法同会阴穿刺法。术后连续口服肠道杀菌药 3 天。

【术后处理】

保持大便通畅。

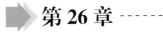

第26章

膀胱造瘘术

【适应证】

1. 膀胱内手术,如膀胱结石或异物的取除,切除带蒂的膀胱肿瘤,膀胱憩室以及膀胱损伤的修补等。

2. 尿潴留引流。

3. 经膀胱切除前列腺或尿道会师术。

【术前准备】

1. 如有尿路梗阻应同时进行病因的手术治疗。

2. 经导尿管注入生理盐水充盈膀胱,夹闭尿管备术中用。

【麻醉与体位】

局麻、腰麻或硬膜外麻醉。平卧位。

【手术步骤】

1. 切口　显露膀胱前壁,切开膀胱前壁并探查膀胱。

2. 缝合膀胱前壁　将气囊导尿管、伞状或蕈状导尿管置入膀胱切口内,分两层缝合膀胱壁,内层可用 2-0 铬制肠线全层间断缝合,可吸收线更好。但无可吸收线或肠线的情况下,也可采用丝线间断缝合肌层,但不可穿过黏膜层,以免导致术后结石形成。外层再以 4 号丝线间断缝合(图 26-1)。导管经腹壁切口的上角引出。

3. 缝合切口　用生理盐水冲洗伤口,在膀胱前间隙置放一根香烟引流,由腹壁切口的下角引出。逐层缝合切口,缝腹直肌时,可在膀胱顶部固定一针,以防止膀胱挛缩。引流导管及切口引流物均另切口引出(图 26-2)。

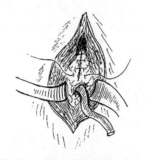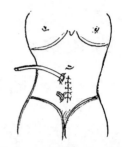

图 26-1 用可吸收线缝合膀胱切口，外层用 4 号丝线间断缝合　　图 26-2 膀胱内引流管及切口引流均另切口引出固定

【手术技巧及注意要点】

1. 伞状或蕈形状导管需自膀胱及腹壁切口高位引出，以防长期引流后膀胱挛缩。

2. 膀胱壁上的动脉出血时，应尽快结扎止血，以免回缩再出血。

3. 在显露膀胱前壁分离腹膜反折时注意不要分破腹膜，以防尿液进入腹腔导致腹腔感染。一旦破损，应及时修补。

【术后处理】

1. 造瘘管于术后 10 天内应注意防止脱出，以免渗至周围组织。

2. 如需长期留管，应每周更换 1 次，并根据情况，可用生理盐水冲洗膀胱，以防阻塞和膀胱感染。

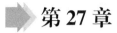

第27章

经皮肾囊肿穿刺及肾造瘘术

一、经皮肾囊肿穿刺疗法

随着现代影像学的进展及广泛应用,肾囊肿的发现率明显增加。传统的肾囊肿的治疗方法是手术行囊肿去顶或切除术。有了超声穿刺探头后,一般采用在超声引导下穿刺抽液并注入硬化剂治疗肾囊肿。

【适应证】

1. 单纯性肾囊肿最常见也是适于穿刺治疗的首选患者。

2. 囊肿直径在 5~10cm 者,4cm 以下者不需要穿刺治疗,但要定期(3~6 个月)做 B 超检查,以随诊观察。

3. 多发性肾囊肿可选择体积大的穿刺治疗,小的囊肿可随诊观察。

4. 出血性肾囊肿及多房性肾囊肿应行穿刺液细胞学和胆固醇及乳酸脱氢酶(LDH)检查,在完全排除肿瘤后可行穿刺治疗。

5. 对感染性囊肿(排除肿瘤并存),可将脓液抽净后注入抗生素治疗。

【禁忌证】

合并有肿瘤者或肿瘤性肾囊肿者应行开放手术治疗。

【术前准备】

1. 查血、尿常规检查以及肝肾功能及血小板、出凝血时间。

2. 腹部平片,静脉尿路造影,必要时行输尿管造影及 CT 检查等。

3. 硬化剂。肾囊肿穿刺治疗的硬化剂有很多种类,例如无水乙醇,静脉注射用四环素、磷酸银、50% 葡萄糖、苯酚、碘苯脂等。应用最多的是来源方便且效果较好的无水乙醇。

【手术步骤】

1. 取俯卧位腹部肾区垫高。常规消毒皮肤、铺无菌巾,用消毒探头显示拟穿刺的囊肿并测定囊肿的大小、位置及距皮肤的距离和设计穿刺进针的部位、路径及穿刺角度。

2. 通畅选择在第 12 肋下,确定好穿刺点后,用 1%~2% 的利多卡因行穿刺路径的浸润麻醉。

3. 嘱患者暂时屏住气,在超声引导下将穿刺针尖插入囊肿的中央(图 27-1)。

4. 穿刺针进入囊内后,可见超声图像上液性暗区内外有个明亮的增强回声光点。

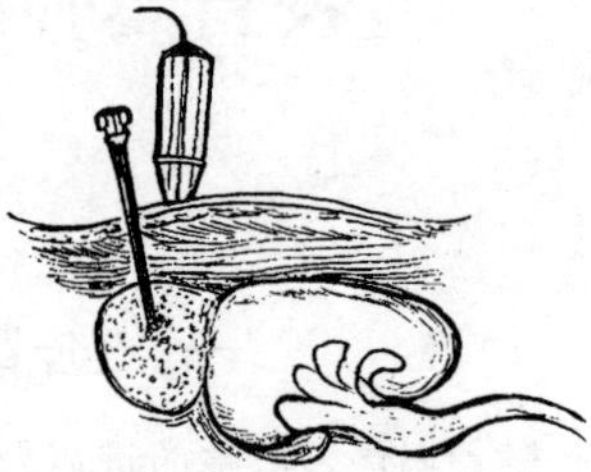

图 27-1 超声引导下穿刺针插入囊肿中央

5. 拔除针芯,抽出囊液,准备注入硬化剂。在抽取囊液及注药过程中,一定要夹住针鞘,不要移位及带出,即保持针尖部位在囊肿的中央。抽吸囊液使胃囊肿逐渐缩小直至消失。抽出的囊液应行常规检查、细胞学检查、尿氨、胆固醇与乳酸脱氢酶等生化检查。

6. 在抽尽囊液后,注入硬化剂之前,为了避免注入硬化剂产生疼痛,可预先注入 1% 的利多卡因 10ml,待 5 分钟后吸出,然后向囊内注入硬化剂(无水乙醇)。无水乙醇的注入量为抽出囊液量的 1/4。如果囊肿较大,抽吸囊液困难,可反复用无水乙醇注入囊内冲洗吸出,最后注入 5~10ml,拔除穿刺针。

【手术技巧及注意要点】

1. 严格掌握手术指征及适应证、禁忌证。

2. 做好术前准备,有关技巧及要点已在手术步骤中阐明。

3. 硬化剂的抽取操作全过程均在超声监视下进行。

【术后处理】

定期行 B 超检查,随诊。

二、经皮肾造瘘术

【适应证】

1. 阻塞性肾盂肾炎、肾积水或肾积脓,需要先行引流肾盂者。

2. 经皮肾取石术,先行肾造瘘后二期取石术。

3. 输尿管肾盂连接部狭窄,行顺行成形术时,先行肾造瘘术者。

【术前准备】

1. 了解双肾功能,排除血液病及出血倾向。

2. 对有感染患者,给予适当抗生素治疗。

3. 行 B 超检查,以做术前进路定位。

【麻醉与体位】

局部麻醉,仰卧位,患侧腰部垫高。

【手术步骤】

1. 穿刺点一般选择在第 12 肋线下,与腋后线相交处或 B 超引导下肾盂积液最明显且避开胸膜处。

2. 用尖刀片切开穿刺点皮肤,垂直进针,沿术前 B 超探查的方向刺入或在 C 臂 X 线引导下刺入,经腰背肌群至肾包膜时,进针感觉稍坚硬,随后即进入肾盏到肾盂(图 27-2),拔出针芯后即可见尿液流出。

3. 通过穿刺针置入导丝退出穿刺针(图 27-3)。

4. 使用 F8~F14 筋膜扩张管导丝依次扩张穿刺针孔(图 27-4),直至能顺导丝置入理想的粗细适当的造瘘管(图 27-5)。

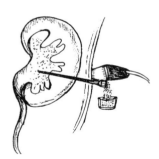

图 27-2　B 超引导下穿刺针插入肾盂,拔除针芯有尿液流出

5. 缝合皮肤切口并固定造瘘管(图 27-6)。

【手术技巧及注意要点】

掌握手术适应证,做好术前准备,选择好穿刺部位,在引导下操作,

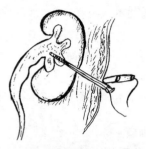

图 27-3　B 超引导下,导丝
经穿刺针置入肾盂

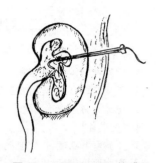

图 27-4　用 F8~F14 筋膜扩
张管顺导丝依次扩张穿刺孔

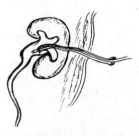

图 27-5　置入造瘘管
至理想的位置

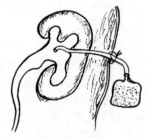

图 27-6　将造瘘管固定于
皮肤上并连接尿袋

选择好适当的导管,置放的位置尽量理想。

【术后处理】

1. 抗炎、止血、对症治疗。

2. 保持引流管通畅。

3. 定期冲洗尿管。

第五部分 骨伤部分

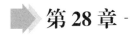

第28章

骨关节穿刺术

一、肩关节穿刺术

【适应证】

1. 诊断 肩关节内积液,行关节穿刺,明确关节腔内积液的性质;肩关节腔内注入造影剂,行 X 线检查以帮助了解关节软骨或骨端的变化。

2. 治疗 肩关节腔内积液,行关节穿刺引流积液;关节腔内注入药物进行治疗。

【术前准备】

1. 无菌手套、无菌包,18~20 号穿刺针、注射器及局部麻醉药物等。

2. 根据诊断或治疗的需要,准备相应的造影剂或药物等。

3. 根据患者的情况,穿刺前可选用适量的镇静剂肌内注射,如地西泮(安定)等药物。

【手术步骤】

1. 患者坐位,上肢轻度外展外旋,肘关节位于屈曲位。

2. 穿刺部位可选择前侧入路或外侧入路,前者于肱骨小结及肩胛骨喙突之间垂直向后直接刺入关节腔(图 28-1)。后者于肩峰下对方,向前内侧刺入关节腔(图 28-2)。

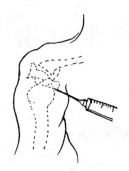

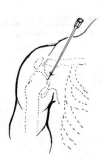

图 28-1　经前侧入路　　　　图 28-2　前内侧穿

直接刺入关节腔　　　　　　刺进入关节腔

3. 消毒后,严格无菌操作下局部麻醉,术者一手持穿刺针,另一手固定穿刺点,选择上述的某一穿刺方式进行穿刺,当穿刺针进入关节腔时,可明显感觉到阻力消失,穿刺完毕后拔除针头并用清洁敷料覆盖针孔部位。

【手术技巧与注意要点】

1. 穿刺时应严格无菌操作,防止穿刺导致关节腔内感染,即使关节腔内已感染甚至化脓,也应当防止造成混合性感染。

2. 局部麻醉时应边抽吸边进针,特别要注意有无新鲜血液进入注射器,如有新鲜血液说明穿刺针已进入血管,此时应将注射器退出少许,以改变方向后再继续进针。

3. 若穿刺针在较浅的部位抽得较浓的液体后,不可经此处继续进针入关节腔,避免发生感染。

4. 当关节腔积液量较多时,穿刺后应当局部加压包扎,并适当固定。

5. 严格无菌操作,以防止术后感染发生。术者应熟悉解剖,以避免损伤神经、血管。

【术后处理】

术后一般无须特殊处理,但要注意复诊,一旦出现关节内感染迹象,应尽早诊治。

二、肘关节穿刺术

【适应证】

1. 肘关节内积液,行关节穿刺,以明确积液的性质并可引流积液。

2. 可行关节腔内注射药物进行有关疾病治疗。

【术前准备】

1. 准备无菌包、无菌手套及局部麻醉药物,18~20 号穿刺针及注射器。

2. 根据疾病的治疗需要,准备有关相应的药物。

3. 必要时用适量的镇静剂。

【麻醉方式】

局部麻醉。

【手术步骤】

1. 肘关节屈曲 90°,穿刺部位可选择在尺骨鹰嘴顶端及肱骨外上髁之间向前内方刺入关节腔(图 28-3),或从尺骨鹰嘴上方经肱三头肌腱向前下方刺入关节腔(图 28-4)。

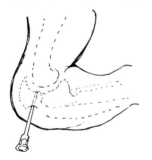

图 28-3 向前内方穿刺进入关节腔

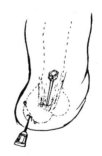

图 28-4 向前下方穿刺进入关节腔

2. 消毒后行局部麻醉,术者一手持穿刺针,另一手固定穿刺点的部位,然后选择上述穿刺的某一方式,当穿刺针进入关节腔时,可明显感觉到阻力消失,穿刺完毕后拔出针头并用清洁敷料覆盖固定。

【手术技巧及注意要点】

同"肩关节穿刺术"。

【术后处理】

同"肩关节穿刺术"。

三、腕关节穿刺术

【适应证】

1. 腕关节腔内积液,可行关节穿刺以明确积液的性质或引流积液。

2. 关节外伤后有较多积液时,可行关节穿刺抽出积血以防止关节粘连。

3. 需要在腕关节内注射药物进行治疗者。

【术前准备】

1. 准备无菌包、无菌手套,局部麻醉药物以及 18~20 号穿刺针和注射器。

2. 根据诊断及治疗的需要,应准备造影剂或有关治疗药物等。

【手术步骤】

1. 坐位或仰卧位,手腕部伸直放置于操作台上。

2. 穿刺部位可选择从腕背伸拇长肌腱及第二指固有伸肌腱之间的间隙向内下方刺入关节腔(图 28-5)。或经尺骨茎突或桡骨茎突侧面的下方刺入关节腔。

3. 严格无菌操作下局部麻醉,术者一手持注射器,另一手固定穿刺点,选择上述某一穿刺方式。当穿刺针进入关节腔时,可感觉到阻力消失。穿刺完成后拔出针头,用清洁敷料覆盖穿刺针孔处。

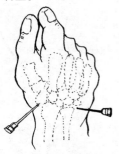

图 28-5 腕关节
穿刺部位

【手术技巧及注意要点】

1. 穿刺时应注意严格无菌操作,防止穿刺时导致关节的损伤及感染。

2. 行局部麻醉时应边进针边抽吸,并注意有无新鲜的血液进入注射器,如有鲜血进入注射器提示刺入血管,此时应将注射器退出少许,改变进针的方向。

3. 为了尽量多吸出关节腔内的积液,可挤压关节周围组织,使积液集中,以便吸出。

4. 穿刺后应局部加压包扎,并适当地固定。

5. 由于桡动脉的走行经桡骨茎突远端,所以穿刺时最好避免触及此处血管。

【术后处理】

同"肩关节穿刺术"。

四、髋关节穿刺术

【适应证】

1. 髋关节内积液,可行穿刺,以明确积液的性质或引流积液。

2. 髋关节外伤后有较多的积血时,可行关节穿抽出积血以防止关节粘连。

3. 髋关节内注射药物进行治疗者。

【术前准备】

1. 准备无菌包、无菌手套及局部麻醉药物。

2. 准备 18~20 号穿刺针及注射器。

3. 根据诊断及治疗需要,准备相应的药物及造影剂。

【麻醉方式】

局部麻醉。

【手术步骤】

1. 外侧入路 从股骨头转子上缘,循股骨颈方向平行向上方刺入关节腔。

2. 前侧入路 髂前上棘与耻骨联合连线的中点,腹股沟韧带下一横指,股动脉外侧垂直刺入(图 28-6)。

3. 无菌操作下局部麻醉,选择上述某一方式穿刺,当穿刺针进入关节腔时,可明显感觉到穿刺阻力消失,穿刺完毕后拔出针头,用无菌敷料覆盖消毒后的穿刺部位。

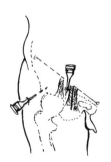

图 28-6 髋关节穿刺部位

【手术技巧及注意要点】

1. 严格无菌操作,以防穿刺时导致关节内感染,即使关节腔内已经感染或已化脓,也应防止混合感染。

2. 为了尽量多地吸出关节腔内积液,可挤压关节周围组织,使积液集中,以便于吸出。

3. 穿刺部位消毒后加压包扎并适当固定。

4. 选择好穿刺的部位并穿刺要准确,以避免损伤神经、血管。如条件许可,可在超声机或 C 臂 X 线帮助下,穿刺更准确。

【术后处理】

术后加压包扎,注意关节内感染迹象,应尽早诊断及治疗。

五、膝关节穿刺术

【适应证】

1. 膝关节内积液,可行关节穿刺以明确积液的性质或引流积液。

2. 膝关节腔内注射药物进行治疗。

【术前准备】

1. 准备无菌手套、无菌包及麻醉药品等。

2. 18~20 号穿刺针及注射器。

3. 根据诊断或治疗需要,准备相应造影剂或药物。

【麻醉方式】

局部麻醉。

【手术步骤】

1. 仰卧位,患者双下肢伸直。

2. 以髌骨上缘的水平线与髌骨外缘的垂直线的交点为穿刺点(图28-7)。经此点垂直向下方刺入关节腔(图28-8)。或选择髌韧带两侧为穿刺点(图28-9),垂直刺入关节腔(图28-10)。

3. 无菌操作下行局部麻醉,术者一手持穿刺针,另一手固定穿刺点,按上述穿刺点穿刺,当穿刺针进入关节腔时,可明显感觉阻力消失,穿刺完毕后拔出针头并用清洁敷料覆盖穿刺针孔。

【手术技巧及注意要点】

1. 穿刺时要严格无菌操作,以防止穿刺导致关节内感染,即使关节腔内已经有感染或已经化脓,也应当防止混合感染。

2. 若要抽出关节内积液时,当回抽得液体后,应当再将穿刺针刺入少许,尽量抽尽关节腔内的积液,但要注意不能刺入过深,以避免损伤关节软骨。

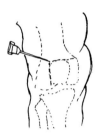

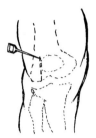

图 28-7　进针部位　　　　图 28-8　垂直向下进入关节腔

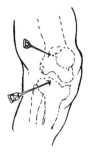

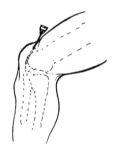

图 28-9　髌韧带两
侧的穿刺点

图 28-10　垂直进针
进入关节腔

3. 为了尽量吸出关节腔内积液,可挤压关节周围组织,使积液集中,以便于吸出。

4. 如关节腔内液量较多,穿刺后应给予局部加压包扎,并适当固定。

【术后处理】

同"髋关节穿刺术"。

六、踝关节穿刺术

【适应证】

1. 踝关节内积液,可行穿刺,以明确积液的性质或引流积液。

2. 踝关节外伤后有较多的积血时,一旦确诊可行关节穿刺抽出积血,以防止关节粘连。

3. 踝关节内注射药物进行治疗。

【术前准备】

1. 准备无菌包、无菌手套及局部麻醉药物。

2. 准备 18~20 号穿刺针及注射器。

3. 根据诊断及治疗的需要,准备相应的造影剂或药物。

【麻醉方式】

局部麻醉。

【手术步骤】

1. 在外踝尖端近侧约 2.5cm 及前方约 1.5cm 处为穿刺点,经此点垂直向下方刺入关节腔(图 28-11)。

2. 严格无菌操作下,局部麻醉术者一手持注射器,另一手固定穿刺点,按上述穿刺点穿刺,当穿刺针进入关节腔时,可明显感觉到阻力消失,穿刺点完毕后拔出针头并用无菌敷料给予覆盖穿刺处。

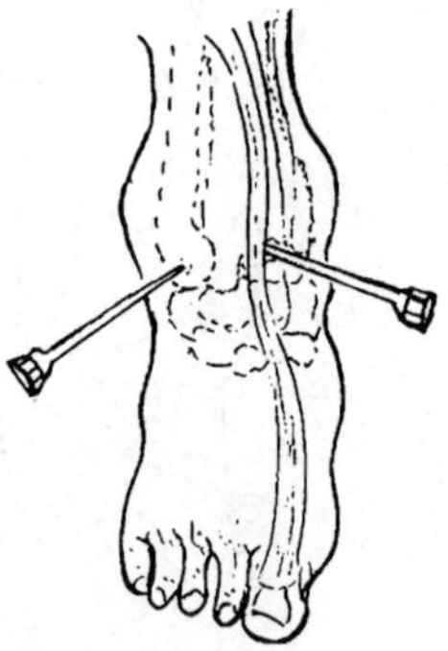

【手术技巧及注意要点】

1. 穿刺时要严格无菌操作,以防止穿刺而导致关节内感染。即使关节腔已经有感染甚至已化脓,也应当防止混合性感染。另外,应熟悉解剖,以防止神经血管的损伤。

图 28-11 穿刺进针部位

2. 如要尽量多地吸出关节腔内积液,可挤压关节周围组织,使积液集中,以便更好地吸出积液。

3. 穿刺抽吸完毕时,局部消毒无菌敷料覆盖,如抽出积液多应于踝关节适当包扎固定。

【术后处理】

一般无特殊处理。但应注意一旦出现关节内感染迹象,则需尽早诊断和治疗。

第29章

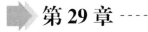

血管神经吻合术

一、血管吻合术

【适应证】

锐器损伤或经清创术后，动脉缺损较小者，可直接做端-端吻合。

【术前准备】

1. 暂时止血，如填塞加压包扎等方法暂时止血。

2. 改善血供，如血压较为稳定，可做交感神经结节封闭以改善伤肢血供，如伤肢血供严重不足未能立即改善，即需手术治疗。

3. 伤侧肢体的消毒，皮肤清洁准备。

【麻醉与体位】

根据手术部位采用局部麻醉、臂麻醉、腰麻醉或全身麻醉。平卧位。

【手术步骤】

1. 吻合前的处理　①分离血管断端。先适当地分离动脉的两端，并将邻近的关节保持半卧位，以减少张力，必要时切断不重要的侧支，以增加主要动脉干的长度，对于年轻伤者的动脉可拉长 2~3cm，以弥补缺损的间隙，进行直接吻合。②检查血流情况，按清创时预定的血管切除范围剪除损伤部分时，动脉近端应有活动性的喷血。③剥除血管的外膜，以免在缝合时将外膜带入血管腔而引起血栓形成（图 29-1）。一般在每侧的断端剥离外膜各 0.5~1.0cm 长（图 29-2）。④冲洗血管断端，将两端修剪整齐后，用 0.1% 肝素生理盐水或 0.5% 普鲁卡因冲洗血管两断端，冲洗出微血块，以防吻合口处血栓形成（图 29-3）。

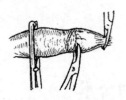

图 29-1　剥离血管外膜

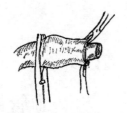

图 29-2　剥离血管吻合口外膜

2. 血管吻合法　根据血管的大小,选择间断或连续缝合法进行吻合。一般直径在 2mm 左右者以间断缝合为佳;在 2mm 以上者,可用连续缝合,连续缝合的止血效果较好,但如缝线收得太紧,可能使吻合口缩小(图 29-4)。缝线一般选用 4-0 至 8-0 细丝线;而小血管则用 8-0 至 11-0 的普理灵线,以两端均连有无损伤性缝针者较合适。常用的两定点缝合比较简单,将血管

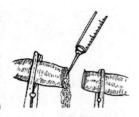

图 29-3　冲洗血管吻合断端

两端的血管夹靠近,使血管对端靠拢,在上、下各做一定点缝合,每针均从血管内向外穿出,以避免将残留外膜带入血管内而形成血栓。两针同时在血管外结扎。结扎时力求轻柔,慎勿撕破血管壁。然后,在二定点线之间再缝一针。一般针距和边距各为 0.5~1.0mm,对于小血管则各为 0.3~0.5mm。前壁缝合完毕后,将两端血管夹向上翻转,按上法

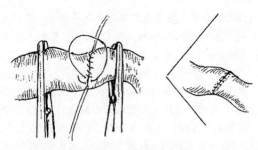

图 29-4　连续缝合血管

缝合血管后壁。在缝合过程中,随时将针头伸入管腔用肝素冲洗。在缝最后一针时再次检查管腔并轻轻地冲洗,以免凝血块留在管腔内。如血管较粗,可做二定点外翻褥式缝合,使内膜外翻更满意(图 29-5、图 29-6)。

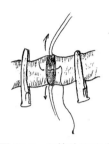

图 29-5　血管外翻吻合　　　　图 29-6　吻合完毕

3. 吻合后处理　先松开血管夹远端,血供即可恢复,如无漏血即可放开近端血管夹,如有少许漏血经纱布轻压几分钟即可止血。必要时在漏血明显处补缝 1~2 针。

4. 缝合伤口　缝合好的动静脉不可裸露,必须用邻近组织很好地覆盖,可起到保护和供给营养的作用。如创口清洁可行一期缝合,引流物另切口引出,不可直接触到血管吻合处。

【手术技巧及注意要点】

1. 在缝合过程中,助手应不断地用肝素盐水冲洗血管腔,以保持管腔清晰,缝合要准确,防止血栓形成。

2. 缝合血管时应在无张力下进行,防止扭曲或撕裂。

3. 始终保持吻合口边缘外翻,防止吻合口栓塞。

【术后处理】

1. 如有休克,应积极抗休克处理。

2. 必要时肢体用石膏固定于血管松弛的位置,以防止吻合血管受到牵拉撕脱。

3. 保护肢体,避免受压以及有关刺激性的外敷药物等。

4. 注意观察伤肢的血供,血供正常时,皮肤温暖而红润,毛细血管充盈良好,无明显肿胀。

5. 术后有不同程度的肿胀,应排除静脉血栓的可能。可抬高患肢,必要时用粗针头穿刺引流,或切开皮肤和深筋膜,以减压并改善血供。

6. 预防感染。感染容易造成继发性出血和血栓形成。因此,术后应给足量的抗生素,通常用药 1 周左右。引流条应尽早拔除。

二、神经吻合术

【适应证】

1. 锐器伤及神经断裂,可一期缝合或近期一期缝合。

2. 12 小时内的周围神经切割伤,污染较轻,清创后可行神经外膜缝合术或束膜缝合术。

3. 陈旧性完全或部分周围神经断裂伤,切除损伤部分和神经瘤后,神经缺损<2.0cm,或当肢体处于中立位,神经断端游离后,两断端无张力对合者,适合行神经外膜或束膜缝合术。

【术前准备】

1. 准备显微器械及充足的充血带。

2. 准备缝合针线。

3. 准备明胶海绵或凝血酶,以用于控制神经断端的出血。

【麻醉与体位】

上臂可选用臂神经,下肢可用椎管内麻醉或全身麻醉。根据不同的损伤部位采用暴露神经所需要的位置。

【手术步骤】

1. 显露神经 止血带充气后,一般从两端的正常组织开始,沿神经干逐渐向断端分离,直至两端完全游离能对全为宜。

2. 解剖神经 仔细解剖出神经的两断端,如两断端不整齐,先用锐利的刀片切除 1~2mm,以免妨碍吻合神经后的神经再生。

3. 缝合方法 最常用的方法为神经外膜缝合法,操作简单且不损伤神经内容物。①一般可用 5-0 至 9-0 的无损伤针线,较粗大的神经损伤可在肉眼直视下缝合。②先用无损伤针线于相对应的两侧先缝合 2 针做牵引,注意不能扭转,缝合边距为 1mm。③两牵引线之间两侧各加缝 2~3 针,使神经束埋于神经外膜内,然后被缝合的神经段放在健康的组织中。缝合应严密,避免神经索从缝合间隙突出(图 29-7、图 29-8)。

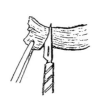

图 29-7　切除不健康
的神经断端

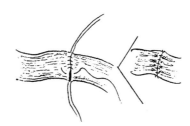

图 29-8　缝合神经

【手术技巧及注意要点】

1. 伤后立即缝合,功能恢复较好。缝合时两断端应无张力,如有张力应改变关节的位置使神经无张力后再修复。

2. 手术操作应仔细、轻柔,以避免损伤神经,缝合不可过密过紧,以防止神经外膜狭窄影响神经再生。

3. 术后用石膏将肢体固定于神经松弛的位置,上肢固定 4 周,下肢固定 6 周。然后换用逐渐伸展的塑料夹 2~3 周,之后逐步加强功能锻炼。

第30章

先天性指（趾）畸形修复术

一、并指（趾）分开术

并指（趾）程度有轻度不同，轻者部分皮肤并指，重者全部分皮肤或指甲、指骨并指（趾）歪斜。

【适应证】

1. 一般应手术治疗。手术的时间主要是根据能否引起继发畸形，如手指发育偏位等。如无继发畸形，可在学龄前手术治疗，否则应尽早解除并指，以防止发育过程中造成偏位的继发畸形，到2～3岁即可手术矫正。

2. 如为3个或更多的手指并联，应分次手术，如四指并指，先分开中、环指并指，二期手术再分开示、中和环、小指并指，以避免分指时中间手指的血运障碍引起手指坏死。

3. 一般适于单纯的畸形及青壮年患者。

【术前准备】

1. 常规做皮肤准备，防止术后感染。

2. 确定并指类型，以确定一次或分次手术。

3. 术前半小时使用适量镇静剂。

【麻醉与体位】

臂丛或腕部阻滞麻醉。体位坐位或仰卧位，以利于手术操作为宜。

【手术步骤】

首先，分开并指适应良好的指蹼和防止指（趾）侧线状瘢痕挛缩，以使瓣修复最佳，尽量应用并指的皮肤，然后再考虑皮肤移植。以下是

并指锯齿形切开松解术示意图:

1. 按图 30-1、图 30-2 设计并指背侧和掌侧切口,侧面分别设计多个三角瓣呈 Z 形交叉移植,利用背侧并联皮瓣修复指蹼。

2. 按图 30-3、图 30-4 设计切口,切开并联的皮肤与皮下组织,形成多个三角皮瓣,掌背侧交叉移位缝合,背侧方形皮瓣与掌面 T 形切口缝合。如两侧皮肤不足可进行皮片移植以覆盖。

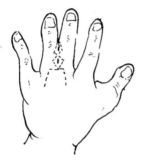

图 30-1 背侧切口设计

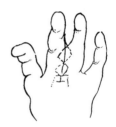

图 30-2 掌侧切口设计

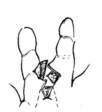

图 30-3 切开形成多个三角瓣

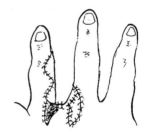

图 30-4 交叉移位缝合

【术后处理】

1. 术后 24~48 小时注意指端血运,皮瓣移植缝合时应防止张力,必要时加皮片移植。

2. 注意局部有无肿胀,有无感染征象。

3. 术后 8~10 天拆除缝线。

二、多指（趾）切除术

多指（趾）是仅次于并指的常见畸形，常合并有并指畸形，它可能是某些综合征的部分畸形，多见于拇指多指，其次为小指多指。依据多指（趾）累及全部或部分手指。Stelling 将其分为 3 种类型：

Ⅰ型：单纯多余的软组织块或漂浮指。

Ⅱ型：具有骨和关节正常成分的部分多指。

Ⅲ型：具有完全的多指。

Wassel 将 Stelling 的 Ⅱ 型拇指多指又分为 7 种类型（图 30-5）。

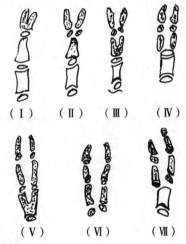

（Ⅰ）　　（Ⅱ）　　（Ⅲ）　　（Ⅳ）

（Ⅴ）　　　（Ⅵ）　　　（Ⅶ）

图 30-5　拇指多指分型

Ⅰ型：末节部分多指；Ⅱ型：末节全部多指；Ⅲ型：近节部分多指；
Ⅳ型：近节全部多指；Ⅴ型：掌骨部分多指；Ⅵ型：掌骨全部多指；
Ⅶ型：骨全部多指伴其中一指为三指节

【适应证】

各类多指（趾）畸形。

【术前准备】

1. 术前要准确识别主要的手指并加以保留，切除次要的手术。

2. 从切除的手指中的成分,改善和加强保留手指形态和功能。

3. 有时需要通过多次手术方能达到最好的形态和功能的结果,定出分期手术设计。

【麻醉与体位】

采用神经阻滞或局部麻醉。小儿选择全身麻醉。手术体位以方便手术操作及麻醉的管理为准。

【手术步骤】

1. Ⅰ型和Ⅱ型拇指多指

(1)该两型多指采用中心两侧楔型切除,即在多指中心的指甲、指腹、指骨做楔形切除后,将指骨、软组织及指甲并拢成型为一指(图 30-6)。这种方法是此种多指的较好方法,可防止指端桡尺偏位,宜在 15 岁以后进行手术。

(2)如果两指中有一指甲较大,切除小指甲多指,保留外侧软组织修复和保留拇指的侧面,如指骨有偏位可行楔形切骨术加以矫正(图 30-7)。

2. Ⅲ型和Ⅳ型多指

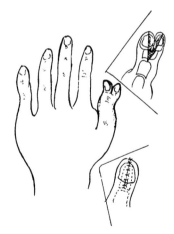

图 30-6　Ⅰ 和Ⅱ型多指
中心侧修复术

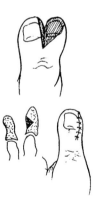

图 30-7　Ⅰ 和Ⅱ型多指
偏心侧修复术

（1）手术年龄：多在 3 岁以后手术矫正，太早可因破坏骨骺引起偏位，影响关节活动，外侧不稳定及指端细小等。

（2）手术操作：按图 30-8～图 30-10 设计切口，分别切开皮肤、皮下及切除多余的骨骼，保留侧副韧带、肌腱及部分皮肤组织瓣。利用保留的侧副韧带和肌腱修复和定关节，预防其后的偏位。皮肤切口尽量设计在背侧面。术后克氏针固定 6～8 周（图 30-11、图 30-12）。

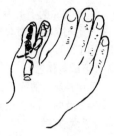

图 30-8　切口设计
（Ⅲ型）

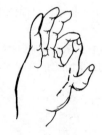

图 30-9　切口设计（Ⅲ型）

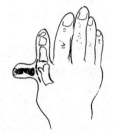

图 30-10　切口设计（Ⅳ型）

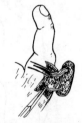

图 30-11　切除多余骨骼，
保留侧副韧带和肌腱，
以修复和稳定关节

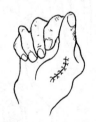

图 30-12　缝合切口

【术后处理】

同"并指（趾）分开术"。

三、屈曲指畸形矫正术

屈曲指畸形的特点为:①该屈曲畸形常发生在小指,偶尔累及环指,50%以上为双侧。②屈曲指常发生在近端指间关系,时伴有掌指关节或腕部对抗性背伸。③往往 10 岁以前进行性出现手指屈曲,常有家族史,开始不明显,渐渐屈曲加重而被家长重视。④常伴有其他全身性综合征如 Dolln 综合征,Klinefelfel 综合征(几种常见的颜面综合征)等。⑤主要表现为屈指浅肌缩短,畸形原因不清,多因浅肌起点不规则所致,可起于屈环指浅肌或蚓状肌群等,常伴皮肤缩短,伸指功能也会受到一定的限制。

【适应证】

重度畸形者。

【手术步骤】

手术可行 Z 成形:皮片移植;屈指浅肌腱及关节囊松解术等。下面仅介绍常用的屈指浅肌腱切断术。

1. 在环指和小指掌侧远端沿横纹做横切口,显露出滑车,同时显露异常小指的屈指浅肌腱。

2. 分离该肌腱,并予以切断,伸直小指(图 30-13~图 30-15)。

3. 如有软组织缺损,可行 Z 成形,皮瓣移植等。

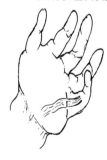 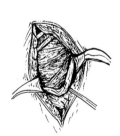 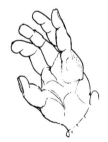

图 30-13　手术切口　　图 30-14　切断屈　　图 30-15　屈指矫正后
　　　　　　　　　　　　　　指浅肌腱

【术后处理】

术后功能练习,余同并指分开术。

四、歪斜指(趾)畸形矫正术

歪斜指(趾)畸形的特点:①手指侧歪斜畸形,可发生在任何手指,向桡侧或尺侧偏,多数发生在小指远端指间关节向桡侧偏位。少数发生在示指。②该畸形可以是某些综合征的体征之一,约有30种综合征以上伴此种畸形,常合并有并指、短指畸形等。③X线显示远端指间关节骨发育不全,呈三角形,或关节面呈斜行或中节指骨发育歪斜。

【适应证】
重度畸形影响功能的病例在6岁以后可手术矫正。

【手术步骤】
1. 对弯曲的中节指骨做楔形状截骨矫正固定术(图30-16、图30-17)。

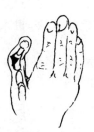 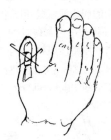

图30-16　拇指歪　　　　图30-17　拇指矫正
斜楔形切骨　　　　　　　后钢针固定

2. 对远端指间关节有三角形指骨者可切除三角形指骨,修复关节及侧面韧带(图30-18~图30-20)。

【术后处理】
同"并指(趾)分开术"。

【注意要点】
先天性指(趾)畸形修复术的注意要点:主要是术前诊断确定,设计合理,避免术后伤口感染,术后恢复期功能练习。

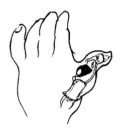

图 30-18 三角形指骨形成，
拇指重度歪斜修复

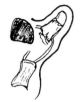

图 30-19 切除三角形
指骨、关节囊及侧面韧带

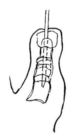

图 30-20 钢针固定

第31章

掌指、腱鞘及腕肘综合征的手术

一、狭窄性腱鞘炎切开减压术

【适应证】

1. 患者症状较轻者,通过物理疗法、腱鞘内注射醋酸氢化可的松,可得到治愈或症状缓解,如症状复发者应手术治疗。

2. 当已出现影响或嵌闭症状时,则必须采用手术方法。必须切开增厚的狭窄腱鞘,才能使腱鞘松解,达到恢复手指功能的目的。

3. 常用腱鞘切开术及皮下腱鞘切开术两种手术方法。

【术前准备】

除一般的准备外,无须特殊准备。

【麻醉与体位】

局部麻醉:常用 2% 的普鲁卡因或利多卡因做局部麻醉。仰卧位,患肢外展于手术台上。

【手术步骤】

1. 指屈肌腱腱鞘切开术

(1)狭窄部位在示、中、环、小指屈肌腱者,切口应在掌侧横纹稍远处。如为拇指,则在其基底部横纹处,局部麻醉浸润后,行 1.5 ~ 2.0cm 的横切口（图 31-1）。

(2)切开皮肤、皮下组织,纵向切开掌腱膜,注意勿伤及肌腱两侧的指总神经及血管。

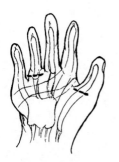

图 31-1 手术切口
（虚线所示）

用小拉钩向两侧牵开掌腱膜，即可充分暴露狭窄的腱鞘部。如发现腱鞘部有增厚或结节状改变时，可用小尖刀在其前侧方纵向切开增厚而狭窄的腱鞘，不需做部分切除（图 31-2、图 31-3）。

（3）此时嘱患者自动伸屈患指，如无弹响或嵌闭现象，说明腱鞘已被充分地松解。对于有结节状膨大的肌腱可不必修剪，然后彻底止血，缝合皮下组织、皮肤。

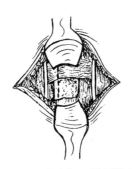

图 31-2　纵向切开增厚狭窄的前鞘(虚线所示)

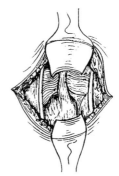

图 31-3　切开增厚的前鞘

2. 指屈肌腱皮下腱鞘切开术

（1）用特制的小型腱鞘切开刀或用改制的眼科线状刀（图 31-4）。

（2）除刀刃的尖端留 4～5cm 外，其余部分均应磨平，使其不具有切割的作用，以便在切割腱鞘时不至于将切口继续扩大。用 2% 普鲁卡因溶液 3～4ml 在反侧掌纹处，相当于患指腱鞘做局部麻醉，使刀刃轴向指尖方向，垂直刺入皮肤，通过患指腱鞘时感到有轻微抵抗，此时让患者轻微伸屈手指，看刀尖是否随着手指的伸屈而前后移动，如有移动说明刀尖抵住腱鞘。此时可将刀尖由近侧增厚的腱鞘向远侧切开（图 31-5）。

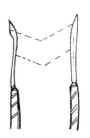

图 31-4　小型腱鞘切开刀

（3）切开腱鞘的同时，让患者屈曲手指，使腱鞘向近侧移动便于切割（图31-6）。当切断腱鞘时，术者能听到"咔嚓"的响声。然后，术者将手术刀退到皮下，让患者伸屈手指，观察弹响及嵌闭现象是否消失。如仍未消失，则应重复上述操作，直至将增厚狭窄腱鞘达到完全切开为止。取出手术刀，将创面用热盐水纱布压迫5~10分钟即可止血。因切口一般不超过2~3cm，故无须缝合切口，仅消毒后包扎即可。

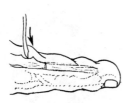 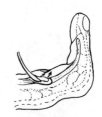

图31-5　刀尖抵住腱鞘　　　图31-6　切开腱鞘，屈曲手指，
　　　　向远侧切开　　　　　　　　便于准确切开

3. 桡骨茎突部狭窄性腱鞘切开术

（1）以桡骨茎突为中心，做1.5~2.0cm的横切口（图31-7）。

（2）切开皮肤、皮下组织及深筋膜，即显露增厚的拇指长肌，拇指短伸肌腱鞘及其附近的桡神经浅支。

（3）用小拉钩牵开切口缘及桡神经的浅支，于腱鞘的侧方先做一小切口，然后放入

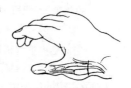

图31-7　以桡骨茎突为中心的横切口

有槽探针，全部纵向切开增厚狭窄的腱鞘。拇长展肌与拇短伸肌腱间如有粘连，应仔细分离并给予切除。此时让患者伸屈，外展拇指，如能随意活动，再进行止血，逐层缝合，包扎切口。

【手术技巧及注意要点】

1. 切开拇屈肌腱或桡骨茎突部腱鞘时，应注意勿损伤指总神经、血管和桡神经浅支。刀尖不宜太深，以免损伤肌腱或骨膜。

2. 术中操作必须轻柔，避免过多地损伤组织，以防引起术后粘连。

3. 如腱鞘部增厚或有结节改变，纵向切开即可，尽量不要做部分

切除,止血可靠,包扎伤口松紧要适度。

【术后处理】

1. 术后第 2 天开始练习手指的伸屈活动。

2. 术后 1 周拆线,同时开始物理疗法。

3. 术后练习手指的伸屈活动,如有困难时,可借助另一手辅助练习有利于恢复手指的功能。

二、腕管综合征腕管松解术

【适应证】

1. 诊断明确的腕管综合征保守治疗无效者。

2. 症状或体征逐渐加重者。

3. 伴有鱼际肌萎缩者。

【术前准备】

腕部 X 线检查或超声等检查拔除肿物压迫或滑膜炎,外伤后血肿机化等。

【麻醉与体位】

臂丛麻醉或局部麻醉。仰卧位,患肢外展于手术台。

【手术步骤】

1. 切口　在鱼际纹的尺侧,与其平行做一弧形切口,向近侧延长至屈腕横纹(图 31-8)。切开皮肤、皮下组织,向近侧皮下钝性分离为主,以显露出腕管近侧的前臂深筋膜,将其切开,勿损伤下方的正中神经,用钝性剥离子在筋膜下将腕管内容物自腕横韧带剥离,并确认腕横韧带远端(图 31-9)。

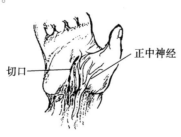

图 31-8　切口

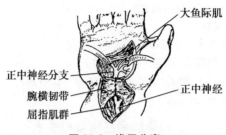

图 31-9 浅层分离

2. 松解 将腕横韧带沿其尺侧缘小心地切断,以避免损伤正中神经及其分支,正中神经的分支通常在腕横韧带远侧穿出,也可在正中神经的掌侧分出(图 31-10)。

3. 探查腕管 观察正中神经情况,如有受压变细部位神经外膜变硬,可用显微外科器械切开外膜减压(图 31-11)。清洁创面后,不缝合腕横韧带,只直接缝合皮肤。

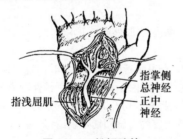

图 31-10 松解腕管

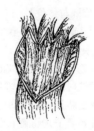

图 31-11 切开外膜减压

【手术技巧及注意要点】

1. 在切开腕管时,要由一侧逐步用剪刀剪开或用手术刀轻轻地撕开,以免损伤腕管浅部的正中神经。

2. 对腕管的骨骼畸形也应同时给予矫正,如桡骨下端骨折有畸形愈合者,须做截骨矫形。骨有陈旧性脱位者,须将骨摘除。

3. 如果发现正中神经严重受压,并与周围组织有明显粘连而病程又较长的患者,应在切开腕管之后,将正中神经膜切开,行神经内松解。

【术后处理】

1. 加压包扎及掌侧夹板固定。

2. 术后 10~12 天拆除切口缝线,尽早功能锻炼。

3. 术后夹板固定 2~3 周。

三、肘管综合征尺神经前置松解术

【适应证】

诊断明确,非手术治疗无效的肘管综合征。

【术前准备】

X 线检查肘部,了解骨质变化情况。

【麻醉与体位】

臂丛麻醉或局部麻醉。仰卧位,患肢外展于手术台上。

【手术步骤】

1. 切口　在肘部的后内侧肱骨内上髁的近侧约 7cm 处做皮肤切口,向远端延伸至内上髁前方,并继续沿神经的走行延向远端(图 31-12)。

2. 分离浅层　切开皮肤、皮下组织及深筋膜,翻转前侧皮瓣显露屈肌总腱的起点,在内上髁后方的尺神经沟内找到尺神经,用橡皮条提起尺神经,游离尺侧腕屈肌的肱骨内上髁起点,以进一步显露尺神经(图 31-13)。

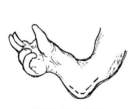

图 31-12　切口

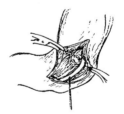

图 31-13　浅层分离

3. 松解　寻找到支配指深屈肌和尺侧腕屈肌的肌支,仔细在神经内向上解剖这两分支,并切除尺神经沟内附近的纤维组织和骨痂,将神经移出。如有广泛的瘢痕形成,根据情况行神经松解(图 31-14)。

4. 前置神经 将尺神经绕过内上髁置于肘前,放于该区原层的脂肪深面,旋前肌屈肌群的表面。切除可能压迫或损伤移位神经的腱性束带组织。为防止前置的神经滑回内上髁后方,可间断缝合筋膜和皮下脂肪,间断缝合完毕后被动伸屈肘关节,证实松解的神经无向后滑脱或张力适度(图 31-15)。

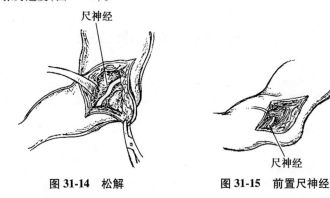

尺神经

图 31-14 松解 　　　　图 31-15 前置尺神经

5. 仔细止血,逐层缝合切口。

【术后处理】

1. 用长臂石膏托固定肘关节 90°,前臂中立位 3 周。

2. 术后 10~14 天拆线,手指适度活动。

3. 理疗配合功能锻炼,防止手部肌肉继发性变化。

四、腕尺管综合征减压术

腕尺管综合征是尺神经浅深支在尺管受压所致,又称 Guyon 综合征。由于受压不同,产生单纯手掌尺侧和小指感觉改变,或单纯手内在肌萎缩、无力,环小指爪形手畸形,或感觉和运动兼有的一系列病变。腕尺管近端位于前臂深筋膜的两层之间,其入口由腕掌侧韧带和尺侧腕屈肌腱扩张部、腕横韧带以及豌豆骨围成。尺神经进入该管后分浅深两支,浅支和伴行的尺动脉则走行于小鱼际肌抵止腱弓与腕掌韧带和掌端肌纤维之间,尺神经深支则在该段发生至小鱼际肌的肌支,穿过小指对掌肌浅、深腱膜与钩骨钩间形成的骨性纤维管达掌深间隙(图 31-16)。

【手术步骤】

1. 手前臂腕掌部尺侧做弧形切口。

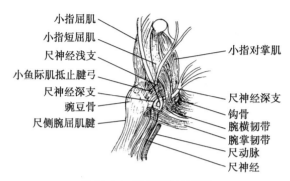

小指屈肌
小指短屈肌
尺神经浅支
小鱼际肌抵止腱弓
尺神经深支
豌豆骨
尺侧腕屈肌腱

小指对掌肌

尺神经深支
钩骨
腕横韧带
腕掌韧带
尺动脉
尺神经

图 31-16　腕尺管解剖示意

2. 在尺侧腕屈肌腱的横侧缘切开深筋膜,显露并保护尺神经和尺动脉。切开腕掌韧带、尺侧腕屈肌腱扩张部和掌短肌,再向远端切开小指短屈肌和小鱼际肌抵止腱弓即可充分暴露尺神经和尺动脉及分支。充分松解神经,检查有无囊肿或其他肿瘤、异常的骨性隆突,如有应予切除。对于钩骨所引起的病变,则将骨折块切除。

3. 彻底止血,缝合皮下组织和皮肤(图 31-17~图 31-21)。

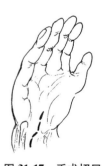

图 31-17　手术切口

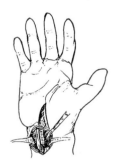

图 31-18　显露尺神经和尺动脉

【注意要点】

术前定位诊断准确,术中损伤尺动脉、尺神经及其分支,止血可靠,术后注意功能练习。

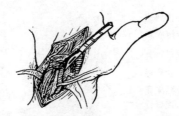

图 31-19 切开腕掌韧带和尺侧腕屈肌腱

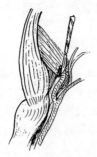

图 31-20 切断小指短屈肌

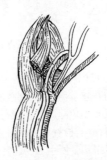

图 31-21 显露尺动脉掌深支和
尺神经深支,以利充分的
神经松解和减压

【术后处理】

术后 24~72 小时,注意伤口有无红肿,必要时应用适量抗生素,术后 8~10 天拆线。

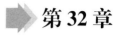

第32章

手部感染切开引流术

一、手部感染切开引流术的切口原则

手是人类特有的劳动器官,其组织结构颇为精巧,解剖关系较为复杂,手部感染如果处理不当或不及时,就会影响手的功能,甚至造成残疾,严重者可危及生命,因此必须及早进行正确的处理,最大限度地恢复手的功能。

【术前准备】

1. 根据病情,合理选用抗生素。

2. 对于严重的手部感染,全身情况衰弱者,应注意全身情况,提高身体免疫力。这类患者宜住院治疗。

3. 手部深部脓肿切开时,宜用止血钳控制出血,使手术野清晰,保证安全。

【麻醉与体位】

1. 脓性指头切开引流术或甲下积脓拔甲术,一般采用指根神经阻滞麻醉,注意麻醉剂内不可加用肾上腺素,以免小动脉痉挛,造成手指血运障碍。

2. 掌间隙脓肿,化脓性腱鞘炎或手部滑囊切开引流术,采用臂丛神经或腕部神经阻滞麻醉。

3. 体位坐位或仰卧位均可,以便手术操作为宜。

【手部切口的部位】

手的感染因部位不同,切口亦有所不同,因此患者的切口位置又因病情而有差别,手部感染切开时应注意以下几点:

1. 手指切口应做在两侧,有临床经验的医师将小指及拇指的切口做在桡侧,其他的手指在尺侧,不应在手指的掌面,以免日后瘢痕影响触觉。指头的鱼口状切口,易导致手指末端畸形,不宜应用。

2. 手指切口最好不超过指关节,以免日后瘢痕挛缩而影响指关节活动,如果脓肿范围超过两个指节,则可在关节上、下指骨各做一小切口,以利引流。

3. 手掌的切口一般应偏向于手掌两旁,腕部滑液囊切口也应在腕部的两侧,不应在正中,以免影响腕部的功能。

4. 切口应选在离脓腔的最近处,手部切口的引流物应采用柔软的条状物,使引流通畅(图 32-1、图 32-2)。

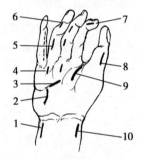

图 32-1 手部感染常用切口正位

1. 尺侧滑液囊切口;2. 小鱼际肌间隙切口(尺侧滑液囊切口);3. 掌中间隙切口;4. 掌指间隙切口;5、6. 手指腱鞘切口;7. 脓性指头炎切口;8. 拇指腱鞘切口;9、10. 桡侧滑液囊切口

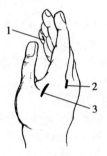

图 32-2 手部感染常用切口侧位

1. 小指脓性指头炎切口;2. 指蹼切口;3. 大鱼际肌间隙切口

【手术技巧及注意要点】

1. 手指切口不宜超过指关节,以免术后瘢痕挛缩影响指关节活动。

2. 手指的切口应在两侧,不应在手指的掌面,以免日后瘢痕影响触觉。

3. 腕部切口应在两侧,以免影响腕部功能。

4. 切口应避开有主要的血管、神经、肌腱和腱鞘通过的部位。

【术后处理】

1. 手部感染切开引流后,应注意仔细换药。

2. 保持引流物通畅,嘱患者适度活动手指,有利脓液排出。

3. 一般情况下,3~5 天即可拔除引流条,待红肿消退、疼痛减轻后即可开始手指功能锻炼,以免肌腱粘连,瘢痕挛缩而造成功能障碍。

二、化脓性腱鞘炎切开引流术

手指的屈肌腱由腱鞘包绕,腱鞘内层为封闭的滑液囊,外层是由指鞘状韧带和指骨所构成的一个无伸缩性的骨纤维性套管。腱鞘炎性肿胀时,压力升高,可引起肌腱缺血、坏死。小指拇指腱分别与尺侧、桡侧滑液囊相通,前者炎症可浸延到后者。示指腱鞘炎可波及掌中间隙。因此,化脓性腱鞘炎应早期切开引流。

【适应证】

一旦诊断成立,明显肿胀,应及时切开减压、引流。

【手术步骤】

根据局部浸润阻滞麻醉后,在手指一侧做纵向切口,小心牵拉开切口,避开血管和神经,切开腱鞘,排除脓液,用生理盐水将腱鞘冲洗干净后,在腱鞘外皮下放胶皮条引流后包扎(图 32-3、图 32-4)。

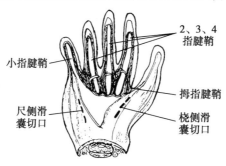

图 32-3　腱鞘与周围组织关系及切口

【术中注意要点】

1. 手指腱鞘炎病变范围常超过一个指节,但引流切口不应超过关节,应分别为每个指节侧口切开,以避免日后影响关节功能。

2. 引流片不宜放在腱鞘或滑液囊内,以免发生肌腱粘连,影响手指功能。

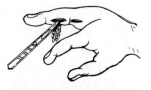

图 32-4 中指腱鞘化脓切开引流术

三、化脓性三骨囊炎切开引流术

桡侧的滑囊和尺侧的滑囊是互相沟通的,炎症可互相浸延,二者近端在尺桡骨茎突上 2cm 处与屈肌后间隙相邻,故化脓性滑囊炎症应及时治疗,以防扩散。

【适应证】

化脓性滑囊炎明显肿胀,穿刺抽吸有脓液者,应及早切开减压,引流。

【手术步骤】

1. 尺侧滑囊炎可延小鱼际肌的桡侧,从远侧的掌纹至腕横韧带平面做纵向切口,向两侧拉开切口,在第 5 掌骨骨面即可看到肿胀的滑囊,予以切开后扩大引流,排出脓液。

2. 冲洗脓腔,囊外放置引流物。

3. 尺侧滑囊炎可合并掌中间隙感染,需同时切开引流(图 32-5~图 32-7)。

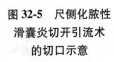

图 32-5 尺侧化脓性滑囊炎切开引流术的切口示意

4. 桡侧滑囊炎于大鱼际肌尺侧缘切口,即在近侧掌横纹远半段的桡侧切开皮肤、皮下组织及桡侧滑囊,进行引流。

【术中注意要点】

桡侧滑囊炎切开时,切口宜在大鱼际肌尺侧缘远侧半段,因近侧半段有正中神经返支(运动支)存在,如受到损伤会丧失重要的拇指对掌功能。

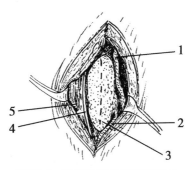

图 32-6　尺侧滑囊炎切开引流术
1. 指掌侧总动脉；2. 尺动脉掌浅弓；
3. 尺侧滑囊；4. 尺神经浅支；5. 小鱼际肌

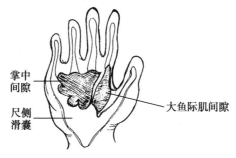

掌中间隙

尺侧滑囊

大鱼际肌间隙

图 32-7　尺侧滑囊炎可按图所示，侵入掌中间隙形成脓肿

四、大鱼际肌间隙脓肿切开引流术

【适应证】

大鱼际肌间隙感染形成脓肿，应及时切开引流。

【手术步骤】

1. 采用拇指和示指间指蹼切口，此切口不宜太长。切开皮肤及皮下组织后，沿骨间肌掌面用止血钳分离组织间隙，进入脓腔，扩大引流口，排除脓液。

323

2. 必要时可在掌侧沿大鱼际皱襞的桡侧切开,做对口引流,但不应切断指蹼皮肤的游离缘(图 32-8、图 32-9)。

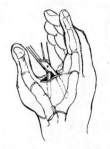

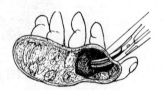

图 32-8　采用拇指和示指间指蹼切口,用中弯止血钳分离组织间隙

图 32-9　大鱼际间隙脓腔切开引流术

【术中注意要点】

1. 切开分离大鱼际肌间隙时,勿损伤大鱼际肌皱襞附近的正中神经分支(运动支)。

2. 在分离大鱼际肌间脓腔时,不可超越中指,以免穿入掌中间隙,扩散感染。

【适应证】

1. 手掌膜间感染。

2. 一旦形成脓肿应及时切开引流,以免破坏手部的解剖结构而影响手的功能。

【麻醉】

局部麻醉或前臂神经阻滞麻醉。

【手术步骤】

1. 鱼际间隙切开引流术　在拇指指蹼的掌面或背面,做一与皮纹相平行的横切口或弧形切口,切开皮肤皮下,沿骨间肌做钝性分离达脓腔。

2. 掌中间隙切开引流术

(1)在第 3~4 指或第 4~5 指蹼的掌面做一纵向切口,用血管钳分离达掌中间隙。但该切口引流不够通畅并在一定程度上可能影响手的功能。

（2）在掌远侧横纹中 1/3 处做一弧形切口，切开皮肤、皮下组织，将止血钳插入，经屈肌腱直达掌中间隙进入脓腔，扩开排脓（图32-10）。冲洗脓腔后置放橡皮引流，纱布包扎后将手固定于功能位。此切口引流通畅，为常用的切口。

（3）手部感染时常选用的切口（图32 -11）。

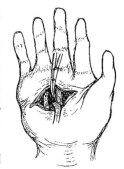

图 32-10　掌中间隙脓肿切开引流术

【术后处理】

1. 每天更换辅料 1 次，如辅料被浸透，应立即更换。

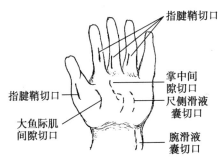

指腱鞘切口

掌中间隙切口

尺侧滑液囊切口

指腱鞘切口

大鱼际肌间隙切口

腕滑液囊切口

图 32-11　常见掌中间隙切口

2. 放入引流条以防止脓腔阻塞或早期闭塞。

3. 应用广谱抗生素以防止炎症扩散。

第33章

关节脱位及骨折手法复位术

关节稳定结构受到损伤,使关节面失去正常的对合关系,称为关节脱位。由暴力所致的关节脱位,称为创伤性脱位;由疾病所致的关节脱位,称为病理性脱位。

一、肩锁关节脱位

常见的损伤机制是患肩着地,上臂内收,暴力向下作用于肩锁关节,锁骨肩峰端向下抵至第一肋骨形成杠杆作用,首先伤及的是肩锁韧带,按轻重分为六型。此处不予叙述。临床表现为局部疼痛,关节活动受限。坐位或站立位时,两侧对比,患侧肩部肿胀,并活动时加重,触诊有压痛,锁骨肩峰端有漂浮感,X线检查因损伤类型不同,可见肩峰不同程度的移位和喙锁间隙加宽(图33-1)。

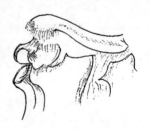

图33-1 肩锁关节脱位

非手术复位适于轻型损伤者(Ⅰ、Ⅱ型)。Ⅰ型损伤,通常选用颈腕带或三角巾固定2周,Ⅱ型损伤,多数人主张保守治疗。应用固定的方法种类较多,例如在锁骨肩峰端放置一个保护垫,用弹性带或胶布压迫锁骨外端向下,使上臂和肩胛骨向上,4周左右去除固定带,并开始逐渐进行活动。中度以上损伤多选择手术治疗。

二、肩关节脱位

肩关节脱位最为常见,约占全身关节脱位的1/2,根据脱位的方向分为前脱位、后脱位、上脱位和下脱位。

【手法复位】

新鲜脱位应尽早进行复位,以便早期解除疼痛。对于早期复位或对肌肉不发达者的复位可不用麻醉,对肌肉发达或持续痉挛者,宜用镇静剂,关节腔内局部麻醉或全身麻醉,切忌暴力下强行手法复位,以免损伤神经、血管、肌肉,甚至还造成骨折。一旦复位成功,原有的关节盂空虚,方肩及Dugas征均消失,对于新鲜肩关节脱位,早期闭合性手法复位多能获得成功,经典的方法有:

1. Hippocrates法 该方法古老,沿用至今,相对安全有效。术者站于患者患侧,同时以足蹬于患侧的腋窝,沿患肢畸形方向牵引,缓慢持续并逐渐增加牵引力量,轻柔地旋转上臂,小心地借用足作为杠杆支点,内收上臂多能完成复位,此时常能感到肱骨头滑动和听到复位的响动声(图33-2)。

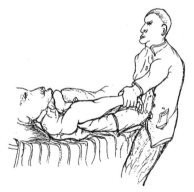

图33-2 Hippocrates法(手牵足蹬法)

2. Stimson法 患者俯卧于床,患肢垂于床旁,用布带2.5~4.5kg(5~10磅)重物悬系患肢手腕,自然牵引5~15分钟,使得患肩肌肉因疲劳而逐渐松弛,肱骨头可在持续牵引中自动复位,有时需辅助内收患侧上臂,或自腋窝外上轻推肱骨头或轻旋上臂而获得成功。该悬吊复位法具有安全有效的优点(图33-3)。

3. 固定和功能锻炼 复位成功并非治疗完结,损伤的关节囊、韧带、肌腱、骨与软骨必须通过制动来修复。应使患肢内旋于胸前,腋窝垫一个薄垫,以三角巾悬吊或将上肢以绷带与胸壁固定(图33-4)。制动时间对于年龄在40岁以下的患者3~4周为宜,年龄在40岁以上者的制动时间相对较短。因肩关节复发性脱位发生率相对低,而肩关节的僵硬却常发生,年龄越大,制动时间越应适当缩短,宜早期实行功能锻炼,主动逐渐增加活动可慢慢地撕开轻微的粘连,使活动范围得到最大限度地恢复。

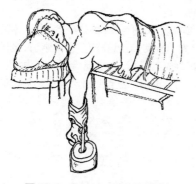

图33-3 Stimson 法(悬垂法)

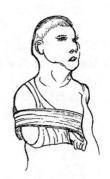

图33-4 肩关节脱位
复位固定

三、肘关节脱位

在全身的四大关节中,肘关节脱位的发生率比盂肱关节脱位低,约占脱位总发生率的1/5。多因间接暴力而致使肘关节脱位,由于对抗尺骨向后移位的能力要比对抗向前移位的能力差,故肘关节后脱位远比其他方向脱位常见。

临床表现为伤后局部疼痛、肿胀和功能受限,肘部畸形,向后突,前臂短缩,肘后三角相互关系改变,鹰嘴高出内外髁,肘关节屈伸活动有阻力,弹性固定,关节窝空虚。X线检查用以证实脱位及发现有无合并骨折。

【手法复位】

一般都能通过闭合方法完成复位。如受伤时间不长,可不用麻醉,如需关节腔内注射麻醉药,应严格无菌操作,以避免感染。由助手配合沿畸形方向对前臂和上臂做牵引和反牵引,术者经肘后双手握住肘关节,以拇指推压尺骨鹰嘴向前,在此时应同时矫正侧方移位,助手在复位过程中维持牵引并逐渐屈肘,当出现弹性感时表示复位成功,关节活动无阻力的伸屈恢复(图 33-5、图 33-6)。长臂石膏夹板固定肘关节功能位 3 周后,逐渐恢复功能锻炼。

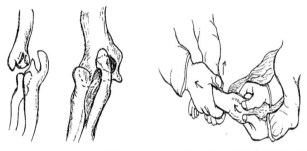

图 33-5　肘关节后脱位　　图 33-6　肘关节脱位拇指推顶复位法

四、桡骨头半脱位

桡骨头半脱位是常见的日常损伤,俗称牵拉肘,多发生在 5 岁以内,以 2~3 岁最常见。患儿的肘关节处于伸直位,前臂旋前时突然受到牵拉致使。此时环状韧带远侧缘在桡骨颈附着处的骨膜发生横行断裂。一般环状韧带滑脱不超过桡骨头周径的 1/2,所以屈肘和前臂旋后容易复位,5 岁以后,环状韧带增厚,附着力渐渐增强,不易发生半脱位。

患儿被牵拉受伤后,因疼痛哭闹不让触摸患部,也不肯使用患肢,特别是举起前臂。检查时发现旋前位,半屈;桡骨头处有压痛,但无肿胀和畸形;肘关节活动受限。X 线检查无阳性发现。诊断主要依靠牵拉病史、症状和体征。如果无牵拉病史的其他损伤,一般不考虑桡骨头半脱位。

【手法复位】

闭合复位多能完成。方法是术者一手握住患儿患肢的前臂和腕部,另一手握住肘关节,拇指压住桡骨头,使前臂旋后多能获得复位。复位成功时常能感到弹响,而且疼痛即刻消除,患儿哭闹停止,并可抬起前臂拾物(图33-7)。复位后无须特殊固定,用三角巾或布带悬吊患肢功能位1周即可。

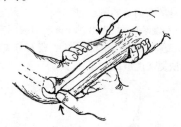

图33-7　桡骨头半脱位的复位方法

【要点】

1. 拇指按在桡骨小头上。

2. 将前臂旋后活动。

3. 必要时再旋前即可成功。

五、髋关节脱位

髋关节是身体最大的杵臼关节,结构稳定,其周围有牢固的韧带和肌肉附着,只有高能暴力才能导致脱位。按股骨头的移位方向将关节脱位分类为前脱位、后脱位和中心脱位,其中后脱位最多见,占85%~90%。后脱位多并发髋臼后壁骨折。前脱位常累及前壁。中心脱位常累及继发髋臼骨折的向盆腔移位(本节不予叙述)。

（一）髋关节后脱位

当髋关节屈曲,暴力使大腿急剧内收、内旋时,迫使股骨颈前缘抵于髋臼前缘支点,因杠杆作用股骨头抵破后关节囊,并滑向髋臼后方形成后脱位。临床表现为髋关节活动受限并疼痛。患肢屈曲内收、内旋及短缩畸形,有大转子向近侧移位的征象。臀部可能触及向后上移位的股骨头(图33-8)。X

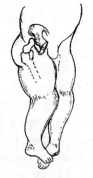

图33-8　后脱位

线正、侧位和斜位检查可明确诊断。

【手法复位】

1. Allis 法　在腰椎管麻醉或全身麻醉下使得肌肉松弛。患者仰卧于地垫上,助手双手向下按压两侧髂前上棘以固定骨盆。术者一手握住患肢踝部,另一前臂置于小腿上端近腘窝处,使髋关节屈曲 90°,再向上用力提拉持续牵引,待肌肉松弛后,再缓慢内旋和外旋,当听到或感到弹响,表示股骨头滑入髋臼,然后伸直患肢,若局部畸形消失,关节活动恢复,表示复位成功完成(图 33-9)。

2. Stimson 法　患者俯卧于检查床上,将患侧的下肢悬空,髋及膝各屈曲 90°,助手固定骨盆,施术者一手握住患者的患侧踝部,另一手置于小腿近侧,靠近腘窝部,沿股骨纵轴向下牵拉,即可成功完成复位(图 33-10)。如有多发损伤者不宜应用此法复位。

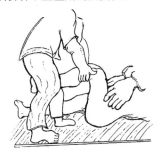

图 33-9　髋关节后脱位提拉复位法(Allis 法)

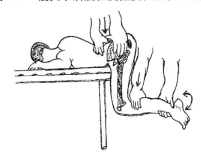

图 33-10　髋关节后脱位 Stimson 法复位

上述方法操作简单,安全可靠,是较为常用的方法。复位后行 X 线检查以确定是否完全复位并核实其稳定性。皮牵引 2~3 周并行股四头肌功能锻炼。4 周后下床活动,3 个月后可完全负重活动。

(二)髋关节前脱位

髋关节前脱位较为少见。当下肢强力外展、外旋时,大转子抵于髋臼缘上,形成杠杆支点,使股骨头向前滑出穿破关节,进入髂骨和耻骨之间的前侧关节囊而发生前脱位,合并周围骨折者少见。临床表现,伤后髋关节疼痛,活动障碍,患肢呈外展、外旋和轻度屈曲畸形,比健肢稍长,有时可在髋关节的前下方触及脱位的股端头。X 线检查可见股骨头脱出于髋臼的下方,与闭孔或耻骨、坐骨相重叠(图 33-11)。

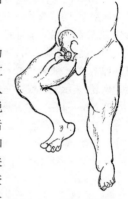

图 33-11 髋关节前脱位

【手法复位】

一旦诊断清楚,应早期在麻醉松弛肌肉状态下手法复位。患者仰卧于床上,施术者位于患者的患侧,用手握住患肢小腿上端使髋部轻度外展,并屈膝屈髋 90°,再沿股骨纵轴持续牵引。助手站于对侧用双手推按大腿内上端向外。当股骨头接近髋臼时,术者在持续牵引下内收、内旋髋关节,股骨头滑入髋臼时常能听到或感觉到弹响和震动,提示复位成功(图 33-12)。复位后的处理与髋关节后脱位相同。

六、骨折手法复位技术

骨折手法复位是利用力学的三点固定原则和杠杆的原理,整复骨折端。在骨折复位前先要了解外力的性质、大小、方向,局部软组织损伤的程度及肌肉对骨折段的牵拉作用,弄清骨折移位时所经过的途径,而后选择合适的手法,将移位的骨折断端沿着原来的移位途径倒返回来,使之骨折顺利地获得复位。某些部位的骨折用手法复位,可取得满意的效果。

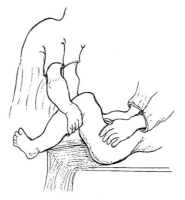

图 33-12　髋关节前脱位手法复位

（一）手法复位的时机

1. 一般伤后 1~4 小时,局部肿胀不严重,软组织弹性好,手法操作较容易,有利于骨折的复位。

2. 如患者伴有休克、昏迷等情况时须待休克纠正,全身情况稳定后,才能进行手法复位。

3. 当伤肢出现严重的肿胀或伴有水疱时,可待肿胀减轻后,再行手法复位。

（二）手法复位方法

1. 解除疼痛　应用麻醉消除疼痛,解除肌痉挛。可选用局部或神经阻滞麻醉。小儿可用全身麻醉。待麻醉完成后将患肢各关节置放于松弛的位置,以减少肌肉对骨折段的牵拉力,有利于复位。

2. 对准方向拔伸牵引　即应用适当的牵引力及对抗力,将远端骨折对准近端骨折段所指的方向,因近侧段骨折的位置不易改变,而远侧骨折段因失去连接,可使之移位和移动。在伤肢远端,沿其纵轴行牵引,矫正骨折的移位。牵引时必须有同时对抗牵引,并稳定近折端。根据不同骨折移位情况施行不同的拔伸手法,以矫正短缩移位、成角移位和旋转移位。

3. 手摸心会　在拔伸牵引后,施术者参考 X 线片所示的移位,用两手触摸骨折部,以体会并感知骨折局部情况,以决定复位的手法。

4. 反折、回旋 横断骨折具有较锐的尖齿时,单靠手力牵引不易完全矫正短缩移位,可以用反折手法。即术者两拇指抵压于突出的骨折端,其余两手四指重叠环抱下陷的另一骨折端,先加大其原有的成角,两拇指再用力向下挤压突出的骨折端,待两拇指感到两断端已在同一平面时,即可反折伸直,使断端对正。

回旋手法可用于有背向移位,又称为背靠背的斜骨折,即指两骨折面因旋转而反叠,须先判断出发生骨折背向移位的旋转途径,然后施行回旋手法,以循原路回旋复位(图33-13)。

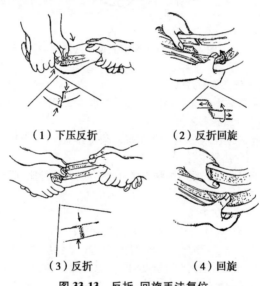

（1）下压反折　　　　　（2）反折回旋

（3）反折　　　　　　　（4）回旋

图 33-13　反折、回旋手法复位

5. 端提、捺正 前臂骨折短缩、成角及旋转移位矫正后,要矫正背、掌侧方的移位,可用端提手法。在操作时应在持续手力的牵引下,术者两手拇指压住突出的远端,其余四指捏住近侧骨折端,向上端提。内、外侧方移位,可用捺正手法,使陷者复起,突者变平(图33-14)。

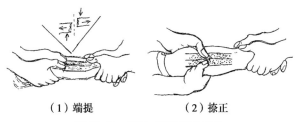

（1）端提　　　　　　（2）捺正

图 33-14　端提、捺正手法复位

6. 扳正、分骨　尺骨、桡骨、掌骨、跖骨骨折时,骨折段因成角移位及侧方移位而相靠拢时,施术者可用两手拇指及示、中、环指,分别挤捏骨折处背侧及掌侧间隙,以矫正成角移位及侧方移位,使靠拢的骨折端分开。青枝骨折仅有成角移位时,可用两手拇指压住角顶,其余四指分别扳折远近端骨折段即可矫正(图 33-15、图 33-16)。

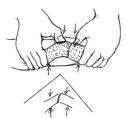

图 33-15　扳正、分骨手法复位

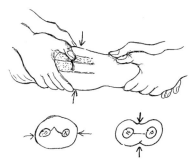

图 33-16　扳正、分骨手法复位

第六部分 妇科部分

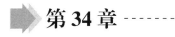

第34章

外阴及阴道疾病手术

一、外阴活检及良性肿瘤切除术

（一）外阴活检术

【适应证】

1. 外阴病变或溃疡久治不愈者。

2. 外阴赘生物需要明确诊断者。

3. 外阴白色病变,表面隆起、粗糙、皲裂,疑有恶变者。

【术前准备】

非月经期,备皮,消毒外阴。

【麻醉与体位】

局部麻醉,膀胱截石位。

【手术步骤】

1. 常规消毒铺巾,用1%利多卡因在病变周围局部浸润麻醉。

2. 沿病灶周行楔形切口,深达真皮层,将病灶取出(图34-1)。将取出的病灶标本放入10%的甲醛溶液中固定送病理检查。

3. 缝合切口(图34-2)。

【手术技巧及注意要点】

1. 月经干净后方可活检,以防经血影响伤口愈合。

2. 所切取的活检组织应包括正常组织和病变组织,选择病变的严重处做活检。

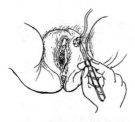

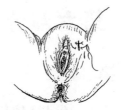

图 34-1　切取病灶　　　图 34-2　间断缝合切口

3. 如病变范围广者应多点取材,并达到一定深度,以提高确诊率。

4. 阴部病灶有较重的炎症或坏死,应控制炎症后取材,以提高确诊率并防止炎症扩散。

5. 阴部病灶若可疑有恶性滋养叶细胞转移瘤或子宫内膜异位病灶,应一次性完整取出,以防止严重出血或加重病变。

6. 麻醉药物浸润的范围应超过边缘 1~2cm,深达皮下,并稍加按压,以改善麻醉药效果。

(二)外阴良性肿瘤切除术

【适应证】

有蒂或无蒂的外阴良性肿瘤。

【术前准备】

1. 术前 3~5 天每天坐浴 1 次,以 1∶5000 的高锰酸钾液坐浴为首选。

2. 外阴备皮,常规消毒肿瘤及周围皮肤和外阴。

【麻醉与体位】

局部麻醉或静脉复合麻醉。

【手术步骤】

1. 有蒂的外阴肿瘤切除

(1)于肿瘤根部及周围用 1% 利多卡因局部浸润麻醉(图 34-3)。

(2)钳夹肿瘤,在肿瘤蒂的根部沿其周做纺锤形切口,切开皮下后分离蒂

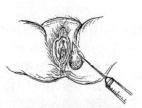

图 34-3　局部浸润麻醉

根达 1.5cm 左右,用中弯钳夹根部,切除肿瘤(图 34-4)。

(3)用 7 号或 4 号线贯穿缝扎瘤蒂,1 号或 4 号红线间断缝合皮下组织及皮肤(图 34-5)。

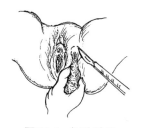 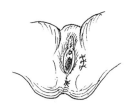

图 34-4　切除肿瘤　　　　图 34-5　间断缝合切口

2. 无蒂的外阴肿瘤切除

(1)长梭形切开皮肤、皮下组织达肿瘤的表面(图 34-6)。

(2)用组织钳夹牵拉并牵开皮肤边缘,然后用止血钳或电刀钝锐结合沿肿瘤表面分离、止血,直至完全分离(图 34-7)。

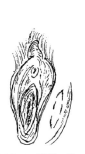 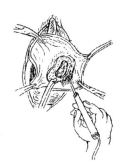

图 34-6　长梭形切口　　　图 34-7　沿肿瘤表面分离

(3)用 1 号丝线结节缝合皮下组织,缝闭残腔,4 号丝线间断缝合皮肤切口(图 34-8)。

【手术技巧及注意要点】

1. 外阴皮肤切除不要太多,以免张力大,影响愈合后致术后瘢痕形成。

2. 注意止血,缝合时不留无效腔。

3. 尽量选用可吸收缝线缝合皮内。

【术后处理】

1. 保持外阴清洁干燥,每天外阴换药。

2. 口服抗生素 3~5 天,术后 5~7 天拆线,禁性生活 1 个月。

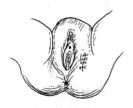

图 34-8 间断缝合切口

3. 及时送病检,结果回报后采取相应有效治疗。

二、前庭大腺脓肿切开引流术

【适应证】

前庭大腺脓肿以及脓肿溃破者。

【术前准备】

1. 手术时间宜选择在月经干净后 3~7 天。

2. 常规外阴备皮,外阴冲洗及阴道冲洗消毒。

【麻醉与体位】

局部麻醉。膀胱截石位。

【手术步骤】

1. 切口 选择小阴唇切口,即小阴唇内侧近解剖开口处,在脓肿表面波动明显处做一纵向切口,其长度近脓肿的全长,先切一小口后,用剪刀延长切口(图 34-9)。

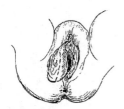

图 34-9 脓肿切口

2. 冲洗 脓液彻底排净后,用生理盐水加庆大霉素注射液或 0.2% 甲硝唑注射液冲洗脓腔(图 34-10)。

3. 引流 盐水纱布填塞脓腔,用消毒纱布保护外阴(图 34-11)。

【手术技巧及注意要点】

1. 切口宜选择小阴唇内侧,接近前庭大腺解剖学开口处,切口纵向直达脓腔,要有足够的长度,尤其下缘应达脓腔的最低点,以利充分引流。

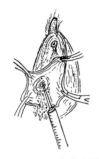

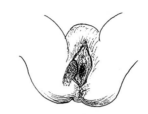

图 34-10　脓腔冲洗　　图 34-11　脓腔填塞纱布条引流

2. 如脓肿张力大,可先用注射器在选择切口的中点抽吸减压以减少张力。

3. 每次更换引流条时,应尽量使引流条深达脓腔内,以避免切口再度粘连引起脓肿的复发,导致切口不愈。

【术后处理】

1. 术后 24 小时更换引流条。

2. 当脓液分泌物及腺体腔变浅时,可用 1∶5000 的高锰酸钾溶液坐浴。

3. 应用 3~5 天抗生素。

三、前庭大腺囊肿造口术

【适应证】

1. 前庭大腺脓肿,经消炎,炎症消退形成囊肿者。

2. 前庭大腺囊肿,患者不适,疼痛及性交障碍者。

【术前准备】

1. 月经后 3~7 天为手术时间适宜。

2. 常规外阴备皮,外阴及阴道冲洗消毒。

【麻醉与体位】

局部麻醉。膀胱截石位。

【手术步骤】

1. 切口　在处女膜缘外侧与小阴唇内侧交界,相当于前庭大腺解

剖学开口处,沿囊肿的长径纵向切开。切口长为囊肿的 2/3 以上(图
34-12)。

2. 切开囊壁 切开黏膜及囊壁达囊腔,下缘尽量达囊肿的下方,
即囊腔的最低点,排出黏液或脓液。用生理盐水或甲硝唑注射液冲洗
囊腔(图 34-13)。

3. 造口 将囊肿的边缘提起,用 3-0 可吸收线或 4 号丝线与小阴
唇内侧黏膜外翻缝合,以形成新的前庭大腺开口(图 34-14)。

4. 术毕使造口中心部形成一个新的前庭大腺开口部,愈合后显示
出小凹隔(图 34-15)。

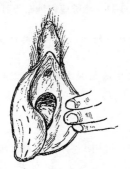

图 34-12 囊肿切口

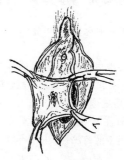

图 34-13 切开囊壁

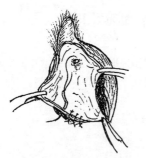

图 34-14 结节外翻缝合

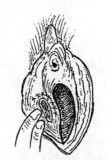

图 34-15 形成新的
前庭大腺开口

【手术技巧及注意要点】

1. 如囊肿张力较大,可先用注射器抽吸部分囊液以减小囊肿的张力。

2. 纵向切口不宜过小,且应切至囊肿下缘的最低点,以利术后充分引流。

3. 切口靠近小阴唇黏膜内侧与处女膜缘外侧沟近前庭大腺解剖学开口处,以利于愈合,形成新的开口。

4. 造口换药至新开口形成,避免切口粘连闭合导致复发。

5. 如应用激光切口,可不必缝合。

【术后处理】

1. 用凡士林油纱条或生理盐水纱布条置于囊腔内引流。换药时用甲硝唑液冲洗,引流条 24 小时后取出,可同时换药一次。

2. 用 1∶5000 高锰酸钾溶液坐浴。

3. 如用丝线缝合创口,术后 5~7 天拆线。

4. 禁性生活 1 个月。

四、前庭大腺囊肿切除术

【适应证】

反复发作和经久不愈的前庭大腺囊肿。

【术前准备】

1. 手术时间宜选择月经干净后 3~7 天。

2. 常规会阴备皮,外阴及阴道冲洗消毒。

【麻醉与体位】

局部麻醉或腰椎麻醉。膀胱截石位。

【手术步骤】

1. 切口　在小阴唇内侧与处女膜缘外侧皮肤黏膜交界处的黏膜侧,沿囊肿纵轴做一切口,长度一般距囊肿上、下端各 0.5~1cm,深度达囊肿表面(图 34-16)。

2. 剥离囊肿　用组织钳夹切口两侧黏膜,以剪刀或电刀锐性剥离黏膜与囊肿壁之间的结缔组织,当分离到囊肿底部时,用止血钳夹囊肿后方的根部,完整切除囊肿,缝扎止血(图 34-17)。用 1 号线或 3-0 可吸收线结节缝合残腔,勿留无效腔(图 34-18)。

　　3. 缝合切口　边缘对齐,用 4 号丝线结节缝合手术切口(图 34-19)。

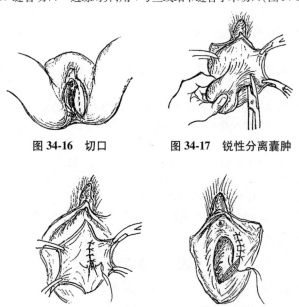

图 34-16　切口　　　　　　图 34-17　锐性分离囊肿

图 34-18　结节缝合残腔　　图 34-19　缝合切口

【手术技巧及注意要点】

　　1. 如选择梭形切口,不要切除过多组织,以避免术后发生局部挛缩狭窄。

　　2. 锐性分离囊肿壁,切忌钝性分离,可靠止血,避免因粘连或组织疏松,造成血管断裂回缩出血,以防止血肿形成。

　　3. 如分离时囊肿破裂,可钳夹提起囊壁,沿囊壁用电刀做锐性剥离,将囊壁完全切除,防止术后复发。

　　4. 如囊肿较大且向直肠侧生长时,术中应做肛门指诊,查清囊肿与直肠的界限关系后再进行剥离,以避免术中损伤直肠。

【术后处理】

　　1. 局部加压包扎,预防伤口渗血,卧床休息 3 天。

2. 术后第 2 天起,每天更换敷料,清洁外阴。

3. 应用广谱抗生素 3~5 天,预防感染。

4. 术后 5~7 天拆除切口缝线。

5. 禁止性生活 2~3 周。

五、小阴唇粘连分离术

【适应证】

1. 幼女小阴唇粘连致分泌物增多,尿线偏离及外阴口闭合者。

2. 成年妇女因小阴唇粘连而引起性交时疼痛或性交障碍者。

【术前准备】

外阴常规消毒。

【麻醉与体位】

表面麻醉或局部麻醉。膀胱截石位。

【手术步骤】

消毒外阴,通常用 1∶5000 氯己定溶液消毒外阴,再次检查粘连情况(图 34-20),根据粘连的轻重可采用以下三种方法。

(1)用手分离法:如幼女粘连不重者,用手指或棉签向小阴唇两侧轻轻地牵拉分离,然后在分离处涂上雌激素软膏(图 34-21)。

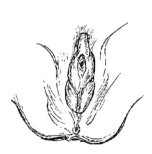

图 34-20　小阴唇粘连示意

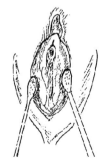

图 34-21　用棉签向小阴唇两侧分离

(2)用钳分离法:如用手分离困难,可用探针或血管钳插入粘连的下孔,轻轻地向两侧做钝性分离(图34-22)。

(3)用刀片分离法:如成人较为严重的粘连者。在表面麻醉或局部麻醉下,先用小止血钳插入粘连组织的下方,然后用尖刀从中线进行分离粘连,如渗血不多,可不予缝合,经压迫即可止血(图34-23)。

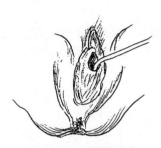 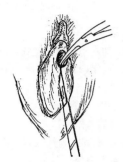

图 34-22　用探针分离　　　图 34-23　用刀片分离

【手术技巧及注意要点】

1. 要清楚地掌握好解剖层次,明确分离的范围。

2. 手术操作轻柔,以避免渗血较多。

3. 特别注意幼女的解剖层次,切忌较大的损伤。

【术后处理】

1. 术后局部涂抹雌激素软膏及消炎软膏或凡士林油,以预防感染。

2. 每天用 0.2‰呋喃西林轻拭外阴,持续到 5~7 天,以待创缘表面愈合。

3. 术后待创面愈合后方可性生活。

六、尿道肉阜切除术

尿道肉阜为尿道外口生长的息肉样赘生物,颜色红润、质地柔软、轻微触痛,时有异物样感,多有带蒂,触之易出血,常为慢性炎症和局部刺激所致。围绝经期妇女多见。

【适应证】

1. 尿道肉阜伴有临床症状如出血、疼痛、感染、尿道刺激等。

2. 局部组织增大迅速,生长较快,为明确诊断而行手术。

3. 绝经后出血或反复出血,为寻找出血部位及原因,以排除生殖、泌尿道肿瘤。

【术前准备】

1. 术前 3 天禁性生活。

2. 了解月经周期及绝经后状况。

3. 用 1∶5000 高锰酸钾溶液坐浴。

【麻醉与体位】

局部麻醉或表面麻醉。膀胱截石位。

【手术步骤】

1. 切除法

(1)用镊子夹持肉阜,在息肉根部切除基底及周围正常少许组织(图 34-24)。

(2)用 3-0 可吸收线行结节缝合(图 34-25)。

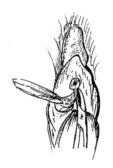

图 34-24　在息肉基底
部切除肉阜

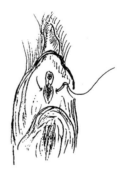

图 34-25　结节缝合切口创面

2. 烧灼法

(1)用镊子夹提肉阜的顶部,在肉阜根部用激光烧灼。

(2)也可用电切电凝,操作时注意调控电流量以达适度(图 34-26)。

【手术技巧及注意要点】

1. 手术切除肉阜根部要彻底，以免术后复发。

2. 尿道肉阜组织软脆，易出血，术中止血应彻底。

3. 切口缝合应纵向缝合，以免术后引起尿道狭窄。

4. 烧灼法应在肉阜的根部进行，部位不宜过深，以免伤及尿道外口，引起尿道口狭窄。

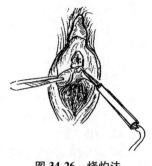

图 34-26 烧灼法

【术后处理】

1. 保持外阴清洁，每天应清拭外阴。

2. 可留置导尿管 2~3 天。

3. 切除组织送病理检查，以明确性质。

七、阴蒂过长切除术

【适应证】

1. 先天性阴蒂肥大过长者。

2. 女性假两性畸形致阴蒂过长要求手术者。

【术前准备】

1. 行染色体检查，明确实际性别好决定术式。

2. 月经干净后 2~7 天手术。

3. 常规外阴备皮和消毒，术前晚灌肠。

【麻醉与体位】

阻滞麻醉或硬膜外麻醉。膀胱截石位。

【手术步骤】

1. 在阴蒂根部环形切开皮肤及皮下筋膜，分离出肥大的阴蒂头，向两侧分离阴蒂脚并切断之，用 7 号丝线缝扎阴蒂脚（图34-27）。

2. 用 4 号丝线间断缝合筋膜及皮下组织（图34-28）。

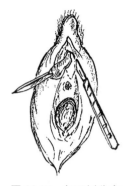

图 34-27　向两侧分离
阴蒂脚并切除

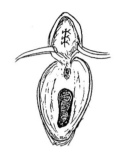

图 34-28　间断缝合筋膜
及皮下组织

3. 对称缝合皮肤切缘,注意保持外阴形态
的完整(图 34-29)。

【手术技巧及注意要点】

1. 切断阴蒂脚时,就缝扎以防出血。

2. 分离组织不可过深,以防损伤尿道。

3. 注意保持外阴形态的完整。

【术后处理】

1. 术后留置尿管 3~4 天。

2. 适当应用抗感染药物。

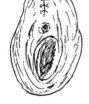

图 34-29　缝合皮肤
切缘保持对称

3. 每天清拭外阴直至创口愈合,术后 5 天
拆线。

八、阴蒂肥大整形术

目前多数主张一经确诊应及时手术,延时长久对性发育不利。
手术做阴蒂体全部切除,以免残留部分术后形成痛性结节,影响性
生活。

【适应证】

1. 先天性阴蒂肥大。

2. 女性假两性畸形的雄激素不敏感综合征患者阴蒂肥大。

3. 发育不良的小阴茎者均可将此阴蒂或小阴茎切除。

【术前准备】

1. 做染色体检查,以明确实际性别为 46XY。

2. 有月经者应在月经干净后 3~7 天进行,术前晚灌肠。

3. 常规备皮及消毒。

【麻醉与体位】

骶管麻醉或双阻滞麻醉。膀胱截石位。

【手术步骤】

1. 阴蒂肥大,阴蒂海绵体肌延长者

(1)在阴蒂头缝牵引线一根牵引用,自阴蒂背侧包皮的根部正中至阴蒂头之间做纵向切口,切开包皮皮肤(图 34-30)。

(2)以钝性为主的分离包皮皮肤下方的疏松皮下组织间隙,并向两侧分离至阴蒂海绵体肌的两侧方,以全部显露出肥大的阴蒂海绵体肌(图 34-31)。

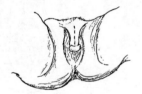 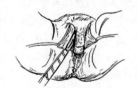

图 34-30 阴蒂切口　　　图 35-31 分离阴蒂显露
　　　　　　　　　　　　　　　　出海绵体肌

(3)在阴蒂海绵体肌的侧方中段,钝性分离出阴蒂背侧的疏松结缔组织,其内含有阴蒂血管及神经,小心分离,勿损伤,并仔细将其从海绵体肌上游离下来,上至阴蒂根部,下至阴蒂头的冠状沟(图 34-32)。

(4)切除冠状沟上方至阴蒂根部之间的海绵体肌,从阴蒂残根两侧分别做"8"字全层缝合 2 针止血,保留其缝线留做缝合阴蒂头用(图 34-33)。

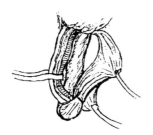

图 34-32　游离出阴蒂血管及神经

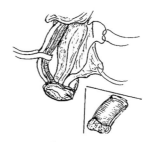

图 34-33　切除冠状沟上至阴蒂根部之间的海绵体肌

（5）切除肥大的海绵体肌后,观察保留的阴蒂头血运,若血运良好,应将带有血管神经的阴蒂头缝在阴蒂的残端(图 34-34)。

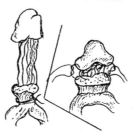

图 34-34　将带有血管神经的阴蒂头缝在阴蒂的残端

（6）修剪除多余的阴蒂包皮,缝合切口,恢复阴蒂的解剖形态(图 34-35)。

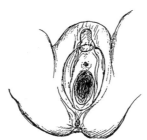

图 34-35　恢复阴蒂的解剖形态

2. 阴蒂头肥大者

(1)在阴蒂头系带的两侧,行两个相对称的楔形切口,切除部分肥大的阴蒂头组织,但不能切穿阴蒂头的背侧,其目的是缩小阴蒂头(图34-36)。

(2)用 4-0 的可吸收线结节缝合阴蒂头的切口(图 34-37)。

(3)缝合后缩小阴蒂头,恢复阴蒂的解剖形态(图 34-38)。

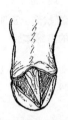 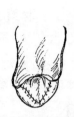 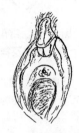

图 34-36 切除部 图 34-37 结节缝 图 34-38 缩小阴蒂
分肥大的阴蒂头 合阴蒂头的切口 头,恢复解剖形态

【手术技巧及注意要点】

1. 熟悉解剖结构,分离阴蒂血管神经时注意不能损伤。

2. 阴蒂残端缝合可靠,止血彻底。

3. 分离阴蒂海绵体肌时不可过深,避免损伤尿道。

【术后处理】

1. 注意阴蒂头血运情况。

2. 局部应用雌激素软膏,促进愈合。

3. 术后保留尿管 3~5 天,并适当使用抗生素。

九、陈旧性会阴 Ⅰ ~ Ⅱ 度裂伤修补术

会阴撕裂伤依其撕裂的部位及轻重程度分为三度:

Ⅰ度:会阴皮肤、黏膜裂伤,包括阴唇、前庭黏膜破裂。

Ⅱ度:会阴皮肤、黏膜、肌肉的裂开,但肛门括约肌是完整的。

Ⅲ度:会阴皮肤、黏膜、会阴体、肛门括约肌完全撕裂,多伴有直肠壁的裂伤。

【适应证】

1. 阴道其他手术时合并陈旧性Ⅰ度会阴裂伤。

2. 陈旧性会阴Ⅱ度裂伤。

3. 要求行阴道缩窄术者。

【术前准备】

1. 明确裂伤的部位及深度。

2. 术前 1 周局部坐浴,术前 3 天肠道准备。

3. 皮肤黏膜消毒。

【麻醉与体位】

局部麻醉或硬膜外麻醉。膀胱截石位。

【手术步骤】

1. Ⅰ度裂伤修补术

(1)修剪陈旧性裂伤的会阴后联合,形成新鲜创口,用 3-0 可吸收线连续或结节缝合裂伤的阴道黏膜及处女膜(图 34-39)。

(2)用 1 号丝线或可吸收线结节缝合会阴裂伤的黏膜,以重建会阴体(图 34-40)。

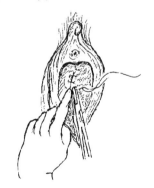

图 34-39　结节缝合阴道黏膜

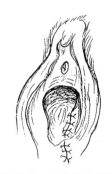

图 34-40　结节缝合会阴裂伤,重建会阴体

2. Ⅱ度裂伤修补术

(1)显露裂伤,用蚊式钳夹裂伤处的两侧处女膜缘,可局部注射止

血用水(垂体后叶素 6U+生理盐水 60ml,或肾上腺素 0.5mg+生理盐水 200ml,如有高血压及心脏病患者慎用),剪开裂伤的处女膜缘,术者左手示指、中指置放在裂伤部位的两侧,并向后压阴道后壁,暴露出裂伤顶部(图 34-41)。

(2)如显露裂伤的顶部困难,可在其下方缝一针牵引线,以协助暴露裂伤顶端(图 34-42)。

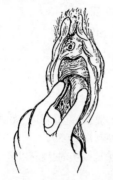 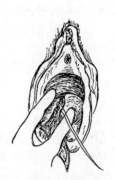

图 34-41 暴露裂伤顶部　　图 34-42 缝牵引线利于暴露术野

(3)缝合黏膜,肌肉和皮肤。可用 3-0 可吸收线从切口顶部上方约 0.5cm 处向下结节或连续缝合阴道黏膜或黏膜下层至处女膜处(图 34-43)。结节缝合会阴的肌肉及皮下组织(图 34-44)。

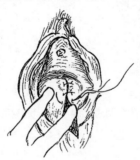

图 34-43 结节缝合阴道黏膜及下层

(4)用4号丝线结节缝合或用3-0的可吸收缝线缝合会阴黏膜,重建会阴体形,使阴道口可容纳二横指(图34-45)。

【手术技巧及注意要点】

1. 可靠止血,不留无效腔。

2. 如裂口较深,可用左手示指置于创底(图34-45、图34-46)或在肛诊示导下缝合。

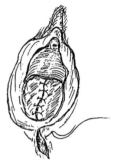

图34-44 缝合会阴的肌层皮下组织   图34-45 重建会阴体形

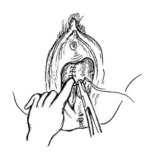

图34-46 左手示指置于创底示导缝合

3. 如重建会阴体时,应记录好丝线缝合的针数,避免拆线时遗漏。

【术后处理】

1. 会阴清洗,每天2次。

2. 应用广谱抗生素3~5天。

3. 丝线缝合者,术后5~6天拆线。

十、陈旧性会阴Ⅲ度裂伤修补术及阴道紧缩术

【适应证】

陈旧性会阴Ⅲ度裂伤伴排便异常和阴道松弛者。

【术前准备】

1. 产后半年已停止哺乳,修补失败后半年以上。

2. 月经干净后 3~7 天。

3. 常规阴道会阴部术前准备。术前 5 天起用 1∶5000 高锰酸钾溶液坐浴每天 1 次。

4. 术前 3 天起口服肠道抗菌药物。

5. 术前 1 天进流质饮食。

6. 术前 3 天开始每晚肥皂水灌肠 1 次,术前 1 晚清洁灌肠。术晨置放导尿管。

【麻醉与体位】

持续硬膜外麻醉。膀胱截石位。

【手术步骤】

1. 消毒外阴、阴道、肛门及直肠,铺无菌巾。

2. 将两侧的小阴唇缝合固定于大腿的内侧,再次消毒外阴及阴道,用两把组织钳牵引两侧处女膜环的最下缘(图 34-47)。

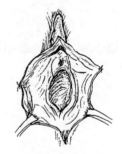

图 34-47　组织钳牵引两侧处女膜环的最下缘

3. 用两把组织钳牵引会阴裂伤两侧的阴道黏膜,沿阴道后壁黏膜和直肠前壁裂伤瘢痕边缘剪开,切除少许瘢痕(图 34-48)。

4. 用有齿镊提拉阴道后壁黏膜,用剪刀锐性分离阴道后壁黏膜,与直肠前壁的分离应充分(图 34-49)。

5. 显露出裂伤的肛提肌和肛门括约肌,沿中线剪开游离的阴道后壁黏膜(图 34-50)。

6. 修剪直肠裂伤边缘的瘢痕组织,当直肠裂口瘢痕硬韧时,可剪

去少许。用2-0肠线自上而下间断缝合直肠前壁缘,不能穿透直肠黏膜,注意到缝合时的第一针须超过裂缘的顶端(图34-51)。

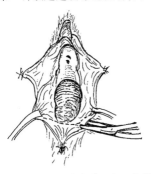

图34-48 切除少许的瘢痕组织(虚线所示)

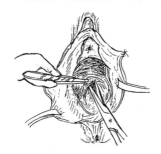

图34-49 充分游离阴道后壁与直肠前壁

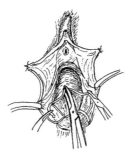

图34-50 剪开游离的阴道后壁黏膜

7. 左手示指伸入肛门,于肛门两侧皮肤凹陷处寻找到肛门括约肌。用两把组织钳将肛门括约肌夹取向中线拉拢,然后用 7 号丝线"8"字缝合肛门括约肌断端,以使肛门周围的皮肤皱襞紧缩(图 34-52)。

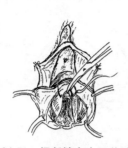
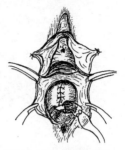

图 34-51 间断缝合直肠前壁缘 **图 34-52 7 号丝线"8"字**
第一针超过裂缘的顶端 **缝合肛门括约肌断端**

8. 用 2-0 肠线间断缝合直肠前壁筋膜,以加固直肠前壁(图 34-53),剪除多余的阴道后壁黏膜。用 0 号线连续锁边缝合阴道后壁。

9. 用 1 号丝线间断缝合会阴体部皮下组织,4 号丝线间断缝合会阴皮肤 3~4 针,重新形成会阴体。阴道口能容纳二横指,在阴道内填塞凡士林纱布卷(图 34-54)。

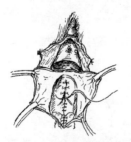
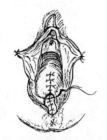

图 34-53 间断缝合直肠前壁 **图 34-54 重新形成会阴体**
筋膜,以加固直肠前壁

【手术技巧及注意要点】

1. 如阴道后壁及直肠前壁黏膜瘢痕太大且又厚时,可稍加修剪,但直肠黏膜尽可能保留,以免术后直肠狭窄。

2. 缝合直肠前壁时,缝线不要贯穿直肠,缝合肛门括约肌时,将示指插入肛门,嘱患者提肛门,有括约肌收缩感提示肛门括约肌缝合可靠,但不能过紧,以免术后肛门狭窄排便困难。

3. 手术的目的是恢复肛门括约肌的功能以及修复会阴部,术后检查阴道能容纳二横指,以免术后阴道狭窄。

【术后处理】

1. 术后 72 小时取出阴道内纱布。

2. 留置导尿管 4~5 天。

3. 应用广谱抗生素 5~7 天。

4. 术后无渣半流质饮食 3~5 天,辅以补充容量,保持大便通畅。

5. 保持会阴部清洁及更换辅料。

6. 术后 5~7 天拆线。

十一、外阴血肿清除术

【适应证】

1. 产伤或意外创伤所造成的血肿。

2. 血肿大于 5cm 无进行性出血者。

3. 无论血肿大小有进行性出血者。

4. 合并感染保守治疗无效者。

【术前准备】

1. 检查血肿部位及邻近组织有无合并伤。

2. 血常规,出、凝血时间,会阴备皮、导尿。

【麻醉与体位】

硬膜外麻醉或骶管麻醉。膀胱截石位。

【手术步骤】

1. 切口　沿血肿内侧缘大阴唇与小阴唇交界处或血肿波动明显处,试穿刺了解血肿明显部位,沿血肿长轴切开皮肤直达血腔(图34-55)。

2. 清除血肿、止血　用手指或刀柄清除血肿,用生理盐水冲洗创腔,有活动性出血应结扎止血(图 34-56)。

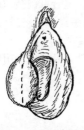
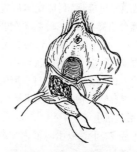

图 34-55 血肿切口　　　图 34-56 清除血肿、止血

3. 缝合切口　用 3-0 或 4 号丝线及可吸收线缝合残腔，深达底部，勿留无效腔（图 34-57）。必要时放置引流条。

4. 用 4 号丝线结节缝合切口，加压包扎以达到压迫止血的目的（图 34-58）。

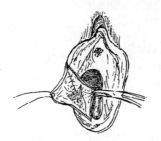
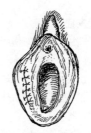

图 34-57 缝合残腔　　　图 34-58 4 号丝线
　　　　　　　　　　　　　　结节缝合切口

【手术技巧及注意要点】

1. 止血确切。如有感染可用甲硝唑液冲洗创腔。

2. 缝合残腔要达到基底部，不能留无效腔。

3. 如残腔较深，应置放引流条。

【术后处理】

1. 每天更换敷料，用氯己定清拭会阴。

2. 术后抗炎止血 3~5 天，术后 3 天拔除引流条。

3. 术后 24~48 小时取出阴道填塞纱布,5~6 天拆线。

十二、处女膜闭锁切开术

处女膜闭锁是较常见的一种女性生殖器官发育异常。青春期月经初潮后,经血排出受阻,逐渐潴留,造成阴道、子宫甚至输卵管、腹腔内积血(图 34-59)。患者有逐渐加重的周期性腹痛,检查可见处女膜闭锁并向外膨隆,呈紫蓝色。肛门指检可扪及闭锁处的上方有软性肿块,穿刺可抽到黏稠的暗红色陈旧性血液。

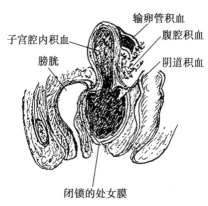

图 34-59　处女膜闭锁

【适应证】
处女膜无孔的患者。

【术前准备】
1. 了解畸形的类别,有无阴道闭锁及先天性无阴道,以决定术式。
2. 用 1:5000 的高锰酸钾溶液坐浴,每天 1 次,持续 5~7 天。
3. 术前排空膀胱,外阴消毒。

【麻醉与体位】
局部麻醉或硬膜外麻醉。膀胱截石位。

【手术步骤】
1. 先用 9 号针头在处女膜闭锁的膨隆部位中央穿刺抽出陈旧性血

液后,拔出穿刺针,将探针插入孔内作为引导(图 34-60)。

2. 在探针引导下,由中心点向四周做 X 形切口,直至处女膜环(图 34-61)。

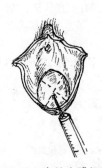 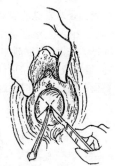

图 34-60 在处女膜闭锁 图 34-61 做 X 形切口
膨隆处穿抽

3. 吸净陈旧性积血,切除多余的处女膜,要使边缘整齐,呈瓣状并且能容二横指以上,以避免日后发生环状狭窄。发现有子宫或输卵管的经血潴留者,任其流出(图 34-62)。

4. 用 0 号肠线间断缝合切口的边缘,如处女膜较薄又无出血,也可不缝合(图 34-63)。

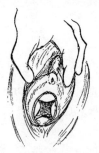 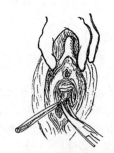

图 34-62 切除多余的处女膜 图 34-63 剪除多余的
处女膜,无须缝合

【手术技巧及注意要点】

1. 术中应注意勿将阴道部分闭锁当做处女膜闭锁来切开,以防损伤尿道或直肠。

2. 如闭锁部位较高,且隔的组织较厚,可用金属导尿管插入尿道进入膀胱,以示指伸入肛门作标志,以引导切割闭锁处,以免尿道、膀胱和直肠损伤。

【术后处理】

1. 保持外阴清洁,每天用 0.2‰的呋喃西林轻拭外阴,但不能坐浴或冲洗阴道。

2. 术后即可下床活动,以利经血流出,但不能挤压腹部,以防积血经输卵管倒流腹腔。

3. 必要时术后放置尿管 1~2 天,给予广谱抗生素预防感染。

十三、处女膜修复术

【适应证】

1. 因性行为、剧烈运动、外伤引起处女膜受损者。

2. 不正规的检查造成处女膜裂伤并出血者。

3. 处女膜破裂,患者要求修复者。

【术前准备】

1. 月经干净后至下次月经前 10 天内进行。

2. 如有外阴或阴道炎症者治愈后才能手术。

3. 经专科确认处女膜破裂和破裂的部位。

4. 实验室行血常规检查及分泌物涂片检查。

5. 术前 2 天开始冲洗阴道及会阴部。

【麻醉与体位】

局部麻醉。膀胱截石位。

【手术步骤】

1. 常规阴道及外阴消毒铺巾。用 2%的利多卡因局部浸润麻醉。

2. 将处女膜破裂的边缘修剪整齐(图 34-64),斜形切开纵形破裂的边缘,使破裂口两侧平行,扩大切口的接触面积(图 34-65)。

3. 用 5-0 可吸收缝线细细地缝合,即在黏膜下对位缝合以及内、外缝合(图 34-66、图 34-67)。如为重度裂伤需要在基底部做横向 Z 形缝合。

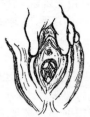

图 34-64 修剪处女膜裂口边缘   图 34-65 扩大切口的接触面

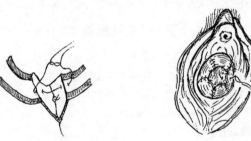

图 34-66 可吸收缝线仔细缝合   图 34-67 黏膜下对位内外缝合

4. 缝合完毕,形成可容纳一指的处女膜孔。

【手术技巧及注意要点】

对合缝合要充分,注意对切口张力的保护,改善局部的微环境。

【术后处理】

1. 术后 7 天内用 1∶5000 高锰酸钾溶液坐盆浴,每天 1~2 次,每次 10~15 分钟。

2. 口服抗炎及止血药物 4~5 天。

3. 术后 1 个月内避免剧烈运动,保持大便通畅。

十四、阴道后穹隆穿刺及切开引流术

（一）经阴道后穹隆穿刺术

【适应证】

1. 疑有盆腔积液、积血,为判定其性质。

2. 盆腔脓肿或盆腔积液穿抽液体,同时注入抗生素等药物。

3. 鉴别靠近后穹隆肿块的性质。

4. 在超声引导下后穹隆穿刺取卵。

5. 在 B 超的引导下行卵巢子宫内膜异位囊肿穿刺或输卵管妊娠部位注药治疗。

【术前准备】

1. 超声波检查了解盆腔及子宫附件情况。

2. 盆腔炎患者术前应用抗生素。

3. 术前嘱患者排尽小便。

【麻醉与体位】

一般情况不用麻醉。膀胱截石位。

【手术步骤】

1. 外阴及阴道消毒后,铺无菌孔巾,行妇科检查了解子宫附件情况。放置阴道窥器或阴道拉钩暴露宫颈及后穹隆(图 34-68)。

2. 再次消毒后穹隆及阴道壁,用宫颈钳夹牵拉宫颈后穹隆(图 34-69)。

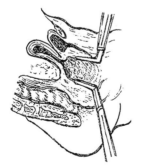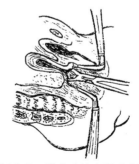

图 34-68　暴露宫颈及后穹隆　　图 34-69　钳夹牵拉宫颈后穹隆

3. 用 9 号长穿刺针头连接 10ml 或 20ml 的注射器于后穹隆正中, 距离阴道宫颈交界下方的 1cm 处平行宫颈向后进针, 深达 2~3cm, 针头通过阴道壁至子宫直肠凹陷时有落空感, 可适当调整针头的方向和深度后抽吸液体(图 34-70)。完成抽吸后拔出针头。

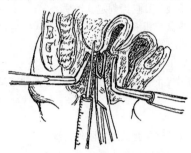

图 34-70 经阴道后穹隆穿刺术

【手术技巧及注意要点】

1. 选择最突出或囊性感最明显的部位, 条件许可在超声定位下穿刺。
2. 进针不宜太深、太偏以免损伤邻近组织。
3. 观察抽出液体的性质, 以确定进一步治疗方案。

【术后处理】

1. 如穿刺部位有出血, 可用无菌纱布压迫 8~12 小时取出。
2. 盆腔炎症或脓肿者, 应使用抗生素。
3. 穿刺术后应在 12 小时内观察下腹部体征变化, 必要时做腹部 B 超了解盆腔有无异常。

(二)经阴道后穹隆切开引流术

【适应证】

1. 盆腔脓肿引流术。
2. 探查盆腔, 子宫及附件肿块, 必要时取活检协助诊断。
3. 穹隆镜检查。

【术前准备】

1. 术前用超声检查, 了解子宫附件及盆腔情况。
2. 如有盆腔炎的患者术前应用抗生素。

3. 术前嘱患者排空膀胱。

【麻醉与体位】

局部麻醉或硬膜外麻醉。膀胱截石位。

【手术步骤】

1. 外阴及阴道消毒后铺无菌孔巾,妇科检查了解子宫附件情况。放置阴道窥器或阴道拉钩显露宫颈及后穹隆。再次消毒阴道壁及后穹隆。用穿刺针抽出脓液或陈旧性的血液后,将针头保留不动,沿穿刺针点向两侧横行切开阴道壁约 2cm(图 34-71)。

2. 用长弯钝头剪向深层分离,提起后腹膜横向剪开 1.5~2.0cm 直达子宫直肠陷凹处,再用长弯血管钳或手指伸入盆腔,扩大切口以利引流(图 34-72)。

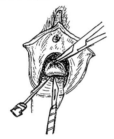
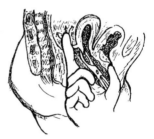

图 34-71　横向切开阴道
前壁 2cm

图 34-72　手指伸入盆腔扩大
切口,以利引流

3. 盆腔脓肿者充分引流后,切口内引流管,不缝合切口,引流管的末端用丝线缝合固定于大腿内侧(图 34-73)。

【手术技巧及注意要点】

1. 当切开深层分离后穹隆组织时应注意深度及范围,避免损伤直肠、小肠、血管等邻近组织。

2. 放置引流时引流管前端应有 2~3 个侧孔,不宜过长或过短,外侧端

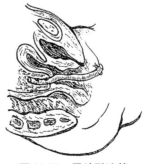

图 34-73　置放引流管

要缝合固定,预防滑脱。

【术后处理】

1. 抗感染治疗至体温和血象正常。

2. 半卧位,以利引流并保持引流管通畅。

3. 当引流液少于 10ml/d,体温正常,复查 B 超了解盆腔情况无特殊后可拔除引流管。

十五、阴道后穹隆裂伤修补术

【适应证】

外伤、分娩、性生活粗暴等引起的阴道后穹隆损伤。

【术前准备】

1. 仔细检查有无其他脏器合并伤。

2. 外阴、阴道冲洗消毒。

【麻醉与体位】

连续硬膜外麻醉。膀胱截石位。

【手术步骤】

1. 先检查损伤的程度及范围,以确定修补方案(图 34-74)。对于裂伤处出血较多者应先结扎止血。否则,可边缝合边止血(图34-75)。

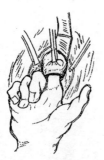 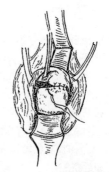

图 34-74 探查损伤范围　　图 34-75 结节缝合裂口

2. 止血处理后,可用 1-0 可吸收线结节或连续缝合阴道黏膜,缝合裂口的两个端侧时,应超过损伤的 0.5cm,以防止漏扎断裂的血管。

3. 阴道内填塞凡士林油纱卷。

【手术技巧及注意要点】

1. 首先检查阴道及邻近器官,以明确损伤情况。

2. 如有盆腔器官损伤者应及时开腹手术。

3. 显露好损伤的部位,缝合第一针应超过损伤端,以防小血管断端回缩造成术后出血。

4. 缝合时应将阴道后穹隆黏膜提起,以免缝线穿过直肠壁至肠腔,必要时可伸入左手示指进肛门引导。

【术后处理】

1. 保持外阴清洁,应用抗生素 3~5 天预防感染。

2. 留置尿管 48~72 小时。

3. 术后 48~72 小时取出阴道内油纱卷。

4. 1 个月内禁性生活。

十六、阴道壁良性肿瘤切除术

【适应证】

阴道囊肿如包涵囊肿,纳氏囊肿或阴道良性实质性肿瘤,如纤维瘤、平滑肌瘤、乳头状瘤等较大,有阴道内压迫症状,影响性生活及分娩者。

【术前准备】

1. 月经干净后 3~7 天手术。

2. 外阴备皮,行外阴及阴道冲洗消毒。

3. 术前排空膀胱。

【麻醉与体位】

局部麻醉或硬膜外麻醉。膀胱截石位。

【手术步骤】

1. 充分暴露肿瘤部位的阴道壁,直径小于 3cm 者,做与肿瘤等长的纵向切口(图 34-76)。较大者应做纺锤形切口(图 34-77)。

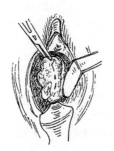 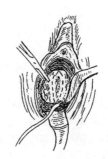

图 34-76　纵向切口　　　图 34-77　纺锤形切口

2. 切开肿瘤表面的阴道黏膜,用刀柄或手指钝性剥离肿瘤(图 34-78)。

3. 剥离肿瘤至蒂部后,用血管钳钳夹切断,移除肿瘤,用 4 号丝线缝扎基底部止血(图 34-79)。

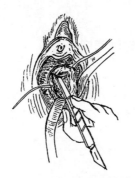 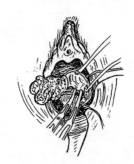

图 34-78　用刀柄剥离肿瘤　　图 34-79　钳夹切断肿瘤蒂

4. 缝合闭锁残腔。如较大者先用 1 号丝线缝合闭锁残腔,再缝合阴道黏膜下组织(图 34-80)。

5. 用 1-0 的可吸收线结节或连续缝合阴道壁(图 34-81)。阴道内用凡士林纱布填塞压迫。

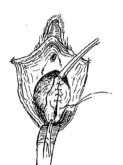

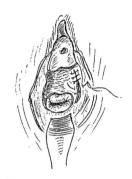

图 34-80　缝闭残腔　　　图 34-81　可吸收线结节
　　　　　　　　　　　　缝合阴道壁

【手术技巧及注意要点】

1. 术中应将肿物的囊壁完全剥离。

2. 肿瘤较大者剥离时注意勿损伤膀胱或直肠。

3. 剥离肿瘤时应在阴道黏膜下和肿瘤包膜间进行,因该处组织疏松,以避免过深或过浅造成肿瘤穿破或血肿形成。

4. 如肿瘤与周围界限不清、致密,或与周围组织有粘连者,应行锐性剥离,确切结扎止血。

【术后处理】

1. 保持外阴及阴道清洁干净。

2. 阴道内油纱布 48~72 小时取出。

3. 如肿瘤靠近尿道口者,应留置导尿管 2~3 天。

4. 使用抗生素 3~5 天预防感染。

5. 保持大便通畅。

十七、阴道口狭窄扩大术

【适应证】

1. 先天性阴道发育不良或处女膜环坚韧。

2. 外阴阴道损伤性瘢痕等导致的阴道口狭窄影响性生活者。

【术前准备】

1. 月经干净后 3~7 天进行手术。

2. 常规清洁外阴并行外阴及阴道消毒。

3. 术前排空膀胱,必要时清洁洗肠。

【麻醉与体位】

骶管麻醉或硬膜外麻醉。膀胱截石位。

【手术步骤】

1. 阴道口及会阴体纵向切开法

(1)从阴道后壁中线处女膜缘内侧 2cm 起,至肛门 2cm 处纵向切开阴道后壁黏膜、处女膜环、舟状窝及会阴体,深达肌层表面(图 34-82)。注意勿损伤肛门括约肌。

(2)向两侧分离切口黏膜下及皮下组织,使切口成一梭形面,分离切口下结缔组织,扩大阴道口(图 34-83)。用 4 号丝线横行结节缝合皮下层(图 34-84)。

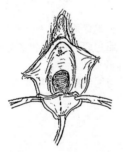

图 34-82　纵向切口

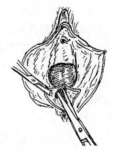

图 34-83　分离切口下组织

(3)用 4 号丝线横向结节缝合阴道口切缘皮肤黏膜,扩大后的阴道口应容纳二横指(图 34-85)。

2. 阴道口及会阴体 T 形切开法

(1)靠近阴唇系带皮肤黏膜交界处做一横向切口长约 4cm(图 34-86)。

(2)游离阴道后壁黏膜约 2cm,其范围超过阴道口的狭窄处(图 34-87)。

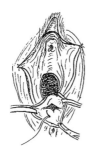 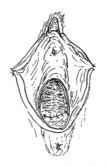

图 34-84　结节缝合皮下层　　图 34-85　扩大后阴道容纳二指

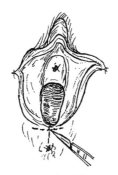 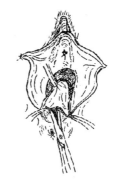

图 34-86　先行横向切口　　图 36-87　分离阴道后壁黏膜

（3）距离肛门约 2cm 做会阴正中切口，自切口向下方分离会阴皮下组织（图 34-88）。

（4）在阴道黏膜中点的两侧 0.5cm 左右垂直剪开两个小口，使黏膜瓣切口缘横向延伸，以与会阴皮肤切缘的长度相适应，有利于切缘的对合（图 34-89）。

（5）用 1-0 可吸收线褥式缝合游离的阴道后壁黏膜与会阴纵向切口的皮下组织，闭合组织间隙（图 34-90）。

（6）用 4 号丝线结节缝合切口（图 34-91）。

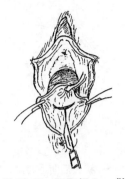

图 34-88 距肛门 2cm 做
会阴正中切口

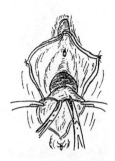

图 34-89 在阴道黏膜中点
垂直剪开两个小口

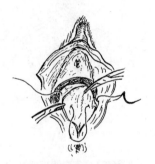

图 34-90 褥式缝合
游离的阴道后壁

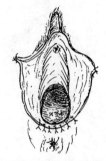

图 34-91 4 号丝线结节
缝合切口

【手术技巧及注意要点】

1. 要注意阴道后壁及会阴切开时的深度,以防损伤直肠及肛门括约肌。

2. 分离皮下组织时,可左手示指伸入肛门作引导,以避免损伤直肠。

3. 缝合阴道口应保证能过二横指,以免术后狭窄。

【术后处理】

1. 卧床休息,保持外阴清洁干净。

2. 抗感染治疗 5~7 天。

3. 术后 5~6 天拆线,坐浴 10~15 天,禁性生活 30 天。

十八、阴道横隔切除术

【适应证】

阴道横隔造成的经血潴留,影响性生活,受孕或阻碍分娩者。

【术前准备】

1. 月经干净后 3~7 天手术。

2. 低位横隔坐浴,每天 1 次,持续 3 天。

3. 高位横隔行阴道冲洗,每天 1 次,持续 3 天。

4. 术前晚清洁灌洗肠。

5. 术晨会阴备皮,排空膀胱。

【麻醉与体位】

局部麻醉或连续硬膜外麻醉。膀胱截石位。

【手术步骤】

1. 显露阴道横隔,如为低位阴道横隔,在基底部行局部麻醉(图 34-92)。

2. 在横隔小孔处插入探针,了解腔隙的大小及横隔的厚薄(图 34-93)。

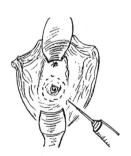

图 34-92　在横隔基底部
　　　　局部浸润麻醉

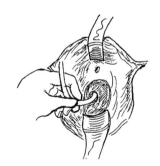

图 34-93　经横隔小孔置入探针

3. 用中弯血管钳插入孔内做指引切开阴道横隔,并向两侧剪开,沿着阴道横隔环形切除上、下半部(图 34-94)。

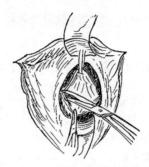

图 34-94 沿着阴道横隔环形切除上、下半部

4. 切除阴道横隔后暴露出宫颈,切口边缘可用 2-0 可吸收线横行结节缝合(图 34-95)。

5. 切除横隔以及残面缝合后,阴道内用油纱卷压迫(图 34-96)。

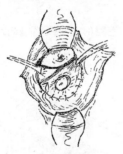 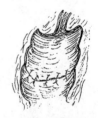

图 34-95 横向结节缝合   图 34-96 切除横隔后缝合完成

【手术技巧及注意要点】

1. 切除阴道横隔后,手指做阴道检查应无阻力,否则应向四周成放射状切开,以防术后阴道环形狭窄。

2. 如横隔位置较高或横隔较厚,创面缝合困难者,可直接于手术后放置阴道模型,静候创面上皮自然愈合。

3. 如为完全性阴道横隔上方有积血性包块者,可穿刺抽出积血后,用探针引导下向左右切开,使经血排出后再行切除。

【术后处理】

1. 应用抗生素预防感染 3~5 天。

2. 术后 48~72 小时取出阴道内油纱布卷,保持外阴清洁干净。

3. 术后禁性生活 30 天。

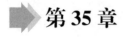

第 35 章

宫颈、宫腔手术

　　由于解剖学及组织学的特点,宫颈是妇科疾病的多发部位。因此,子宫颈疾病的防治是直接关系到广大妇女的健康问题。常见的宫颈良性疾病有宫颈炎、宫颈息肉、宫颈肌瘤以及宫颈内口功能不全等。

一、宫颈多点活检术

【适应证】

　　1. 宫颈细胞学检查异常,为进一步明确诊断宫颈病变的性质。

　　2. 宫颈细胞学检查无异常,但临床有子宫颈接触性出血,可疑癌变或癌前病变者。

　　3. 宫颈的赘生物需要确诊者。

【术前准备】

　　1. 月经干净后进行手术。

　　2. 如合并有阴道炎症者应抗菌消炎后复查白带,结果正常后方可活检。

　　3. 排空膀胱。

【麻醉与体位】

　　一般不需麻醉。膀胱截石位。

【手术步骤】

　　1. 患者排空膀胱尿液后,常规消毒外阴,阴道消毒,置入窥阴器暴露宫颈。

　　2. 调整阴道镜焦距及放大倍数,将宫颈放于视野中间,用生理盐水棉球拭去宫颈的表面分泌物,行冰醋酸及碘试验。

3. 用宫颈活检钳直接钳夹取阴道镜下可疑病变部位,大小约0.5cm³,深度应包括上皮的全层(图 35-1~图 35-4)以提高活检的准确性。

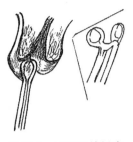

图 35-1 宫颈活检钳夹
取可疑病变部位

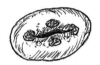

图 35-2 多点活检取组织

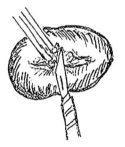

图 35-3 用尖刀切取组织

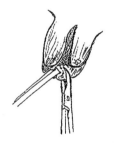

图 35-4 用剪刀切取组织

【手术技巧及注意要点】

1. 如无宫颈活检钳时,可用鼠齿钳夹持,以尖刀或组织长弯小剪刀切取。

2. 活检后,创面用无菌纱布压迫止血。

3. 所取的组织应分别标识和分装,用95%乙醇或10%福尔马林固定送检。

【术后处理】

1. 24~48 小时后取出阴道内压迫止血纱布。

2. 口服抗炎止血药 2~3 天。

3. 禁性生活 2 周。

二、宫颈息肉摘除术

【适应证】

宫颈息肉。

【术前准备】

1. 术前行白带常规检查,排除各种阴道炎症,如有炎症者先对症消炎后进行。

2. 术前行宫颈细胞学检查,排除宫颈癌及癌前病变。

3. 月经干净后 3~10 天,非生殖道急性炎症期。

【麻醉与体位】

一般不需麻醉。膀胱截石位。

【手术步骤】

1. 患者排尿后,常规消毒外阴及阴道,置窥阴器暴露宫颈,碘酒、乙醇消毒阴道,宫颈钳夹牵拉宫颈,暴露息肉。

2. 如息肉较小,蒂根细,可用宫颈活检钳钳夹摘除,用无菌带线碘伏棉球或小纱布压迫创面止血(图 35-5)。

3. 如息肉较大,蒂的根部粗,充分显露息肉蒂的根部后,用血管钳夹切除息肉,根部结扎或缝扎(图 35-6)。

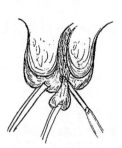 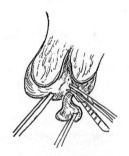

图 35-5　宫颈活检钳　　图 35-6　用血管钳钳夹,
　　钳夹摘除息肉　　　　切断息肉根部

4. 如息肉蒂部较深,可用长弯钳钳夹蒂根部,向一个方向旋转数周后取下息肉(图 35-7)。

【手术技巧及注意要点】

1. 如患者出血时间较长,反复发作,可刮颈管,其目的是刮除未看见而又反复发作的息肉根部。

2. 创面止血应仔细,术中出血压迫或电凝止血,必要时刮宫颈管。

3. 切除息肉应送病理检查。

【术后处理】

1. 术后 24~48 小时取除阴道内留置的棉球或纱布。

2. 口服消炎止血药,坐浴 2 周。

3. 禁性生活 4 周。

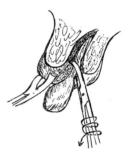

图 35-7 钳夹并旋转息肉根部

三、宫颈扩张术

【适应证】

1. 宫颈狭窄或粘连的治疗。

2. 宫腔及宫颈的术前准备,如宫腔镜检查、人工流产、刮宫等。

3. 宫腔内积血或积液的诊治。

4. 原发性不孕、痛经、闭经的诊治。

【术前准备】

1. 术前行白带常规检查,以排除各种阴道炎。

2. 盆腔超声检查,妇科检查子宫大小及位置。

3. 术前可行心电图检查,排除严重的心脏疾病。

4. 术前 3 天禁性生活。

【麻醉与体位】

一般不需麻醉。膀胱截石位。

【手术步骤】

1. 排空膀胱尿液后,行妇科检查了解子宫的位置、大小及活动度等。

2. 常规消毒外阴、阴道及宫颈。置入窥阴器暴露宫颈,再次消毒阴道及宫颈,用宫颈钳钳夹宫颈前唇,用子宫探针依据子宫的位置及屈度探测宫腔的深度(图35-8)。

3. 术者左手提宫颈钳,右手持扩宫棒,按子宫方向由小号到大号,逐一扩开宫颈管到7~8号。当扩宫棒进入宫腔内口时有突破感,扩宫棒进入颈管内口1cm为宜,注意进入的深度不能超过探针进入的深度(图35-9)。

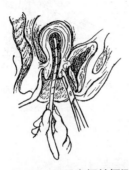 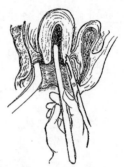

图35-8 用子宫探针探测 　　图35-9 扩宫棒进入深度
　　　　宫腔的深度,不宜
　　　　越过探针的深度

4. 若宫颈内口阻力较大,可将扩宫棒来回抽动几次,并保留2~3分钟即可。若扩宫后有血或脓液流出,可放置引流管于宫腔内。如宫颈管粘连,扩张后可于宫颈管内涂金霉素甘油。

【手术技巧及注意要点】

1. 探针及扩宫棒方向应与子宫颈的屈度保持一致,扩宫棒进入的深度不能超过探针进入的深度,以防造成子宫损伤穿孔。

2. 避免粗暴的操作,以防造成不必要的损伤。

3. 术前要必须了解子宫的位置及屈度。

【术后处理】

1. 预防应用抗生素3~5天和保持会阴干净。

2. 引流管无脓液后拔除。

3. 禁性生活2周。

四、宫颈良性病变物理疗法

【适应证】

1. 凡中重度宫颈糜烂、出血、分泌物多,均可采用电烙术、火烫术、激光、冷冻或微波等。

2. 重度糜烂经上述方法无效者,可做宫颈锥形切除术。

3. 术前应排除子宫颈癌前病变。

【术前准备】

1. 月经干净后 3~7 天手术,非生殖道急性炎症期。

2. 术前行白带常规检查,排除各种阴道炎。

3. 术前宫颈细胞学检查,必要时行阴道镜检查,排除子宫颈癌前病变及子宫颈浸润癌。

【麻醉与体位】

一般不需麻醉。膀胱截石位。

【手术步骤】

1. 患者排尽尿液后,常规消毒外阴及阴道。置入窥阴器暴露宫颈,再次碘伏消毒阴道及宫颈。

2. 以激光治疗为例。先调好机器的输出模式和焦距后,右手持激光的刀头,以导光臂对准宫颈病变处,以颈口为中心,由内向外进行,即先烧灼子宫颈口和宫颈管处,再由病变区向正常区边缘扩展,范围达到病变外 2 ~ 3mm 处(图35-10)。

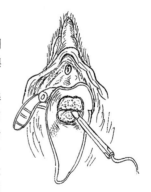

图 35-10　激光治疗示意

3. 在宫颈创面敷京万红软膏及无菌带线棉球。

【手术技巧及注意要点】

1. 术者佩戴防护眼镜,以避免损伤眼睛。

2. 操作应熟练、准确无误。

3. 刀头应置于距离宫颈表面 1cm 处为宜,不可过于接近组织,以免损伤周围的组织,并要掌握烧灼组织的深度。

【术后处理】

1. 术后 24~48 小时取出阴道内带线棉球。

2. 术后禁性生活 6~8 周。

3. 术后 3 天左右宫颈创面坏死组织及结痂开始脱落,分泌物多,部分患者有少许出血或血性分泌物,1~2 周达高峰期,如量不多无特殊处理,乃属手术后正常反应;如分泌物量较多且有异味,怀疑有感染者应抗感染治疗;如阴道流血量多者,应随时就诊。

4. 术后 10 天复查 1 次,连续复查 3 次。

五、子宫颈管搔刮术

【适应证】

1. 子宫异常出血或排液,为明确有无子宫颈管病变。

2. 宫颈细胞学检查异常,阴道镜检查不满意,以进一步明确宫颈管有无病变。

【术前准备】

1. 术前常规检查白带,排除各种阴道炎。

2. 术前宫颈细胞学检查。

3. 三合诊查子宫大小及位置等。

【麻醉与体位】

一般不需麻醉。膀胱截石位。

【手术步骤】

1. 排空尿液后行妇科检查,了解子宫大小、位置及活动度。

2. 常规消毒外阴、阴道及宫颈,置入窥阴器显露宫颈。用宫颈钳钳夹宫颈前唇,用子宫探针按子宫位置及子宫屈度探测宫颈管的深度(图 35-11)。

3. 用刮匙搔刮宫颈管表面,刮取宫颈管四周组织(图 35-12)。

【手术技巧及注意要点】

1. 当用探针探测宫颈管长度时,不能超出宫颈内口的水平。

2. 当刮取到可疑组织后应停止继续搔刮。

3. 操作应适度,不宜过度,以防大出血或子宫穿孔。

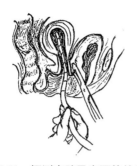

图 35-11　探测宫腔及宫颈管的深度

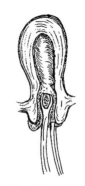

图 35-12　刮取宫颈管组织

【术后处理】

1. 标本送病理检查。

2. 口服消炎止血药物 3~5 天。

3. 禁止盆浴及性生活 3~4 周。

六、宫颈黏膜下肌瘤切除术

【适应证】

宫颈黏膜下肌瘤。

【术前准备】

1. 检查子宫颈肌瘤大小,瘤蒂的粗细、长度、高低。

2. 术前常规检查白带,以排除各种阴道炎症。

3. 术前行宫颈细胞学检查,排除宫颈癌及癌前期病变。

4. 术前行血常规、血型、凝血功能及心功能检查,以排除凝血功能障碍及严重心脏病者。

5. 术前 2~3 天用 1∶5000 氯己定溶液冲洗阴道。

6. 术晨常规会阴备皮,可置放导尿管。

【麻醉与体位】

肌瘤较大者给予局部浸润麻醉或硬膜外麻醉。膀胱截石位。

【手术步骤】

1. 常规消毒外阴及阴道,置入窥阴器暴露宫颈,再用碘伏消毒宫颈及阴道。

2. 如肌瘤较小,可按宫颈息肉切除法进行手术。

3. 如宫颈息肉大且基底宽,用宫颈钳夹肌瘤,切开假包膜(图 35-13)。用刀柄在包膜内剥离肌瘤结节,露出瘤蒂组织,分离根部(图 35-14)。用 7 号丝线缝扎瘤蒂根部,切除肌瘤(图 35-15)。用 1-0 号可吸收线结节缝合宫颈切口(图 35-16)。

4. 如局部出血可用凡士林油纱布压迫止血。

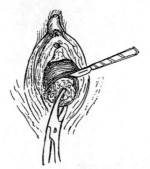

图 35-13　切开假包膜

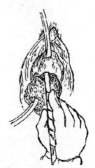

图 35-14　用刀柄在包膜
内剥离肌瘤

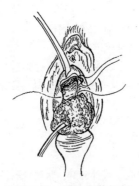

图 35-15　缝扎瘤蒂根部

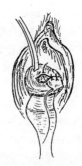

图 35-16　结节缝合宫颈切口

【手术技巧及注意要点】

1. 要平行宫颈管切除肌瘤,以防止损伤宫颈管。

2. 缝扎要可靠确切,防止断端滑脱出血。

3. 如有条件,在宫腔电切镜下切除效果更佳。

【术后处理】

1. 切除肌瘤组织送病理检查。

2. 口服消炎止血药 3~5 天。

3. 禁坐盆浴及性生活 6~8 周。

七、宫颈锥形切除术

【适应证】

1. 重度宫颈糜烂经保守治疗无效者。

2. 宫颈细胞学检查多次为阳性,而组织细胞活检未发现病变者。

3. 宫颈组织细胞活检为原位癌,临床怀疑有浸润者。

4. 宫颈重度非典型增生者。

5. 宫颈管诊刮为不典型增生,而阴道镜检查不能满意观察及确诊者。

【术前准备】

1. 月经干净后 3~7 天,非生殖道急性炎症期。

2. 术前行白带常规检查,排除各种阴道炎症。

3. 术前行宫颈细胞学检查及阴道镜下宫颈活检,以排除宫颈浸润癌。

4. 术前行血常规、血型及凝血功能及心电图检查,排除凝血功能障碍及严重的心脏病患者。

【麻醉与体位】

宫旁浸润麻醉或阻滞麻醉。膀胱截石位。

【手术步骤】

1. 常规消毒外阴、阴道及宫颈,铺消毒巾。

2. 阴道拉钩显露宫颈,用碘伏消毒宫颈及阴道。明确病灶范围及手术切除范围,锥形尖端位于宫颈内口水平,底边应距宫颈病灶外 0.5cm(图 35-17)。即距宫颈病灶外 0.5cm 处用镰状或尖刀做一环形切口(图 35-18)。

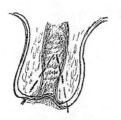

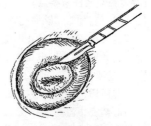

图 35-17　宫颈锥形切除示意　　图 35-18　距宫颈病灶外 0.5cm 处环形切口

3. 用组织钳钳夹,牵拉宫颈的前唇,用手刀或 LEEP 刀以宫颈管口为中心楔形切向宫颈内口,使宫颈管口组织完整地呈圆锥形切除(图 35-19)。

4. 创面出血用电灼止血,必要时 2-0 可吸收缝线缝扎止血。如创面范围较大,可用 1-0 可吸收线自宫颈前唇黏膜正中距边缘 1cm 处进针,穿过颈管腔后进行缝合,结扎覆盖创面,形成新的宫颈,子宫颈管内可留置引流管(图 35-20)。

5. 为防止宫颈粘连,在宫颈创面涂敷京万红软膏及无菌带线棉球或凡士林油纱止血。

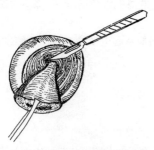

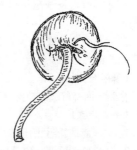

图 35-19　宫颈管组织完整地　　图 35-20　形成新的宫颈,颈管呈圆锥形切除　　　　　　　内置放引流管

【手术技巧及注意要点】

1. 切除宫颈创面的顶端与内口方向一致,如切斜或切除过多,可误伤周围组织,引起大出血。

2. 切除的范围应包括宫颈病变及移形带区颈管组织。

3. 取下宫颈标本,在 12 点处穿以丝线,作为标志,以便确定病变的部位。

【术后处理】

1. 术后标本送病理检查。

2. 术后 24~48 小时取出阴道内创面压迫物。

3. 口服消炎止血药 3~5 天。

4. 术后 10~12 天复查。

5. 禁坐盆浴及性生活 2 个月。

八、刮 宫 术

【适应证】

1. 诊断性刮宫,如不孕症、闭经、子宫异常出血、异常子宫排液、疑子宫内膜癌或宫颈癌(包括子宫颈管搔刮)。

2. 月经失调,功能性子宫出血,不全流产,内膜息肉,胎盘残留及葡萄胎等,清宫可以达到止血并明确诊断。

3. 早期妊娠需要终止者。

【术前准备】

1. 血常规、凝血功能及尿常规检查。

2. 必要者应做盆腔彩色多普勒超声及心电图检查。

3. 术前 3 天禁止性生活。

4. 刮宫前排空膀胱。

【麻醉与体位】

一般无须麻醉,或宫旁阻滞麻醉,必要时静脉复合麻醉。膀胱截石位。

【手术步骤】

1. 指诊了解子宫大小、位置、活动度及双侧附件区情况。

2. 消毒外阴、阴道及宫颈,用宫颈钳钳夹宫颈前唇,再用子宫探针探测宫腔的深度及方向(图 35-21)。

3. 用扩宫棒由小号到大号逐一扩张宫颈管至 7~8 号,深度进入内口为宜(图 35-22)。

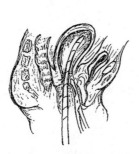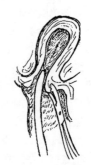

图 35-21　探针探测宫腔　　　图 35-22　扩宫棒进入
　　　　　的深度及方向　　　　　　　　　内口为宜

4. 用盐水纱布 1 块展开置于阴道后穹隆。用刮匙沿着宫腔方向轻细地进入抵达宫腔底,按顺时针或逆时针方向轻刮宫腔内组织 2~3 周,此时,应特别注意刮取子宫底部及双侧子宫角的内膜(图 35-23)。

5. 如为不全流产,内容物较大且较多,则改用胎盘钳或卵圆钳钳夹组织,再用小刮匙刮净宫腔(图 35-24)。将刮出物用甲醛溶液固定后送病理检查。

【手术技巧及注意要点】

1. 要严格无菌操作,防止感染。

2. 术前可靠地了解子宫大小及位置。

3. 操作要轻柔,切忌粗暴,防止子宫穿孔。

【术后处理】

1. 预防性应用抗生素 3~5 天。

2. 保持会阴干净,禁坐盆浴 2 周。

3. 禁性生活 2 周。

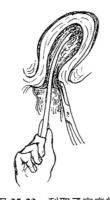

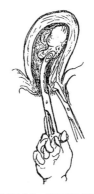

图 35-23　刮取子宫底部
及双侧宫角内膜

图 35-24　卵圆钳钳夹
宫腔内组织

九、清　宫　术

【适应证】

1. 妊娠相关性疾病,如不全流产、人工流产残留、稽留流产者。

2. 足月分娩后胎盘胎膜甚至蜕膜残留以及葡萄胎等。

3. 非妊娠相关性疾病,如子宫内膜息肉、功能失调性子宫出血等。

【术前准备】

1. 血、尿常规,凝血功能,白带常规,盆腔彩色多普勒超声及心电图检查。

2. 术前 3 天禁止性生活。

3. 术前排空膀胱。

4. 预计术中可能出血多者应备血并建立静脉通道。

【麻醉与体位】

一般无须麻醉。膀胱截石位。

【手术步骤】

1. 指诊了解子宫大小、位置、活动度及双侧附件区的情况。

2. 常规消毒会阴、阴道及宫颈,用宫颈钳夹宫颈前唇,探测宫腔的深度及方向。

3. 用扩宫棒小到大号逐一扩张宫颈管至 7~8 号,其深度以进入内口处 1cm 为宜。

4. 用刮匙沿宫腔方向进入达宫底,按顺时针或逆时针方向搔刮宫腔前后壁及宫角(图 35-25)。若内容物较多又大,则可改用卵圆钳钳刮组织,再用小刮匙刮净宫腔(图 35-26)。

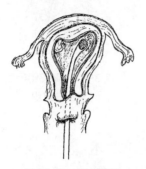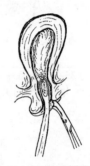

图 35-25　搔刮宫腔　　　图 35-26　用小刮匙刮净宫腔
　　　　前后壁及宫角

5. 探测宫腔深度。刮出物全部用甲醛液固定后送病理检查。

【手术技巧及注意要点】

1. 严格的无菌操作,防止感染。

2. 施术前定要查清子宫的位置及大小。

3. 操作轻柔,防止损伤性子宫穿孔。

4. 确保宫腔内组织清除干净,特别要注意将子宫底部及双侧宫角的组织清除干净。

5. 如宫腔内组织粘连或机化,有时需要 2~3 次清宫,一般间隔清宫时间在 1 周左右为宜。

【术后处理】

1. 预防性应用抗生素 3~5 天。

2. 禁坐盆浴 2 周。

3. 禁性生活 2 周,保持会阴清洁干净。

十、宫腔镜检查术

【适应证】

1. 育龄期以及绝经前后妇女异常子宫出血。

2. 子宫黏膜下肌瘤或内膜息肉的诊断及治疗。

3. 疑宫腔内异物宫内节育器移位的定位及取出。

4. 原因不明的不孕症或反复自然流产。

5. 宫腔粘连,畸形的诊断与治疗。

6. 宫颈管及宫腔占位性病变的诊断。

【术前准备】

1. 心肺功能检查,血、尿、白带常规检查,凝血功能及肝、肾功能检查,盆腔 B 超检查,人体免疫缺陷病毒抗体检测。

2. 术前 3 天禁止性生活。

3. 术前排空膀胱。

【麻醉与体位】

宫颈黏膜表面麻醉或宫旁阻滞麻醉等。膀胱截石位。

【手术步骤】

1. 指诊了解子宫位置、大小、活动度及双侧附件区域情况,消毒外阴及阴道,铺无菌治疗巾,显露外阴。

2. 打开监视器、摄像机、冷光源以及宫腔镜等。

3. 在宫腔镜光学视管上接好光纤、摄像头,在外鞘上接好进出液体管等。

4. 置放窥阴器后,再次消毒阴道及宫颈,用宫颈钳钳夹宫颈的前唇,用探针探测宫腔的深度及方向。将扩宫棒由小号到大号逐一扩开宫颈管到 6~8 号,其深度以进入内口 1cm 为宜。

5. 排空进液管中的空气,顺宫腔方向缓慢轻柔地置入宫腔镜,待膨宫液充盈宫腔后,调焦至视野清晰后,转动镜体,依次对子宫底,宫腔前、后、左、右侧壁,子宫双侧及输卵管开口处,宫颈内口以及宫颈管进行全面仔细检查。

6. 观察宫腔的形态,有无异物,子宫内膜是否正常或有无占位病变等。如发现异物,用取物钳夹直视下取出,可疑病变处,直视下活检钳取组织送病理检查。

【手术技巧及注意要点】

1. 严格的无菌操作,防止操作不当引起感染。

2. 确保进液管全过程无空气,最好在畅通流液的状态下置入宫腔镜,防止气体进入宫腔,太多的气泡影响视野,不利检查。

3. 镜检过程中,进、退镜体时应缓慢,以防止观察遗漏以及避免损伤性子宫破损。

【术后处理】

1. 预防性应用抗生素 3~5 天。

2. 禁坐盆浴 2 周。

3. 禁性生活 2 周。

十一、宫腔异物取出术

【适应证】

1. 检查发现宫腔内有异物。

2. 胚胎残留物等。

3. 残留的宫内节育器等。

【术前准备】

1. 常规妇科检查,血、尿常规以及凝血功能、白带常规检查等。

2. 肝功能八项、艾滋病以及梅毒筛查。

3. B 超确认节育环在宫腔内,并了解有无节育器嵌顿等。

【麻醉与体位】

一般无须麻醉,必要时可行宫旁阻滞麻醉或静脉复合麻醉。膀胱截石位。

【手术步骤】

1. 常规外阴、阴道和宫颈消毒。铺无菌巾。

2. 置放窥阴器,再次消毒阴道及宫颈,用扩宫棒由小到大逐一扩开宫颈。

3. 用卵圆钳或钳式取环器,沿宫腔方向缓慢地伸入宫腔,夹住异物或断裂的节育器,轻轻地将其取出(图 35-27)。用无菌小纱布拭净宫颈口的流出物。

【手术技巧及注意要点】

1. 严格无菌操作,防止引起感染。

2. 如宫口过紧者,最好扩张宫颈至 8 ~ 10 号,以防止取异物过程中损伤宫颈内口等。

3. 如取物牵拉过程中遇到阻力,可顺时针或逆时针旋转取物钳,并同时向外牵拉,将钳夹异物取出。

4. 不可粗暴用力,以免造成进一步的损伤。

5. 若无法取出异物,应在宫腔镜下取物。

【术后处理】

1. 如取出异物不顺利者,应留院观察 6 ~ 8 小时,注意监测生命体征及阴道出血情况等。

2. 术后休息 3 ~ 5 天。

3. 禁止性生活及坐盆浴 2 ~ 3 周。

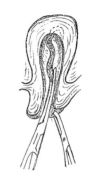

图 35-27 取出异物或节育器

十二、输卵管通液术

【适应证】

1. 不孕症,可疑输卵管阻塞者。

2. 输卵管吻合、成形术后疏通输卵管,以预防粘连形成导致输卵管不通畅。

3. 疏通输卵管的轻度粘连。

【术前准备】

1. 月经干净后 3 ~ 7 天进行通液术。

2. 术前 3 天禁止性生活。

3. 术前 30 分钟肌内注射阿托品 0.5mg 以及适量的镇静药,以减轻输卵管的痉挛。

4. 术前排空膀胱。

【麻醉与体位】

一般不需麻醉,必要时子宫颈旁阻滞麻醉或静脉复合麻醉。膀胱截石位。

【手术步骤】

1. 妇科检查了解子宫大小、位置及附件情况,常规铺消毒巾。

2. 暴露宫颈,再次消毒阴道及宫颈,用宫颈钳夹持固定宫颈,用探针探测子宫屈度及深度,根据探测所得的深度来调整通液器宫腔段的长度,用 Y 形管连接通液器、压力表与注射器相连接,抽取 20~30ml 液体缓慢注入宫腔,注意感觉推注液体时有无阻力,停推注射器有无液体回流或从宫颈管口流出,患者的双侧下腹部有无腹痛不适等。

3. 结果判断 ①输卵管通畅。注入 20ml 注射液时无阻力,或开始有阻力,后阻力消失,无注射液回流,患者无腹痛、腹胀等不适。②输卵管阻塞。推注液体明显受阻,液体回流到注射器中,此时患者感到下腹部疼痛较明显。③输卵管通而不畅。即介于上述两种情况之间,注入液体时有阻力,之后再稍加压推注时阻力变小,有少量液体回流,患者下腹部轻微有疼痛感,以提示输卵管原有的粘连已被分离(图 35-28)。检查完毕后取出通液器,消毒阴道及宫颈。

【手术技巧及注意要点】

1. 严格无菌操作,防止感染。

2. 术前查清子宫大小及位置,操作轻柔,防止子宫破损。

3. 术前注射阿托品 0.5mg,预防推注液体时压力过高,引起迷走神经反射而导致休克。

4. 注射推注液体的温度接近体温,以避免过冷刺激输卵管发生痉挛。

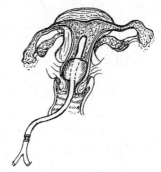

图 35-28 输卵管通液术示意

5. 通液体内可加入地塞米松 5~10mg,糜蛋白酶 4000U 以防止粘连。术后应用较大剂量的雌激素修复内膜,预防再次粘连。

【术后处理】

1. 预防应用抗生素 3~5 天。

2. 禁坐盆浴 2 周。

3. 禁性生活 2~3 周。

十三、输卵管通气术

【适应证】

同"输卵管通液术"。

【禁忌证】

同"输卵管通液术"。

【术前准备】

同"输卵管通液术"。

【手术步骤】

1. 同输卵管通液术第 1~2 步骤。

2. 检查通气管装置是否完整,正常不应漏气。

3. 使用空气通气者,施术者可挤压皮球,将空气缓慢地输入子宫腔,每次挤压皮球的压力不超过 15~30mmHg,逐渐使压力上升至 200mmHg。如选择 CO_2 通气装置,应使压力控制在 300~400mmHg,使气体进入宫腔,可根据输卵管通畅情况来决定试验的次数,一般不超过 3 次。

4. 通气结果判定 ①输卵管通畅者通气压力升至 80~160mmHg,待气体进入腹腔后,压力会自动下降至 40~50mmHg;如通气压力高至 140~150mmHg 再下降,可能为输卵管痉挛或输卵管伞端轻度粘连被冲开;通气加压时,用听诊器还在耻骨联合上三横指可听到气体通过声,患者可述肩背腹部痛,腹部透视可见膈下游离气体。②如输卵管不通者,气体加压至 80~200mmHg 时,压力无下降,且患者感觉到下腹部酸胀感,而无肩背部酸痛,以示气体不能进入腹腔,腹部透视无膈下游离气体。

【注意要点】

1. 应避免月经刚过后或空腔仍有血性分泌物时进行检查,以免造成逆行感染及气栓形成。

2. 通气时可因输卵管出现暂时痉挛而影响结果。必要时可于术前肌内注射 0.5mg 阿托品,以利排除假象。

3. 不能单凭一次通气来判断输卵管阻塞,一般 3 次通气检查方可确诊。

【术后处理】

1. 术后禁性生活 2 周。

2. 术后禁用盆浴 2 周。

3. 酌情选用抗生素预防感染。

十四、子宫输卵管造影术

【适应证】

1. 输卵管通液及通气检查提示输卵管不通或通而不畅者,需了解输卵管梗阻的部位,作为是否行输卵管矫形术的必要检查方法。

2. 宫颈管松弛或怀疑有宫颈癌瘘管者。

3. 疑有子宫畸形者。

4. 宫腔内有异物或占位性病变者。

5. 疑有生殖道与邻近脏器、腹壁存在窦道或异常瘘管者。

6. 月经干净后 3~7 天进行,期间无性交史。

【禁忌证】

1. 生殖道有急性或亚急性炎症者。

2. 不规则的子宫出血或停经未排除妊娠者。

3. 对碘有过敏者。

4. 体温超过 37℃或宫腔恶性肿瘤者。

5. 全身重要脏器严重疾病者。

【手术步骤】

1. 选用碘酒划痕试验进行碘试验,30 分钟后观察无全身及局部反应。

2. 仰卧在 X 线检查台上,取膀胱截石位,常规消毒外阴、阴道及宫颈。

3. 检查造影器是否通畅,造影剂是否变质或过期。

4. 以宫颈钳夹持宫颈前唇,将造影剂用锥形橡皮固定在离导管末端 15mm 处,将导管插入宫颈管内。

5. 用 20ml 注射器抽取 5~10ml 40%碘化油,将其与导管连接起来,在透视下缓慢地将造影剂注入子宫腔,宫腔充盈后稍加压力并同时摄片,摄片后继续注射,直至子宫腔两侧输卵管充满为止。摄片取前后

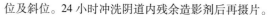

位及斜位。24 小时冲洗阴道内残余造影剂后再摄片。

6. 若选择泛影葡胺作为造影剂时,造影剂进入输卵管时即可摄片,20~30 分钟后再摄片一次,次日不需要摄片。

【注意要点】

1. 注入造影剂的过程中,应密切观察碘过敏反应,准备好抗过敏的抢救药物及器具,出现异常情况,立即停止注射。

2. 推入碘油时压力不要过大,以免进入宫旁静脉形成油栓。

3. 若出现充盈不良时,应首先排除溢漏现象,以备移动患者或酌情加注药物。

4. 如推药时阻力过大,可注射 0.5mg 阿托品抑制子宫角部收缩;若透视下碘剂已达输卵管伞部,无碘剂流入盆腔,应停止注药,立即摄片。

【术后处理】

1. 造影剂可出现一过性发热、腹痛,无须处理。

2. 术后 2 周内禁用盆浴及性生活。

3. 术后酌情选用抗生素预防感染。

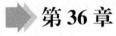

第36章

计划生育手术

计划生育手术包括节育、绝育及复育手术。节育手术常用的有宫内节育器放置术及取出术，早孕期人工流产术及中期妊娠终止术；绝育术是采用手术方法阻断生育能力，以达到永久性避孕的目的；女性常用的有输卵管结扎术；复孕术是对妇女因输卵管阻塞引起的不孕或因输卵管结扎术后由于某种原因要求再生育而行精细的整形术，是属于计划生育范畴的一种手术。手术要求痛苦小，安全，可靠，不良反应小，容易被接受，因而要严格地选择和掌握适应证。操作要求做到准确、轻柔、细致的原则，尽量减少组织的损伤和并发症。

一、宫内节育器放置术

【适应证】

育龄妇女暂时无生育要求且无禁忌证者。

【手术时间】

1. 月经干净后 3~7 天。

2. 人工流产术后可即时放入。

3. 中期引产及足月产 3 个月后，行剖宫产后 6 个月。

4. 自然流产后，于第 1 次月经干净后 3~7 天。

5. 如需紧急避孕，在无防护性交后 3 天以内。

【术前准备】

1. 全面检查，排除禁忌证。

2. 妇科检查子宫位置、大小、质地，白带常规检验以排除阴道疾病。

3. 术前排空膀胱。

4. 外阴冲洗消毒。

【麻醉与体位】

一般无须麻醉,必要时可宫旁阻滞麻醉或静脉麻醉。膀胱截石位。

【手术步骤】

1. 复查双合诊。再次明确子宫大小及倾屈的方向(图 36-1)。

2. 消毒会阴,铺无菌巾。

3. 置入窥阴器,暴露宫颈,用碘伏消毒宫颈及阴道,用宫颈钳钳夹宫颈前唇(图 36-2)。

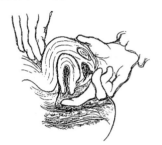

图 36-1 双合诊妇科
检查了解子宫情况

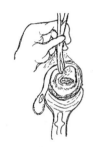

图 36-2 用宫颈钳钳夹
宫颈前唇

4. 用宫腔探针沿子宫倾屈方向探测宫腔的长度(图 36-3)。

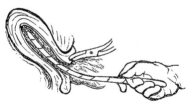

图 36-3 宫腔探针探测子宫腔的长度

5. 一般节育环的放置方法

(1)将适当的节育环放置在宫颈外口处,左手持宫颈钳钳夹住宫颈前唇,右手持上环器豁口卡住节育环前缘(图 36-4)。沿宫腔方向,轻轻地将节育环送入宫腔底部(图 36-5)。

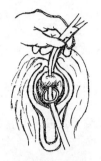

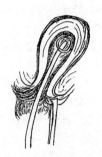

图 36-4　上环器豁口　　图 36-5　将节育环送入宫腔底部
卡住节育环前缘

（2）轻轻地退出上环器，并轻推节育环下缘至宫腔内。

6. T形铜环、吉妮环等药物环均有专门的放置器，在行置环前需仔细阅读放置说明书，按说明书上的要求操作。T形铜环放置方法如下：

（1）先仔细检查 T 形节育器横臂的完整性，然后将横臂缩进放置器鞘内（图 36-6）。

（2）左手持宫颈钳钳夹宫颈前唇，右手持放置器沿宫颈方向，轻轻地将放置器送入子宫底部（图 36-7）。

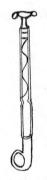

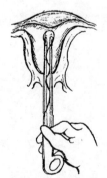

图 36-6　T 形节育器　　图 36-7　放置器送入宫底部
横臂的完整性

（3）轻轻地回缩，后退外鞘，于宫底释放出横臂（图 36-8），轻轻地来回旋转放置器，并退出宫腔（图 36-9），在距宫颈外口 2~3cm 处剪断尾丝。

（4）吉妮环等药物环此处不予叙述，均按有关说明书操作。

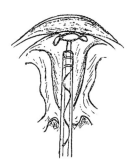 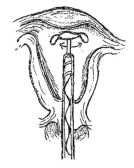

图 36-8　在宫底释放出横臂　　图 36-9　来回旋转并退出放置器

【手术技巧及注意要点】

1. 操作时应轻柔，要注意哺乳期、剖宫产后，多次人流史以及子宫倾屈角度较大者，易发生子宫穿孔。

2. 如遇子宫颈角度过大时，应向下牵拉宫颈，应尽量拉直宫体和宫颈的角度，放置节育器时应顺宫腔角度放入宫底。

3. 子宫颈管过紧者，应先用颈管扩棒扩张至 5~6 号。

4. 节育器应放置在宫腔底部才能起到避孕作用。

5. 如有丝尾铜环，距宫颈外口 2~3cm 剪断多余的丝尾。

6. 应严格无菌操作，预防感染。

【术后处理】

1. 休息 2~3 天。2 周内不宜剧烈活动。

2. 在 6 个月内，每 2 个月做一次 B 超检查，了解节育环的位置有无变移。

3. 禁止性生活及盆浴 2 周。

4. 必要时应预防给予抗感染药。

5. 药物性节育器应注意使用的年限，及时更换节育器。

二、曼月乐宫内节育系统放置术

【适应证】

1. 月经过多或痛经欲放置宫内节育器者。

2. 合并子宫内膜异位症或子宫腺肌症者。

3. 应用他莫昔芬治疗时保护子宫内膜者。

4. 合并子宫内膜增生者。

【放置时间】

1. 月经期出血的头 7 天内放置。

2. 闭经者,应排除妊娠。

3. 产后哺乳者,4 周以后放置。

4. 早孕流产术后,中期引产术后可即时放置。

5. 施术者应仔细参阅有关说明书。

【术前准备】

1. 妇科检查确定子宫大小和位置。

2. 清洁宫颈和阴道。

3. 保持宫颈钳夹住宫颈口,轻移探针以确定宫颈的深度。

【麻醉与体位】

宫旁阻滞麻醉或静脉复合麻醉。膀胱截石位。

【手术步骤】

1. 打开无菌包装,放开尾丝,确定滑块在滑槽的最上端,握住放置器的手柄,检查横臂是否处于水平位置。

2. 拉动尾丝,收拢双臂,确认圆球形末端,固定尾丝,拉动滑块,再次检查水平位置。

3. 依据宫腔的深度,确定定位块上缘(图 36-10)。平稳握住放置器,固定住滑块,缓慢地推进放置器,至定位块距宫颈 1.5~2.0cm(图 36-11)。

4. 平稳握住放置器的同时,拉滑块至标记线处,等候 30 秒,让双臂充分展开,再缓慢推动放置器,直到定位块接触到宫颈(图 36-12)。

5. 完全拉下滑块,尾丝自动放出,曼月乐已经全放出,并位于宫底处。旋转撤出放置器,在距宫颈 2cm 处剪断尾丝(图 36-13)。

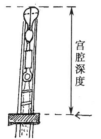

图 36-10　确定定位块上缘

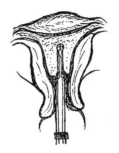

图 36-11　定位块距宫颈 2cm

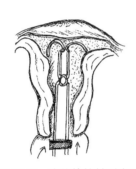

图 36-12　定位块接触到宫颈

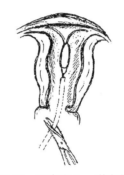

图 36-13　距宫颈 2cm 剪断尾丝

【手术技巧及注意要点】
1. 定位块的上缘为宫腔的深度。
2. 应注意要始终握紧滑块,而不是滑槽。
3. 撤出放置,要确保丝尾已自动放出。
4. 操作要轻柔,动作要缓慢。
5. 严格无菌操作,防止感染。

【术后处理】
同"宫内节育器放置术"。

三、宫内节育器取出术

【适应证】

1. 节育器放置期已到期限,需要更换。

2. 有生育要求者。

3. 置节育器期间出现闭经超过半年,绝经在 1 年以上者。

4. 放置节育器后出现了不良反应及并发症,治疗无效者。

5. 随访时 B 超检查发现节育器移位或变形者。

6. 需要行 MRI 检查者。

【术前准备】

1. 全面检查,排除禁忌证。

2. 月经后 3~7 天。

3. 妇科检查子宫的位置、大小、质地等,白带常规化验排除阴道炎症,需要取出带尾丝节育器的可适当放宽指征。

4. 术前排空膀胱。

5. 外阴阴道冲洗消毒。

【麻醉与体位】

一般无须麻醉,必要时可用静脉麻醉或宫旁神经阻滞麻醉。膀胱截石位。

【手术步骤】

1. 复查双合诊检查,再次明确子宫大小及倾屈方向。

2. 消毒外阴阴道,铺无菌孔巾。

3. 置入窥阴器,暴露宫颈,消毒宫颈及阴道。

4. 用宫颈钳夹宫颈的前唇,持宫腔探针沿子宫倾屈的方向探测宫腔,当触及节育器时,可有特殊摩擦感,探查明确节育的位置后,即换用取环钩按事先探知的方向伸入宫腔,探及节育环(图 36-14)。

5. 轻轻地转动并上下移动取环钩,感觉到节育器后轻轻地向外牵拉,直至取出(图 36-15)。若为后倾子宫,应沿宫腔方向插入取环钩,同上取出节育环(图 36-16)。

6. 如节育环嵌顿,拉不动,切勿采取粗暴的操作行为(图 36-17)。应轻轻地拉出节育环(图 36-18)。

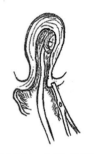

图 36-14　探及节育环

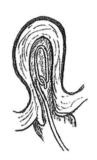

图 36-15　轻取节育环

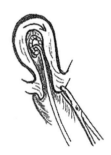

图 36-16　子宫后屈位取出节育环

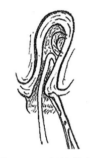

图 36-17　轻拉节育环

7. 先将其牵出部分剪断,然后用血管钳钳夹剩余部分取出宫腔(图 36-19)。

8. 如为带尾丝节育器,如罗同乐等,可于暴露宫颈后,用血管钳钳夹尾丝缓慢地拉取出。如在牵拉过程中尾丝断裂,则需采取无尾丝宫内节育取环法取出节育环。

【手术技巧及注意要点】

1. 术中操作切忌粗暴,要轻柔细作,注意哺乳期,剖宫产术后,多次人流史及子宫倾屈度过大者,易发生损伤性穿孔。

2. 子宫颈管过紧者,应先用子宫颈管扩张棒扩张至 5~6 号后方可进行操作。

3. 如已绝经的妇女宫口机械扩张困难者,可先口服小剂量雌激素 1~2 周后再行手术操作。

407

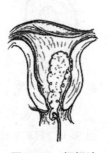 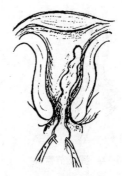

图 36-18 轻轻地 图 36-19 用血管钳钳夹
拉取出节育环 取出剩余部分

4. 如遇阻力时不可暴力牵拉,可改变牵引方向,如反复取器失败,应做宫腔镜检查,行宫腔镜下取出节育器,有移位者必要时经腹部手术取出,以避免造成严重的副损伤。

5. 对有嵌入子宫肌壁内的节育器,确实无法取出,可在宫腔镜下取出。取器后对节育器进行核对,对其完整性进行检查。

6. 严格无菌操作,预防感染。

【术后处理】

1. 禁止坐盆浴 2 周。

2. 禁止性生活 2 周。

3. 有潜在感染可能者,应给予抗生素口服 3~5 天,以预防感染。

四、人工流产吸宫术

【适应证】

1. 妊娠在 10 周内自愿要求终止妊娠,且无禁忌证者。

2. 因某种疾病不能继续妊娠者。

【术前准备】

1. 仔细询问病史,了解月经情况以及妊娠相关的检查,核对孕周。

2. 妇科检查了解子宫及宫颈情况。

3. 做腹部 B 超检查明确胎囊的大小,心电图检查,血常规、凝血功能、阴道分泌物化验排除阴道炎症。

4. 排空膀胱。

5. 阴道冲洗,外阴消毒。

【麻醉与体位】

一般无须麻醉,必要时宫旁阻滞麻醉。膀胱截石位。

【手术步骤】

1. 复查双合诊,再次明确子宫大小及倾屈方向,消毒外阴及阴道。

2. 置放窥阴器,暴露宫颈,再次消毒宫颈及阴道,用宫颈钳钳夹宫颈前唇。

3. 倾屈方向探测宫腔的深度,寻找胚胎着床的位置,再用宫颈扩张棒扩张宫颈,以超过吸管半号为宜(图36-20)。

4. 负压吸引。根据妊娠的周数及探测的宫腔大小选择不同型号的吸引管,选连接吸引装置,测试无误后,将吸引管沿子宫倾斜度方向放入宫腔,当触及宫底后向后退缩约2cm,吸管的开孔对准胚胎着床侧开动负压吸引,吸引时将压力控制在450mmHg左右,将吸管向四周旋转,并上下活动进行吸引。当握吸管的手有震动感时,证实胚胎绒毛已被吸出,继续吸引宫腔,直至子宫逐渐收缩。同时,感觉到子宫壁包绕吸管头,子宫壁有粗糙感时,表明已基本吸净,可停止吸引,取出吸管。当孕周较大(大于8周)或可疑有绒毛,蜕膜未吸净时,先用胎盘钳刮出大块组织(图36-21)。

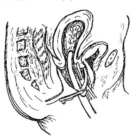

图36-20 宫颈扩张棒
扩张宫颈口

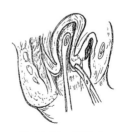

图36-21 用胎盘
钳夹组织

5. 再用小号刮匙搔刮宫腔,至子宫四壁有粗糙感,清净宫腔后,再用探针测量一次宫腔的深度，与术前对照以了解子宫收缩情况，一般应较术前小 2～3cm（图 36-22）。

6. 卸下宫颈钳，再次消毒宫颈及阴道，取下阴道窥阴器。

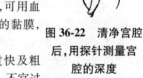

图 36-22　清净宫腔后，用探针测量宫腔的深度

【手术技巧及注意要点】

1. 操作要规范轻柔，注意哺乳期、剖宫产术后、多次人流史及子宫颈屈度过大者，易发生子宫穿孔。

2. 吸引管进宫口时，要避免带负压，可用血管钳夹或折叠胶管，以避免损伤宫颈管的黏膜，以造成术后粘连。

3. 扩张宫颈时操作应轻柔，不宜过快及粗暴。吸引时负压（一般不超过 450mmHg），不宜过高，以免引起人工流产综合征。

4. 吸刮宫腔时要注意双侧宫角，尤其是左侧子宫角右手操作者不易清净。

5. 术后应仔细检查吸出物，核对孕囊、绒毛量与孕周是否相符，避免残留。若无绒毛，注意异位妊娠，必要时送病理检查。

【术后处理】

1. 术后观察 1～2 小时后方可离开医院。

2. 禁止盆浴 2 周，禁止性生活 1 个月。

3. 术后 2 周复查，检查阴道流血及子宫恢复情况。

五、钳 刮 术

【适应证】

1. 妊娠在 10～14 周以内的自愿要求终止妊娠且无禁忌证者。

2. 因某种疾病不宜继续妊娠者。

3. 其他流产方法失败者。

【术前准备】

1. 仔细询问病史，了解月经情况及相关检查，核对孕周期，既往的分娩情况。

2. 妇科检查了解子宫及宫颈情况。

3. 行腹部 B 超检查明确胎囊的大小，心电图检查，血常规、凝血功能、阴道分泌物化验排除阴道炎症。必要时做肝肾功能检查。

4. 排空膀胱。

5. 外阴阴道冲洗消毒。

6. 术前检查发现宫颈口较紧，宫颈较硬，估计扩张困难者，可于术前 72 小时开始口服促宫颈成熟药物，如米非司酮，或术前几小时应用宫颈软化药物，或于宫颈管内放置扩张物，如扩张棒、导尿管等（图 36-23）。

【麻醉与体位】

一般无须麻醉，必要时可用静脉复合麻醉或宫旁阻滞麻醉。膀胱截石位。

【手术步骤】

1. 复查双合诊，再次明确子宫大小及倾屈位。

2. 常规外阴消毒铺巾。

3. 置入窥阴器，显露宫颈及阴道，用宫颈钳钳夹宫颈前唇。

4. 如宫颈未开，可用扩张器适当地扩张。用 8 号吸管或卵圆钳伸入宫腔，人工破膜，吸尽羊水，旋转卵圆钳钳刮宫腔（图 36-24）。

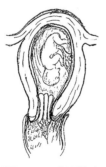
图 36-23　宫颈管内
置放扩张物

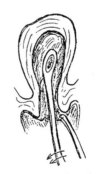
图 36-24　放置卵
圆钳钳刮宫腔

5. 根据 B 超提示胎盘的附着位置,尽可能多地钳夹胎盘组织,轻轻地牵拉,使其从宫壁上剥离,钳夹出宫腔(图 36-25)。钳出胎盘的同时,胎儿可能由宫缩排出,或随卵圆钳钳夹取出(图 36-26)。

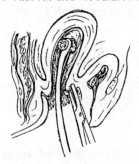 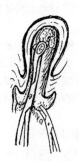

图 36-25　钳夹胎盘组织出宫腔　　图 36-26　随卵圆钳钳夹取出

6. 再用卵圆钳钳刮宫腔四壁,清理剩余的胎盘、胎膜组织,并将较多的血性泡沫排除。用 8 号吸管,负压在 300~400mmHg 吸引宫腔 1 周,或用大号刮匙搔刮宫腔。当感觉宫腔缩小,宫壁紧缩且有粗糙感时,表示已清净。卸下宫颈钳,再次消毒宫颈及阴道后,取下窥阴器。

【手术技巧及注意要点】

1. 操作应轻柔,注意哺乳期、剖宫产术后、多次人流史及子宫倾屈角度过大者,易发生子宫破损穿孔。

2. 术中操作时避免暴力施术,注意胎儿骨骼组织刺破子宫壁,划伤宫颈组织,胎儿头骨及胸廓等扁骨易残留,术后要注意查找是否完全。

3. 如术中出血过多,子宫收缩不良可给予缩宫素 10U 于宫颈注射,必要时可静脉持续滴注。注意吸净羊水,预防羊水栓塞。

4. 胎儿骨骼通过子宫颈管时,力度适当,切忌暴力。钳出时以胎体纵轴为宜,以免损伤宫颈管。

5. 手术过程中要切记子宫的位置,以免造成副损伤,如子宫破损穿孔。

6. 凡进入宫腔器械严禁碰触阴道壁,以防感染。

【术后处理】

1. 术后观察 1~2 小时无异常可离开医院。

2. 禁止盆浴 2 周,禁性生活 1 个月。

3. 术后 4 周复查,检查阴道流血及子宫恢复情况。

六、输卵管结扎术

【适应证】

1. 已婚妇女自愿要求输卵管结扎术且无禁忌证者。

2. 因某种疾病,如心脏病、肾脏病、严重的遗传病等不宜妊娠者。

【术前准备】

1. 手术时间的选择。非孕期的妇女,月经干净后 3~7 天为宜。分娩后,中期妊娠引产后,人流后。

2. 自然流产正常月经后,药物流产两次正常月经后。

3. 哺乳期闭经排除妊娠后。

4. 取出宫内节育器后。

5. 剖宫产或其他开腹手术。

6. 详细询问病史,全身及妇科检查,化验血、尿常规,出凝血时间,必要时做腹部 B 超及心电图、胸部 X 线透视等检查。

7. 术前晚清洁灌肠,禁食 1 餐。

8. 腹部备皮。

9. 术晨排空膀胱,必要时放置尿管。

【麻醉与体位】

局部麻醉或硬膜外麻醉。仰卧位。

【手术步骤】

1. 切口。以选择纵向切口为宜,也可选择横向切口,长 2~3cm,逐层进入腹腔,注意避开膀胱和血管,避免钳夹腹膜下肠管。

2. 如产后结扎者,明确子宫底的高度,产后子宫过软者,轻轻地按摩使之变硬,切口上缘在宫底下两横指。月经后结扎者,切口下缘距耻骨联合上缘两横指,即 3~4cm 处。

3. 寻找输卵管。要稳、准、轻地提取输卵管。先纠正子宫的位置,子宫的最佳位置为前倾位或水平位。一般在术前妇科检查可得知。如子宫重度后倾后屈者,术中应予以纠正,以便于取出输卵管。常用的方法有手指复位及器械复位。①手指复位是术者用左手示指进入腹腔探及子宫体并拨向前方(图 36-27),另一手持输卵管钩或卵圆钳寻取输卵管。②器械复位,可将扣合的卵圆钳放入腹腔,经耻骨联合下方滑过子宫顶部至子宫前壁(图 36-28),再沿子宫前壁滑到子宫底部,此时可有落空感,再将卵圆钳紧贴子宫后壁滑入子宫直肠窝,然后张开卵圆钳,两叶间距 2~3cm,钳柄向上方稍提,将子宫向耻骨联合方向推拨至前位(图 36-29)。

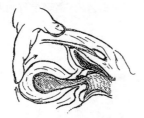

图 36-27　用示指将子宫拨向前方复位

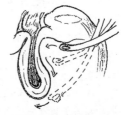

图 36-28　用卵圆钳经耻骨联合下方滑过子宫顶部至前壁

4. 提取输卵管。①卵圆钳取管法:适于子宫前位或产后的子宫,此法安全,不易引起副损伤。即将闭合的无齿卵圆钳伸入腹腔,由耻骨联合后方经子宫体移至一侧宫角处,再张开卵圆钳斜向后下方夹取输卵管(图 36-30)。如果在手指引导下寻找夹取则更安全、准确,但切口较单纯用钳取管的切口稍大。②用指板取管法:安全可靠,初学者不易掌握,术者左手示指伸入腹腔沿子宫底一侧输卵管将其挑起,右手持指板沿左手示指掌面进入腹腔,将输卵管置于手指与压板之间,再共同滑向输卵管壶腹部,一同轻轻地取出(图 36-31)。③输卵管钩取管法:取管钩体积小不影响术野,适于非孕期及后倾的子宫。右手持钩,弯向前背朝后,沿子宫前壁紧贴宫底向一侧子宫角的后方,将钩向前上方,稍有阻力时即为钩到输卵管的征象(图 36-32)。

414

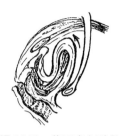

图 36-29　将子宫向耻骨
联合方向推拨复位

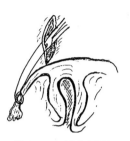

图 36-30　用卵圆钳
夹取输卵管

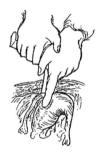

图 36-31　指压板取管法

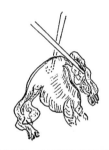

图 36-32　输卵管钩取管法

5. 输卵管结扎。结扎输卵管即阻断输卵管的方法有多种,如抽芯包埋法、袖套结扎法、输卵管折叠结扎、切断法、输卵管伞端包埋法或切除法以及输卵管切除法等,以上各种方法都适用,且操作方便,安全可靠。依据有关学者的经验,建议优先选择抽芯包埋法。输卵管抽芯包埋法,其特点是在输卵管的峡部无血管区结扎,切断输卵管芯,近端包埋,远端游离,系膜无损伤,即不影响血供,近端包埋在系膜内,远端的管芯留于系膜外,两端均有浆膜隔离,再通的机会极少,是较为理想的结扎方法。

用两把组织钳分别钳夹住输卵管峡部的两端浆膜,可用 0.5% 普鲁卡因 1~2ml 注入浆膜下,使浆膜与输卵管分开,在输卵管背侧膨隆处纵向切开浆膜约 2cm(图 36-33),用蚊式钳夹住浆膜口的边缘,分离浆膜层,钳夹管芯的两端,切除两钳间的输卵管芯约1cm(图36-34)。用4号丝线分别结扎两断端,近端包埋于浆膜内,用1号丝线间断缝合浆膜切口(图36-35)。远端用1号丝线缝扎固定于浆膜外(图36-36),对侧同法处理。

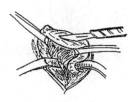

图 36-33　纵向切开浆膜

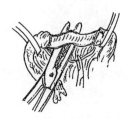

图 36-34　切除输卵管芯

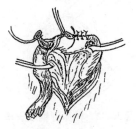

图 36-35　间断缝合
浆膜切口

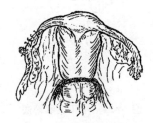

图 36-36　输卵管抽芯
包埋法术毕示意

【手术技巧及注意要点】

1. 腹部小切口,注意进腹膜时勿损伤膀胱及肠管。

2. 操作应稳、准、轻、细,防止不必要的副损伤。

3. 防止误扎,找到输卵管后必须看到伞端,确认后方可结扎。

4. 切断输卵管,管芯不得短于0.5cm,以防再通,也不可过长,以防给输卵管复通术带来困难。

5. 切除输卵管时勿损伤系膜内血管,以免影响卵巢功能。注意检查双侧卵巢,如发现病变做相应处理。

6. 对于结扎失败而再次手术者,只要不是第一次为误扎或漏扎,而是结扎后再通者,都应做输卵管切除。

7. 输卵管结扎术与阑尾切除术不宜同时进行。

8. 建议一般情况下,不采用经阴道输卵管结扎术,该法易造成膀胱、直肠损伤以及盆腔感染等并发症。

【术后处理】

1. 鼓励早期下床活动,防止粘连。

2. 手术创伤小,一般不需抗生素。如手术时间长或有感染的可能,可酌情应用抗生素预防感染。

3. 休息期内不宜参加剧烈运动。

4. 术后5~7天拆线。

5. 4周内禁止性生活。

参考文献

[1] 宋琛,马志中.眼科手术学[M].北京:人民军医出版社,2008.

[2] 何守志.眼科手术图谱[M].北京:人民卫生出版社,2002.

[3] 袁俊苍,卢永田,樊忠,等.实用耳鼻咽喉科手术彩色图谱[M].上海:上海第二军医大学出版社,2002.

[4] 邱蔚六.口腔颌面外科学[M].北京:人民卫生出版社,2008.

[5] 黄孝迈.手术学全集 胸外科卷[M].北京:人民军医出版社,1995.

[6] 黄志强,黎鳌,张肇祥.外科手术学[M].北京:人民卫生出版社,2005.

[7] 许怀瑾.实用小手术学[M].第2版.北京:人民卫生出版社,2007.

[8] 张东铭.大肠、肛门局部解剖与手术学[M].第3版.合肥:安徽科学技术出版社,2009.

[9] 梅骅.泌尿外科手术学[M].第3版.北京:人民卫生出版社,2008.

[10] 韩子玉.外科手术学基础[M].沈阳:辽宁科学技术出版社,1990.

[11] 夏穗生,黄光英,张良华.外科疾病诊疗指南[M].第2版.北京:科学出版社,2005.

[12] 胥少汀,葛宝丰,徐印坎.实用骨科学(上、下册)[M].北京:人民军医出版社,2002.

[13] 陈孝平.外科学(8年制教材上下册)[M].北京:人民卫生出版社,1997.

[14] 刘新民.妇产科手术学[M].第4版.北京:人民卫生出版社,1997.

[15] 徐国成.妇产科手术图谱[M].沈阳:辽宁科学技术出版社,2004.

[16] 曹泽毅.中华妇产科学[M].北京:人民卫生出版社,1999.